"十三五"国家重点图书出版规划项目

上海高校服务国家重大战略出版工程

毕业后医学教育出版工程

Emergency Medicine

CASE STUDY

名誉总主编　王振义　汤钊猷

总 主 编　黄 红 李宏为

执行总主编　张 勘

 住院医师规范化培训示范案例丛书

住院医师规范化培训
急诊科示范案例

本册主编：陆一鸣

组织编写：上海市卫生与计划生育委员会
　　　　　上海市医药卫生发展基金会
　　　　　上海市住院医师规范化培训事务中心

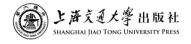

上海交通大学出版社
SHANGHAI JIAO TONG UNIVERSITY PRESS

内容提要

　　急诊医学是一门临床独立学科,覆盖面广,与临床各科知识相互交叉重叠。急诊就诊患者常常病情千变万化,有时十分危急,涉及伤病员生死存亡。因此,及时、正确、有效的急诊救护和熟练掌握急诊医学理论与急救技能是提高抢救成功率、降低病死率、改善急危重患者预后及生活质量的重要途径。

　　本书以急诊医学专业住院医师规范化训练要求为纲,以急诊和急救临床实践过程中遇到的实际病例为切入点,详细介绍了在医院急诊科住院医师天天会遇见的常见病,特别是危重急症的急救、诊断和处理的过程和规范。本书籍由具有丰富急诊临床实践经验和厚实理论基础的陆一鸣教授担任主编,各位参与撰写的编者也都是从事急诊医疗多年的急诊科主任和高年资急诊医师,他们结合自身医疗实践,吸取国内外急救医学新理论、新方法,通过 70 个生动案例的分析和讨论,以集体智慧精心编写了此本案例教材。编者希望青年医生能够理解和学习急诊科大夫身上所体现的博爱、勇敢、智慧、冷静、执着、坚韧的急诊文化,以及"仁心仁术,救死扶伤"的精神,并予以继承和发扬光大。本书的读者对象主要是急诊医学专业住院医师规范化培训学员,也可供相关专业如院前、重症、麻醉、全科医学等专业本科生、研究生、临床医师等使用。

图书在版编目(CIP)数据

　　住院医师规范化培训急诊科示范案例/陆一鸣主编.—上海:
上海交通大学出版社,2016(2024 重印)
　　(住院医师规范化培训示范案例系列丛书)
　　ISBN 978‒7‒313‒15050‒9

　　Ⅰ.①住…　Ⅱ.①陆…　Ⅲ.①急诊‒岗位培训‒自学
参考资料　Ⅳ.①R459.7

　　中国版本图书馆 CIP 数据核字(2016)第 110439 号

住院医师规范化培训急诊科示范案例

主　　编:陆一鸣
出版发行:上海交通大学出版社　　　　　　　　　　地　　址:上海市番禺路 951 号
邮政编码:200030　　　　　　　　　　　　　　　　电　　话:021‒64071208
印　　制:苏州市越洋印刷有限公司　　　　　　　　经　　销:全国新华书店
开　　本:889mm×1194mm　1/16　　　　　　　　印　　张:20
字　　数:578 千字
版　　次:2016 年 6 月第 1 版　　　　　　　　　　印　　次:2024 年 11 月第 3 次印刷
书　　号:ISBN 978‒7‒313‒15050‒9
定　　价:98.00 元

"住院医师规范化培训示范案例"
丛书编委会名单

名誉总主编　　王振义　　汤钊猷

顾　　　问　　戴尅戎　　王一飞　　李宣海　　彭　靖

总　主　编　　黄　红　　李宏为

执行总主编　　张　勘

副总主编　　王吉耀　　沈柏用

编委名单（按汉语拼音顺序）

陈生弟	陈云芳	迟放鲁	顾琴龙	胡　兵	华克勤
黄　钢	黄国英	黄　红	李宏为	李明华	陆惠华
陆一鸣	倪黎冬	邵　洁	沈柏用	沈立松	施　榕
孙兴怀	田　红	万兴旺	王华祖	王吉耀	吴　毅
谢　斌	徐金华	许　淼	于布为	袁　明	张　勘
郑　珊	郑玉英	周　蓉	朱虹光	朱亚琴	祝墡珠

本书编委会名单

主　　编：陆一鸣
编　　委：许硕贵　吴先正　何建　封启明
　　　　　潘曙明　钱义明　童建菁　童朝阳
学术秘书：童建菁
编　　者：
　　　　尹　俊　复旦大学附属中山医院
　　　　童朝阳　复旦大学附属中山医院
　　　　薛　渊　复旦大学附属中山医院
　　　　姚晨玲　复旦大学附属中山医院
　　　　陈　斌　复旦大学附属中山医院
　　　　杨小亮　复旦大学附属中山医院
　　　　邓　至　复旦大学附属中山医院
　　　　宋振举　复旦大学附属中山医院
　　　　孙　思　复旦大学附属中山医院
　　　　闵　珉　复旦大学附属中山医院
　　　　张亚平　复旦大学附属中山医院
　　　　闵　珉　复旦大学附属中山医院
　　　　樊　帆　复旦大学附属中山医院
　　　　施东伟　复旦大学附属中山医院
　　　　张　瑾　复旦大学附属中山医院
　　　　奚百顺　复旦大学附属中山医院

陆一鸣　上海交通大学医学院附属瑞金医院

陶然君　上海交通大学医学院附属瑞金医院

童建菁　上海交通大学医学院附属瑞金医院

虞美玲　上海交通大学医学院附属瑞金医院

邹雅茹　上海交通大学医学院附属瑞金医院

朱　莹　上海交通大学医学院附属瑞金医院

叶　静　上海交通大学医学院附属瑞金医院

史　雯　上海交通大学医学院附属瑞金医院

许臻晔　上海交通大学医学院附属瑞金医院

於　平　上海交通大学医学院附属瑞金医院

许啸声　上海交通大学医学院附属瑞金医院

唐佳俊　上海交通大学医学院附属瑞金医院

封启明　上海交通大学附属上海第六人民医院

许　兵　上海交通大学附属上海第六人民医院

周　伟　上海交通大学附属上海第六人民医院

格日勒　上海交通大学附属上海第六人民医院

姜家梅　上海交通大学附属上海第六人民医院

舒麟渊　上海交通大学附属上海第六人民医院

徐　卿　上海交通大学附属上海第六人民医院

张立萍　上海交通大学附属上海第六人民医院

侍冬成　上海交通大学附属上海第六人民医院

傅一牧　上海交通大学附属上海第六人民医院

张　梅　上海第二军医大学附属长海医院

许硕贵　上海第二军医大学附属长海医院
梅　冰　上海第二军医大学附属长海医院
刘月娥　上海第二军医大学附属长海医院
何　建　上海第二军医大学附属长海医院
梅　冰　上海第二军医大学附属长海医院
魏小龙　上海第二军医大学附属长海医院
杨　光　上海第二军医大学附属长海医院
徐　斌　上海第二军医大学附属长海医院
杨　庆　上海第二军医大学附属长海医院
肖成武　上海第二军医大学附属长海医院
王美堂　上海第二军医大学附属长海医院
韩　燕　上海第二军医大学附属长海医院
吕慧慧　上海第二军医大学附属长海医院
胡佳文　同济大学附属同济医院
孙跃喜　同济大学附属同济医院
刘光辉　同济大学附属同济医院
张海霞　同济大学附属同济医院
戴国兴　同济大学附属同济医院
杨晓峰　同济大学附属同济医院
刘　宁　同济大学附属同济医院
董　磊　同济大学附属同济医院
荣爱红　同济大学附属同济医院
吴先正　同济大学附属同济医院

苏立杰　同济大学附属同济医院

宋艳丽　同济大学附属同济医院

赵延勋　同济大学附属同济医院

钱义明　上海中医药大学附属岳阳医院

钱风华　上海中医药大学附属岳阳医院

赵　雷　上海中医药大学附属岳阳医院

赵　洁　上海交通大学医学院附属新华医院

费爱华　上海交通大学医学院附属新华医院

黄四平　上海交通大学医学院附属新华医院

杜奇容　上海交通大学医学院附属新华医院

张　毅　上海交通大学医学院附属新华医院

徐雷鸣　上海交通大学医学院附属新华医院

潘曙明　上海交通大学医学院附属新华医院

序

Forword

住院医师规范化培训是毕业后医学教育的第一阶段,是医生成长的必由之路,是提高医疗技术和服务水平的需要,也是提升基层医疗机构服务能力,为基层培养好医生,有效缓解"看病难"的重要措施之一,是深化医药卫生体制改革的重要基础性工作。

自 2010 年以来,在市政府和国家卫计委的大力支持和指导下,上海根据国家新一轮医改精神,坚持顶层设计,探索创新,率先实施与国际接轨的住院医师规范化培训制度,并把住院医师规范化培训合格证书作为全市各级公立医院临床岗位聘任和晋升临床专业技术职称的必备条件之一。经过 6 年多的探索实践,上海市已构建了比较完善的组织管理、政策法规、质控考核、支撑保障等四大体系,在培养同质化、高水平医师队伍方面积累了一定的经验,也取得了初步成效。

因一直立足于临床一线,对医生的培养特别是住院医师规范化培训工作有切身体验,我曾希望编写一套关于"住院医师规范化培训"的教材。如今,由上海市卫生计生委牵头组织编写的这套"住院医师规范化培训示范案例"丛书书稿已出炉,不觉欣然。丛书以住培期间临床真实案例为载体,按照诊疗流程展开,强调临床思维能力的培养,病种全、诊疗方案科学严谨、图文并茂,是不可多得的临床诊疗参考读物,相信会对住院医师临床思维能力和技能培训有很大帮助。这套图书是上海医疗界相关专家带教经验的传承,也是上海 6 年来住院医师培养成果的集中展示。我想这是上海住院医师规范化培训工作向国家交出的一份阶段性答卷,也是我们与其他兄弟省市交流的载体;它是对我们过去医学教育工作的一种记录和总结,更是对未来工作的启迪和激励。

借此机会,谨向所有为住院医师规范化培训工作做出卓越贡献的工作人员和单位,表示衷心的感谢,同时也真诚希望这套丛书能够得到学界的认可和读者的喜爱。我期待并相信,随着时间的流逝,住院医师规范化培训的成果将以更加丰富多彩的形式呈现给社会各界,也将愈发彰显出医学教育功在当代、利在千秋的重大意义。

是为序。

2016 年 3 月

前 言

Preface

2013年7月5日,国务院7部委发布《关于建立住院医师规范化培训制度的指导意见》,要求全国各省市规范培训实施与管理工作,加快培养合格临床医师。到2020年,在全国范围内基本建立住院医师规范化培训制度,形成较为完善的政策体系和培训体系,所有新进医疗岗位的本科及以上学历临床医师均接受住院医师规范化培训,使全国各地新一代医师的临床诊疗水平和综合能力得到切实提高与保障,造福亿万人民群众。

上海自2010年起在全市层面统一开展住院医师规范化培训工作,在全国先试先行,政府牵头、行业主导、高校联动,进行了积极的探索,积累了大量的经验,夯实了上海市医药卫生体制改革的基础,并积极探索上海住院医师规范化培训为全国服务的途径,推动了全国住院医师规范化培训工作的开展。同时,上海还探索住院医师规范化培训与临床医学硕士专业学位研究生教育相衔接,推动了国家医药卫生体制和医学教育体制的联动改革。上海的住院医师规范化培训制度在2010年高票入选年度中国十大最具影响力医改新举措,引起社会广泛关注。

医疗水平是关系国人身家性命的大事,而住院医师规范化培训是医学生成长为合格医生的必由阶段,这一阶段培训水平的高低直接决定了医生今后行医执业的水平,因此其重要性不言而喻,它肩负着为我国卫生医疗事业培养大批临床一线、具有良好职业素养的医务人员的历史重任。要完成这一历史重任,除了构建合理的培养体系外,还需要与之相配套的文本载体——教材,才能保证目标的实现。目前国内关于住院医师规范化培训方面的图书尚不多见,成系统的、以临床能力培养为导向的图书基本没有。为此,我们在充分调研的基础上,及时总结上海住院医师规范化培训的经验,编写一套有别于传统理论为主的教材,以适应住院医师规范化培训工作的需要。

本套图书主要围绕国家和上海市出台的《住院医师规范化培训细则》规定的培训目标和核心能力要求,结合培训考核标准,以《细则》规定的相关病种为载体,强调住院医师临床思维能力的构建。

本套图书具有以下特点:

(1) 体系科学完整。本套图书合计23册,不仅包括内、外、妇、儿等19个学科(影像分为超声、放射、核医学3本),还包括《住院医师法律职业道德》和《住院医师科研能力培养》这两本素质教育读本,体现了临床、科研与医德培养紧密结合的顶层设计思路。

（2）编写阵容强大。本套图书的编者队伍集聚了全上海的优势临床医学资源和医学教育资源，包括瑞金医院、中山医院等国家卫生计生委认定的"住院医师规范化培训示范基地"，复旦大学"内科学"等15个国家临床重点学科，以及以一批从医30年以上的医学专家为首的、包含1000多名临床医学专家的编写队伍，可以说是上海各大医院临床教学科研成果的集中体现。

（3）质量保障严密。本套图书编写由上海市医师协会提供专家支持，上海市住院医师规范化培训专家委员会负责审核把关，构成了严密的质量保障体系。

（4）内容严谨生动，可读性强。每本图书都以病例讨论形式呈现，涵盖病例资料、诊治经过、病例分析、处理方案和基本原则、要点与讨论、思考题以及推荐阅读文献，采取发散性、启发式的思维方式，以《住院医师规范化培训细则》规定的典型临床病例为切入点，详细介绍了临床实践中常见病和多发病的标准诊疗过程和处理规范，致力于培养住院医师"密切联系临床，举一反三"的临床思维推理和演练能力；图书彩色印刷，图文并茂，颇具阅读性。

本套图书的所有案例都来自参编各单位日常所积累的真实病例，相关诊疗方案都经过专家的反复推敲，丛书的出版将为广大住院医师提供实践学习的范本，以临床实例为核心，临床诊疗规范为基础，临床思维训练为导向，培养年轻医生分析问题、解决问题的能力，培养良好的临床思维方法，养成人文关怀情操，必将促进上海乃至国内住院医师临床综合能力的提升，从而为我国医疗水平的整体提升打下坚实的基础。

本套图书的编写得到了国家卫生与计划生育委员会刘谦副主任、上海市浦东新区党委书记沈晓明教授的大力支持，也得到了原上海第二医科大学校长王一飞教授，王振义院士，汤钊猷院士，戴尅戎院士的悉心指导，上海市医药卫生发展基金会彭靖理事长和李宣海书记为丛书的出版给予了大力支持，此外，上海市卫生与计划生育委员会科教处、上海市住院医师规范化培训事务中心以及各住院医师规范化培训基地的同事都为本套图书的出版做出了卓越贡献，在此一并表示感谢！

本套图书是上海医疗卫生界全体同仁共同努力的成果，是集体智慧的结晶，也是上海多年住院医师规范化培训成效的体现。在住院医师规范化培训已全国开展并日渐广为接受的今天，相信这套图书的出版会在培养优秀的临床应用型人才中发挥应有的作用，为我国卫生事业发展做出积极的贡献。

"住院医师规范化培训示范案例"编委会

编写说明

Instructions

急诊医学是医学中一门新兴的跨各临床专业的学科，它既有本身的理论体系，又与各临床医学和基础医学紧密相连。急诊医学的形成和发展，是现代社会发展和医学科学进步的必然趋势。它主要是研究如何最大可能将急性严重伤病人员从死亡的边缘迅速抢救回来，并降低他们的并发症和致残率。因此急诊急救工作的及时、妥善与否，直接关系到急性病患者的安危和预后。

同时，急诊医学作为医疗和社会保障体系的重要部分，在抢救急危重症患者生命、应对灾害和突发事件中发挥着极为重要的作用。目前，我国由于各种因素如社会人口的老龄化，人们对健康要求的提高，各种突发事件、灾害和交通事故造成创伤的增多，新生疾病如感染性疾病的产生，更使我国急诊医学的发展面临严峻的挑战。

世界上急诊医学发展最早的是美国。美国人发现在朝鲜和越南战争中受伤士兵由于战场和途中的及时急救其存活率大大高于因车祸而送至缺乏专业急诊医师的医院急诊室的患者。于是1968年成立美国急诊医师协会（ACEP），1972年美国国会颁布加强急救工作法案。1979年急诊医学正式被确定为一门独立的专业学科，并成为美国各医学院校医科学生必修课程。全国有急诊医师进修学院，急诊医师实行全科医师制，目前每年有超过3万急诊专科医师在全国6000多个急诊室为约1亿多名急诊患者提供医疗服务。英国全国有140多个处理急诊患者的专业医疗机构，英国皇家医学院设置急诊医学专业课程，全国统一呼救电话号码为"999"。急诊室、急救中心实行全科医师制，全面电脑化管理。法国的院前急救和急诊科工作全由急诊专科医生应责，全国统一急救电话号码为"15"或"112"（欧共体急救号码），患者打了呼救电话，由院前急救中心值班医生判断病情后决定让何种类型救护工具到现场抢救。重危患者往往需要配备有现代化的监护急救设备的监护型救护车，在现场经医生护士抢救，待患者生命体征相对稳定后，再护送到合适的医院。

我国现代急诊医学的发展，亦有30多年的历史。1980年10月30日卫生部颁发(80)卫医字第34号文件"关于加强城市急救工作的意见"，1984年6月又发了(84)卫医司字第36号文件"关于发布《医院急诊科(室)建设方案(试行)》的通知"，推动了我国大中城市急诊医疗体系及综合医院急诊科(室)的建立和发展。目前，绝大多数县以上医院建立了急诊科，大医院都建立了重症监护病房，配备了一定的专业队伍。全国绝大部分大中型城市有一定规模的急救中心，全国统一急救电话号码为"120"。中华急诊医学学会成立于1986年12月,中国医师协会急诊医师分会成立于2010年10月。目前部分医科大学相继成立了急诊医学系,将急诊医学列入医学本科、大专、护理学专业的课程。

我国急诊科医师的培养始于20世纪80年中后期,第一代急诊医师大多是从其他医学专业转到急诊科的,对年轻医生大多采用"边工作边学习""师傅带徒弟"的方式加以培养。这种培训模式存在很大的缺陷与不足,主要表现为:不同生源的医学生接受的急诊医学教育不规范,缺乏标准的专业教学和临床技能训练,缺乏急诊医学住院医师规范化培训基地,医学生从学校毕业后再由所在医院进行培训,培训的数量有限,层次不一,不能为全社会提供合格的急诊医师,等等。

2010年后上海市启动住院医师规范化培训工程,急诊医学位列19个临床类培训专业之中,标志着上海地区的急诊医学住院医师培养工作进入了一个新的层次。这种住院医师规范化培训模式,学员进入到急诊医学培训基地统一接受培训,通过三年高强度的急诊医学理论知识和临床技能的学习,再经过统一考核合格后,学员自主双向选择进入医院急诊科工作,同时大部分进入第二阶段的急诊专科医师培养。因此,为提高急诊医学住院医师规范化培训质量,急需开发有效、标准、专业的培训教材来配套规范化培训工程。

急诊服务对象是危、急、重的伤病员。"急病人所急"、"时间就是生命",因此,对从事急诊工作医护人员素质和岗位职责往往有很高的要求。因为急诊服务对象是患急性疾病的任何年龄伤病员,这些急症包括各临床医学学科。通常急诊患者来急诊时首先遇到急诊医护人员,而有些急症,如多脏器功能不全、多发性创伤、急腹症等常涉及多个专科的问题。因此急症患者先由急诊医生作紧急诊断处理,有效地组织和实施心肺复苏,维持患者的生命和主要脏器功能,需要专科医师处理的,再由急诊全科医师请专科医师会诊处理。最后,他们必须具备扎实的临床技能和专业知识,熟练掌握各种急救技术和各种急救仪器的操作应用。举例来说,一名急诊医师通常需要掌握包括创伤复苏、高级心脏生命支持和气道管理,以及综合内科专科诊治能力(内科学各专科),例如治疗心脏病急性发作(心内科);管理一个困难气道(麻醉学);放置胸腔引流管(心胸外科);急诊超声波检查(影像科);缝合一个复杂的裂伤(整形外科)以及宫外孕(妇产科)等。急诊科医生还需要通晓几乎所有专科领域的常用药物。在西方国家,通常需要4~5年的时间培养一名急诊专科医师,足见急诊医学住院医师和专科医师培养的重要性。

本书作为急诊医学住院医师规范化培训配套教材,具有以下特点:一是参编作者以上海市各急诊医学住院医师培训基地主任和高年急诊医师为主,具有丰富的临床工作经验和教学经验。二是全书以病例讨论形式呈现,选自急诊科最常见急症,涵盖急诊医学绝大部分病种,以"如果你值班怎么处理该患者?"的临床思维入手,强调诊治思路是否清晰,处理是否规范;三是编写方式上采取以典型临床病例经典教学模式,层层切入,详细介绍急诊临床实践中常见病和多发病的标准诊疗过程和处理规范。

与目前国内同类书籍比较,全书力求体现现代急诊医学的最新知识、内容丰富(70种常见急诊疾病)、文字精练、方法实用、可读性强、检索方便,作者们在编写中对常见急诊疾病做到系列简明阐述,对每一种疾病都有详细的急诊处理和诊断流程,突出以临床实用为特色。本教材除了急诊医学专业住院医师规范化培训学员,也可供相关专业如院前、重症、麻醉、全科医学等专业本科生、研究生、临床医师等使用。

由于时间仓促,错漏和不当之处难免,同时也希望由此引起学术争鸣,让更多从事急诊工作的热心专业人士来参与本专业临床教学工作。敬请读者不吝指教!

本书的出版得到了上海市住院医师规范化培训工作联席会议办公室和上海交通大学出版社的资助,特此致谢!

陆一鸣 教授、主任医师、博士生导师
中国医师协会急诊医师分会副会长
上海医师协会急诊科医师分会会长
上海交通大学医学院附属瑞金医院急诊科

目 录

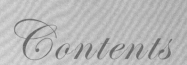

案例 1

急性循环衰竭

一、病历资料

1. 现病史

患者,女性,86 岁,因"纳差 2 周,发热伴气促 2 天"入院。患者入院前 2 周无明显诱因下出现每日进食量明显减少。近 2 日家属觉患者有发热,伴咳嗽、少痰,略有呼吸困难,夜间可平卧,当时未测体温,未就诊。至入院前 1 天夜间,患者家属觉其气促明显,呼之不应,遂送至我院急诊。入抢救室时,T 38.2℃,HR 118 次/min,BP 79 mmHg/36 mmHg,脉氧饱和度(SpO₂)测不出。立即予以吸氧、扩容及使用血管活性药物。经积极治疗后血压可维持在 100 mmHg/60 mmHg,SpO₂ 可维持在 94%(面罩吸氧 6 L/min)。为进一步治疗收入急诊监护室。

2. 既往史

5 年前有左股骨颈骨折病史,行左股骨头置换术。6 个月前月有头颅外伤史,至我院查头颅 CT 扫描示硬膜下血肿,未进一步手术治疗,后出现继发性癫痫,口服丙戊酸钠抗癫痫治疗。头颅外伤后患者长期卧床,生活不能自理。每日进食流质,量少;呼之可应,但主动言语及自主肢体活动明显减少。否认高血压、糖尿病等其他慢性疾病史。否认药物过敏史。

3. 体格检查

T 37.9℃,HR 108 次/min,R 20 次/min,BP 105 mmHg/55 mmHg,SpO₂(吸氧 6 L/min) 94%。消瘦,呼之不应,格拉斯哥昏迷量表(GCS)评分 8 分,面罩吸氧中,压眶反射存在,两瞳孔等大等圆,直径 3～4 mm,光反射存在,多巴胺维持中(10～15)μg/(kg·min),HR 108 次/min,律齐,右下肺呼吸音稍低,可闻及散在细湿啰音,全腹软,无压痛,四肢不肿,全身皮肤干燥,外周动脉搏动尚可。

4. 实验室和影像学检查

血常规:WBC 20.79×10⁹/L,N 90.9%,Hb 114 g/L,PLT 82×10⁹/L。

电解质:Na⁺ 179 mmol/L,K⁺ 5.5 mmol/L,Cl⁻ 143 mmol/L。

肾功能:Cr 648 μmol/L,BUN 75.6 mmol/L。

血糖:12.1 mmol/L。

血乳酸:5.4 mmol/L。

降钙素原(PCT):0.83 ng/ml。

C 反应蛋白(CRP):78.6 mg/L。

心肌肌钙蛋白 T(cTnT):0.25 ng/ml。

氨基末端脑钠肽前体(NT-proBNP):3 325 pg/ml。

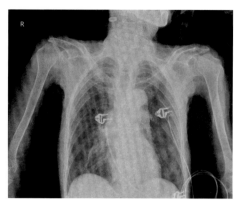

图 1-1 床旁胸片检查示右下肺少许渗出

血气分析：pH 7.36，$PaCO_2$ 19 mmHg，PaO_2 82 mmHg，BE −13.8 mmol/L(鼻导管吸氧 6 L/min)。

心电图检查示：窦性心动过速(心室率 121 次/min)。

床旁胸片检查示：右下肺少许渗出(见图 1-1)。

二、诊治经过

1. 初步诊断

(1) 休克(低血容量休克? 脓毒症休克?)。

(2) 肺部感染(社区获得性)。

(3) 肾功能不全：急性肾损伤?

(4) 电解质紊乱(高钠血症、高钾血症、高氯血症)。

(5) 硬膜下血肿，继发性癫痫。

2. 诊治经过

该患者为老年女性，长期卧床，本次发病呈典型的进食减少、容量不足、肺部感染导致的休克，立即给予心电、血压、经皮氧饱和度等监测，留取血培养、痰培养等。同时立刻开始扩容治疗，扩容首先选择晶体液为主。在通过外周静脉扩容的同时，使用血管活性药物并留置深静脉置管。入院后的第 1 个 12 h 补液 4 500 ml，尿量 800 ml，多巴胺量减至 5～10 $\mu g/(kg \cdot min)$。复查血生化示 Hb 92 g/L，Na^+ 154 mmol/L，K^+ 4.4 mmol/L，Cl^- 121 mmol/L，Cr 515 $\mu mol/L$。入院时患者有发热，炎症指标如白细胞计数、CRP 及 PCT 均升高，且胸片检查示右下肺渗出，因此考虑存在肺部感染，予莫西沙星抗感染治疗。当天即留置胃管，给予蒸馏水鼻饲。入院后前 3 天的入/出液量分别为 6 322 ml/1 511 ml，4 285 ml/2 135 ml，4 053 ml/2 340 ml。至入院第 4 天患者体温平，停用血管活性药物。当天复查血生化示 Na^+ 136 mmol/L，K^+ 3.9 mmol/L，Cl^- 106 mmol/L，Cr 322 $\mu mol/L$。血气分析示(鼻导管吸氧 3 L/min)pH 7.54，$PaCO_2$ 26 mmHg，PaO_2 99 mmHg，BE −0.4 mmol/L。患者休克得到纠正。当天查胸部 CT 示右肺炎症，两侧胸腔积液伴两下肺部分膨胀不全，但炎性渗出范围并不大(见图 1-2)，腹部 CT 扫描示胆囊结石。后逐渐减少静脉补液量，加强胃肠营养。至第 7 天加量胃肠营养至 2 000～2 500 ml/d。第 10 天停用静脉抗生素。第 12 天出院。

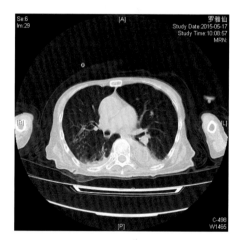

图 1-2 胸部 CT 扫描示右肺炎症、两侧胸腔积液

三、病例分析

1. 病史特点

(1) 患者老年女性，以纳差起病，急性期有发热、气促等症状。入院时有典型休克症状(心率快、血压低)。

(2) 既往有长期卧床病史，硬膜下血肿病史。

(3) 体格检查：HR 118 次/min，BP 79 mmHg/36 mmHg，T 38.2℃，消瘦，皮肤干，尿量少，血压需用血管活性药物维持。

(4) 实验室和影像学检查：Na^+ 179 mmol/L，K^+ 5.5 mmol/L，Cl^- 143 mmol/L；Cr 648 $\mu mol/L$；

BUN 75.6 mmol/L；LA 5.4 mmol/L；PCT 0.83 ng/ml；CRP 78.6 mg/L。

2. 诊断与诊断依据

1) 诊断

急性循环衰竭(休克)；肺部感染(社区获得性)；肾功能不全，急性肾损伤；电解质紊乱(高钠血症、高钾血症、高氯血症)；硬膜下血肿，继发性癫痫。

2) 诊断依据

(1) 休克，低血容量休克和脓毒症休克：患者有容量不足的病史(食欲缺乏，进食减少)，肺部感染的表现，入院时存在明显休克表现(心率快，血压低，皮肤干燥等外周灌注不足表现)，因此休克诊断明确。结合其明显的高钠、高钾、高氯血症、高乳酸血症考虑患者休克原因为低血容量休克合并脓毒症性。

(2) 肺部感染(社区获得性)：患者长期卧床，有坠积性肺炎的高危因素。本次发病时有发热，伴咳嗽、咳痰，体格检查发现右肺有湿性啰音，血生化分析提示炎症指标升高，肺部影像学检查示右下肺渗出不明显，可能与患者脱水有关。因此，肺部感染诊断明确。

(3) 肾功能不全，急性肾损伤：患者有低血容量休克，经充分扩容后休克得到纠正，血 Cr 有明显下降(Cr 648 μmol/L 降至 322 μmol/L)。根据 Rifle 分级方法，可以诊断急性肾损伤。

(4) 电解质紊乱(高钠、高钾、高氯)：根据患者入院时血生化检测报告示 Na$^+$ 179 mmol/L，K$^+$ 5.5 mmol/L，Cl$^-$ 143 mmol/L 可诊断。结合患者有低血容量休克及后期的治疗效果，考虑高钠的主要原因为脱水导致的严重血液浓缩所致。

3. 处理方案及理由

(1) 完善检查，加强监护：患者存在休克，除常规心电、血压、氧饱和度监护以外，需要留置深静脉导管(一方面有助于扩容，另一方面监测中心静脉压和中心静脉氧饱和度，指导液体复苏)、导尿管(记录每小时尿量)、胃管，患者考虑存在肺部感染，在使用抗生素以前需要行血培养、痰培养等留取病原学依据等。

(2) 扩容：患者在入院时尚无法立即判断休克的类型。一方面其有严重低血容量的表现，如发病前进食量明显减少，入院后查血钠及乳酸均明显升高；另一方面患者也存在感染的表现，如长期卧床存在坠积性肺炎的高危因素，入院后查炎症指标如 WBC、CRP、PCT 均升高。但这两种休克的治疗方向大致相同，首先且最重要的是体液复苏。患者入院时血生化检查提示存在肾功能不全，根据《2012 年脓毒症指南》建议，扩容主要选择晶体液。胶体液可能会加重患者的肾功能不全症状。

(3) 血管活性药物使用：使用血管活性药物的目的是为了维持动脉压，保证重要脏器，如心、肺、脑的灌注。虽然《指南》及专家共识均认为血管活性药物应该是在充分扩容之后血压仍较低时才使用，但是临床工作上通常无法判断患者基础的容量状态，且无法得知充分扩容的量应该是多少。因此，通常情况是扩容与血管活性药物的使用有时可以同时进行。

(4) 急性肾损伤的处理：无基础疾病的患者，突然出现的肾功能急剧恶化，通常为肾前性因素引起的急性肾损伤。对于这类患者，在纠正原发疾病的同时，需要充分地扩容，使得肾脏灌注充分。大部分患者经过充分扩容后肾脏功能会得到一定的恢复。

(5) 抗感染治疗：患者老年女性，病程中有咳嗽，入院时有发热，查炎症指标均升高，肺部影像学检查提示渗出，且患者存在坠积性肺炎的高危因素，因此首先考虑患者是社区获得性肺炎，初始的抗感染治疗是根据《指南》的建议选择呼吸喹诺酮。因患者长期卧床，存在误吸可能，因此选择了可覆盖厌氧菌的莫西沙星。至患者休克纠正后，体温已正常，提示喹诺酮治疗有效。胸部 CT 扫描提示肺部少量炎性渗出。腹部 CT 扫描虽然提示胆囊结石，但患者并没有腹痛症状，且肝功能无异常，因此考虑不存在胆囊炎症。故患者在整个治疗过程中仅选用了新一代呼吸喹诺酮。

四、要点与讨论

休克,即急性循环衰竭(acute circulatory failure,ACF),指循环系统功能障碍不能保证机体的代谢需要。未发表的中国急诊休克流行病学调查显示,休克(ACF)的整体发病率为 0.35%,病死率 19.4%。流行病调查发现 1982 年"三衰"会议制定的休克诊断标准已不能满足临床需求,而 2014 年欧洲休克血流动力学监测共识已提出休克诊断新观点。此外,随着对休克(ACF)的发病机制认识愈发深入,也要求急诊医师更关注休克(ACF)患者的病理生理改变,并根据病理生理进行个体化诊疗。

休克(ACF)的病理生理仍然沿用微循环理论,导致微循环改变的机制包括:①各种原因(如严重感染、失血、急性心梗等)产生病原体相关分子模式(PAMPs)或损伤相关分子模式(DAMPs),触发免疫应答及过度炎症反应,引起血管内皮损伤、毛细血管渗漏、循环容量不足,最终导致组织灌注不足、细胞缺氧。②内皮损伤引起纤凝系统紊乱,微血栓形成,阻塞小血管,加重组织缺血缺氧。③补体激活也参与其中。

休克(ACF)患者有血流动力学异常及氧代动力学异常两大问题。血流动力学异常包括心功能异常、有效循环容量减少及外周血管阻力的改变。氧代动力学异常即氧供应(DO_2)与氧消耗(VO_2)的不匹配,体循环表现为 SvO_2 的降低,微循环表现为血乳酸升高。

休克是急诊最常见的危重症。其核心的本质是有效循环血量减少的反应,是组织灌流不足引起的代谢和细胞受损的病理过程。需综合病因、组织灌注不足临床表现、血压、血乳酸情况做出休克的诊断。特别是应该重视血乳酸检测,乳酸反应微循环障碍。但乳酸增高需排除非缺氧原因(淋巴瘤、癌症、重度急性肝功能衰竭、激素冲击治疗等)。在休克的发病过程中,血容量、心输出量和周围血管张力 3 个因素都会受到影响,最终的结果就是有效循环血量减少,脏器灌注不足。目前临床上常用的休克诊断沿用已久:①存在休克的诱因;②意识状态改变;③脉搏细速,超过 100 次/min 或不能触及;④四肢湿冷,皮肤有花纹,黏膜苍白或发绀,尿量少于 30 ml/h;⑤收缩压低于 80 mmHg;⑥脉压差小于 20 mmHg;⑦高血压患者,收缩血压较原水平下降 30% 以上。凡符合上述第①项以及第②、③、④项中的两项和第⑤、⑥、⑦项中的一项者,可诊断为休克。要注意的是血压不是诊断休克的必要条件,血压正常不能排除休克;休克典型的组织灌注不足表现包括意识改变(烦躁、淡漠、谵妄、昏迷),充分补液后少尿 <0.5 ml/(kg·h),皮肤湿冷、发绀、花斑、毛细血管充盈时间 >2 s;脓毒性休克患者用感染期相关脏器功能衰竭(SOFA)评分评估器官功能,其他类型休克用多器官功能不全综合征(MODS)评分评估。

根据不同的分型标准,可将休克分为不同的类型。但临床上最常用的分型方法是根据病因分型,其类型主要包括低血容量休克、感染性休克(脓毒症休克)、心源性休克、过敏性休克及神经源性休克等,在急诊以前 3 种最为常见。临床上,有时无法完全将休克归于任何一个单一的分型。除去心泵功能衰竭引起的心源性休克之外,遇到休克的患者,首先且最重要的治疗是扩容。因为根据休克的定义,所有休克的患者都存在有效循环血量的减少。因此,补充容量是改善循环,恢复脏器灌注的最重要方法。但要从根本逆转休克的病程,病因治疗是关键。休克的发生往往存在诱因。如机体在诱因的刺激下失去代偿能力,即会进入休克阶段。因此,针对休克的病因进行治疗,如感染性休克的抗感染治疗、心源性休克的心脏原发疾病治疗、创伤性休克进行手术治疗等,才是抗休克的重中之重。早期的扩容是为了使休克患者达到血流动力学的相对稳态,为病因治疗争取时间。

休克的治疗难点在于早期识别。休克早期可能血压并未下降,但已可有外周循环灌注不足的表现,如皮肤苍白,口唇轻度发绀,心率加快,呼吸频率增加,出冷汗,脉搏细速。此时可伴或不伴意识状态的改变,患者可能神志清晰,但烦躁焦虑,精神紧张。进入休克中期后患者多有血压及脉压差下降,意识多不清,呼吸浅快,脉细速而弱,同时存在少尿或无尿。进入休克晚期后,一方面外周的灌注不足会进一步加重,另一方面会引起 DIC 或 MODS。一旦休克进入晚期,脏器功能受损,休克已很难逆转。因此,临床医生遇到存在休克诱因的患者,需警惕休克的发生,早期干预,去除休克诱因,避免进入休克中晚期给治疗造成困难。

　　小结:①病因治疗是休克治疗的基础。②有条件的医院应尽早将休克患者收入 ICU 并进行血流动力学监测。③休克治疗过程中应动态观察组织器官低灌注的临床表现并监测血乳酸水平,放置中心静脉导管的患者应监测 SvO_2。④休克患者应第一时间给予氧疗改善通气,开放深静脉进行液体复苏,复苏液体首选晶体液。⑤血管活性药物的应用必须建立在充分液体复苏治疗的基础上,并通过深静脉通路输注,首选去甲肾上腺素。⑥前负荷良好而心输出量仍不足时给予正性肌力药物。⑦抗炎治疗如乌司他丁、激素等可作为休克患者的辅助治疗措施。⑧即使休克患者血流动力学参数稳定时,仍应关注组织灌注,保护器官功能。

五、思考题

　　(1) 简述急性循环衰竭(休克)的病因分型。
　　(2) 简述休克的分期及临床表现。

(尹　俊　童朝阳　陆一鸣)

案例 2

急性发热

一、病史资料

1. 现病史

患者,男性,72岁,因"反复高热3天,伴乏力"到急诊就诊。患者诉3天前在受凉后出现发热,体温最高39℃,伴有寒战,少许咳嗽,无痰,无恶心呕吐,无腹痛腹泻,无皮疹。自服退热药物及中成药后,出汗较多,体温可降至38℃左右,随后再发高热,3天来乏力明显。发病以来胃纳略差,大小便正常,无明显体重减轻等。

患者既往健康状况一般,有2型糖尿病10余年,口服降糖药,血糖控制尚可。否认慢性咳嗽、咳痰病史。否认食物药物过敏史。

2. 既往史

追问病史,患者否认特殊疾病和手术史,无任何药物服用史。有吸烟史,30年×10支/天,已戒烟4年,无饮酒等病史。否认近期外出旅行史。

3. 体格检查

T 39℃,P 110次/min,R 22次/min,BP 130 mmHg/65 mmHg,SpO_2 98%。一般情况可,急性病容,无急性呼吸困难,无皮疹,咽红,双侧扁桃体无肿大,颈软,无抵抗,颈部无肿大的淋巴结,颈静脉无怒张,HR 110次/min,律齐,无杂音,双肺呼吸音粗,右下肺可及少许啰音,腹软,无压痛及反跳痛,双下肢无水肿。

4. 实验室检查

血常规检查:WBC $13×10^9$/L,N 80%,Hb 125 g/L,PLT $140×10^9$/L。

血糖:7.8 mmol/L(餐后)。

X线胸片检查:右下肺可见斑片状渗出影。

二、诊治经过

1. 初步诊断

社区获得性肺炎,糖尿病。

2. 诊治经过

患者为老年男性,72岁,因"反复高热3天伴有寒战,少许咳嗽"就诊,患者无呼吸困难,体格检查生命体征稳定,无颈项强直,因此考虑不存在致命性的脓毒症休克、中枢神经系统感染等,患者临床上有咳嗽、体检发现双肺呼吸音粗,右下肺可及少许啰音,辅助检查发现白细胞计数及中性粒细胞比例均升高,胸片检查可见右下肺斑片状渗出影,考虑为肺炎;由于患者无近期住院病史,无血液透析病史,无养老院居住病史等,因此考虑诊断为社区获得性肺炎。根据患者的症状、体征、实验室检查及既往病史,在留取患者痰标本送检之后,选择呼吸喹诺酮类抗生素静脉滴注,同时给予对乙酰氨基酚退热,及对症支持治疗,患者体温下降至正常,4 天后改为口服制剂,改为喹诺酮口服续贯治疗。

三、病例分析

1. 病史特点

(1)男性,72 岁,因受凉后反复高热 3 天,伴乏力,略咳,发热前有寒战。

(2)既往健康状况一般,有 2 型糖尿病时 10 余年,口服降糖药,血糖控制尚可,否认食物、药物过敏史。

(3)体格检查:T 39℃, P 110 次/min, R 22 次/min, BP 130 mmHg/65 mmHg SpO$_2$98%,一般情况可,急性病容,无急性呼吸困难,无皮疹,咽红,双侧扁桃体无肿大,颈软,无抵抗,颈部无肿大的淋巴结,HR 110 次/min,律齐,无杂音,双肺呼吸音粗,右下肺可及少许啰音,腹软,无压痛及反跳痛,双下肢无水肿。

(4)辅助检查:血常规检查示白细胞计数升高,中性升高,胸片检查:右下肺可见斑片状渗出影。

2. 诊断和诊断依据

(1)诊断:社区获得性肺炎,糖尿病。

(2)诊断依据:患者为老年男性,72 岁,因反复高热 3 天就诊,伴有寒战,少许咳嗽,无痰,无呼吸困难,无恶心呕吐,无腹痛腹泻,无皮疹。其主要临床表现为发热,伴有寒战,急性起病,首先考虑为感染性发热,结合体检发现双肺呼吸音粗,右下肺可及少许啰音,辅助检查发现白细胞计数及中性粒细胞比例均升高,X 线胸片检查可见右下肺斑片状渗出影。

3. 处理方案及理由

(1)抗生素:可选择呼吸喹诺酮类抗生素(左氧氟沙星,或莫西沙星等)。

(2)对症治疗:对乙酰氨基酚退热。

四、要点与讨论

尽管发热的鉴别诊断甚广,但大多数病因为感染性。其中高达 85% 病例可以凭详细采集病史及体格检查而得以诊断。患者的年龄及潜在疾病均会对评估及治疗决策产生重大影响。

在老年或存在慢性疾病的患者中,发热常为疾病严重的征兆。其病因多为感染性,其中 80% 源于呼吸道、泌尿道或皮肤软组织感染。在老年及免疫功能受损患者中,脑膜炎、胆囊炎、阑尾炎及憩室炎等感染的初始症状及体征多不典型,患者行为的轻微改变可能是严重感染的唯一表现。生命体征异常,尤其是明显的呼吸急促和低血压,预示病情复杂且严重。疗养院患者中,与感染相关的功能减退所占比例为 75%。

1. 病史

发热的起始时间、持续时间、程度及伴随症状均有助于病因鉴别及严重度评估,而排尿困难和咳痰等局部症状尤其有利于诊断。发热时间及热型可提示相应疾病,如疟疾。对有近期或远途旅游、慢性疾病、既往手术、住院及理疗史患者,应注意外源性或院内感染可能。有人工心脏瓣膜、其他假体或体内植入装置者对诊断具有重大意义。

了解患者使用的全部药物也很重要,包括退热药。老年及年幼患者的家属常能提供重要信息,他们常在第一时间发现患者机体功能减退,如行走困难、食欲缺乏、活动减少及新发尿失禁。老年患者意识水平下降可为存在感染的唯一线索,患者的基础精神状态需由熟知患者情况者描述。

老年患者症状常不典型,肺炎或尿路感染可仅表现为精神状态改变、行走困难或其他功能减退。老年尿路感染患者常缺乏排尿困难、尿频相腰痛症状。而肺炎患者也不一定均有咳痰或喘息,其他常见的非特异症状精神状态包括食欲缺乏、体重减轻、乏力、嗜睡、恶心及反复跌倒。有近期化疗或放疗病史的癌症患者可为白细胞计数减少或其他免疫抑制状态提供线索。

2. 体格检查

判断有无发热及发热程度是查体的重要环节。在老年、低龄及慢性疾病者中,感染可不出现发热。患者体温可有波动,可能需要复查。

应对患者主诉部位进行检查,头颈部可治愈的感染灶如中耳炎、鼻旁窦炎、咽炎、扁桃体周围脓肿、咽后壁脓肿或牙科感染应重点检查。发音困难伴明显咽喉痛提示会厌炎或上呼吸道脓肿。

颈部检查可发现淋巴结病、肿物及甲状腺疾病(甲状腺肿大或肿物)。颈项强直意义较大,但幼儿、过度疲劳者或老年患者即使有脑膜炎,也可无明显颈强直。相反,颈椎病及帕金森病也可引起颈项强直。

肺部检查包括啰音、胸膜摩擦音及叩诊浊音。局限的湿性或干性啰音对诊断肺炎的意义更大。老年人群中存在慢性阻塞性肺疾病、充血性心力衰竭或呼吸无力常可影响肺炎诊断。心脏检查应注意心包摩擦音及新发心脏杂音。

对老年患者、糖尿病患者或服用免疫抑制剂或糖皮质激素的患者,腹部查体结果常不可靠。有病史或其他体征提示时,应行直肠检查以寻找支持肠炎、直肠周围脓肿及前列腺炎的诊断依据。外生殖器的检查可为前庭大腺脓肿、尿道或阴道排出物异常及附睾炎、睾丸炎提供诊断依据。

伴相应症状的女性患者应行盆腔检查以明确盆腔炎或输卵管卵巢脓肿存在与否。皮肤及四肢的检查应注意皮疹、瘀斑、关节炎或软组织感染证据。无外伤史者出现长骨或是脊柱压痛时,多提示骨质疏松症或肿瘤形成。对老年和长期卧床者应检查有无压疮。

3. 辅助检查

尿常规及胸片检查是两项最重要的辅助检查,对老年患者尤甚,胸片检查对诊断肺炎具重要意义,但常难以与合并慢性阻塞性肺疾病、充血性心力衰竭、脱水或其他慢性肺疾病的患者进行鉴别。尿常规检查对尿路感染,尤其是男性患者,具有很高的准确性。虽然血白细胞计数在发热患者评估中应用广泛,但其敏感性及特异性均较差。感染不存在时,白细胞计数可明显异常,而在出现致命性严重感染时白细胞计数也可正常。其他间接反映感染和炎症的指标(如红细胞沉降率等)也具有假阳性,特异性较低,应谨慎应用。适宜样本的革兰染色检查的意义较大。尽管细菌培养对急诊科诊断与治疗的指导价值有限。但也应及时进行。老年及存慢性疾病患者发热原因不明时,应及时行血、尿培养。当患者出现意识障碍或伴头痛或其他神经症状,且不能由中枢神经系统以外的感染解释时,需接受脑脊液检查。可疑甲状腺危象时需行甲状腺功能检查。

腹部平片检查对发热的诊断价值不大。当可疑阑尾炎、憩室炎、胆囊炎或腹腔内脓肿时,腹部CT检查可提供很大帮助。超声检查有助于诊断无症状性胆囊炎患者。

患者存在神经定位体征或有栓子来源(如可疑心内膜炎)时,应于腰穿检查前行颅脑CT检查以除外颅内肿物(肿瘤或脑脓肿)。对可疑脑膜炎患者,不可因等待检查结果延误抗生素治疗。

其他辅助检查可根据病史及查体发现而相应实施。

4. 鉴别诊断

对于所有发热患者需要迅速评估生命体征,如出现明显意识障碍、呼吸困难及血液动力学不稳定,需给予管理气道、建立静脉通道、液体复苏等迅速积极治疗。

发热患者鉴别诊断原因众多,急诊科医生需要考虑患者是否存在危及生命的危重病或急症。表 2-1 和表 2-2 分别总结了感染和非感染性发热的病因。

表 2-1 感染性发热的鉴别诊断

器官系统	危重病诊断	急症诊断	非急症诊断
呼吸系统	细菌性肺炎伴呼吸衰竭	细菌性肺炎、扁桃体周围脓肿、咽喉壁脓肿、会咽炎	中耳炎、鼻旁窦炎、咽炎、支气管炎、流行性感冒、结核
心血管系统		心内膜炎、心包炎	
消化系统	腹膜炎	阑尾炎、胆囊炎、憩室炎、腹腔内脓肿	结肠炎、小肠炎
泌尿生殖系统		肾盂肾炎、输卵管脓肿、盆腔炎症疾病	膀胱炎、附睾炎、前列腺炎
神经系统	脑膜炎、海绵窦、血栓形成	脑炎、脑脓肿	
皮肤及软组织		蜂窝织炎、压疮溃疡感染、软组织脓肿	
全身系统	脓毒症/脓毒症休克、脑膜炎球菌血症		

表 2-2 非感染性发热的鉴别诊断

危重症
    急性心肌梗死
    肺栓塞/肺梗死
    颅内出血
    脑血管意外
    抗精神病药恶性综合征
    甲状腺危象
    肾上腺危象
    输血反应
    肺水肿

急症
    充血性心力衰竭
    脱水
    近期痫性发作
    镰状细胞贫血
    移植排斥反应
    胰腺炎
    深静脉血栓形成

非急症
    药物热
    恶性肿瘤
    痛风
    结节病
    克罗恩病
    心肌梗死后综合征

5. 经验性治疗

41.0℃以上的高温会损害神经组织,因此当患者体温高于 41.0℃时。应迅速地予以有效退热药及采用其他可行的体外降温措施。对无体温极度升高者,尚无证据表明常规给予对乙酰氨基酚等退热药能改善预后,但也无弊处,体温下降后患者常感舒适,体温控制到正常或接近正常水平并非患者出院的必要标准。患者出现休克症状或体征时,应给予迅速有效的治疗。由休克或肺炎导致呼吸衰竭者应予通气支持。头颈部软组织感染可压迫气道引起机械性梗阻,此时需行紧急措施保证气道通畅。

许多病例应早期给予经验性抗生素治疗。应根据发热的可疑病因及伴发疾病选择抗生素,如中性粒细胞绝对数减少及终末期肾疾病患者。如感染病原菌可确定,应选择相应的特异抗生素。病原学不明确时,应给予覆盖革兰阳性菌、阴性菌和厌氧菌的广谱抗生素治疗。

五、思考题

(1) 感染性发热的鉴别诊断有哪些?
(2) 发热的经验性治疗措施有哪些?

(陶然君)

案例 3
眩 晕

一、病历资料

1. 现病史

患者,女性,65 岁,因"眩晕 1 h"就诊。患者 1 h 前起床时突发眩晕,伴全身冷汗,恶心呕吐,吐出胃内容物,自觉视物旋转,不能睁眼,当时患者无明显头痛,无意识不清、肢体抽搐,无耳鸣,自行口服倍他斯汀(敏使朗)等药物后,自觉头晕略好转,为进一步诊治,来本院急诊。追问病史,患者既往近半年来有类似发作史数次,每次眩晕发作均和头部转动或体位变化有关,每次发作持续时间持续数分钟至数小时不等,曾在当地医院就诊,经口服倍他斯汀等药物治疗后症状好转。

2. 既往史

患者既往有高血压病史 1 年,平时长期口服氨氯地平(络活喜)等药物,血压控制在 130 mmHg/80 mmHg,否认糖尿病、冠心病、房颤等病史。否认吸烟饮酒史。

3. 体格检查

T 36.5℃,P 90 次/min,R 16 次/min,BP 135 mmHg/90 mmHg。神清,一般情况可,查体合作,对答切题,全身皮肤无黄染,双侧瞳孔 0.3 cm,对光反射(＋),眼震(－),颈软,无抵抗,HR 90 次/min,律齐,无杂音,双肺呼吸音清,无啰音,腹软,无压痛及反跳痛,双下肢无水肿。四肢肌力正常,病理征(－),指鼻试验(－),跟膝胫试验(－)。

4. 实验室和影像学检查

血常规检查:正常。

血生化检查:正常。

经指尖血糖测定:6.1 mmol/L。

头颅 CT 检查:未见明显异常。

心电图检查:正常。

二、诊治经过

1. 初步诊断

良性位置性眩晕,高血压病。

2. 诊治经过

患者为老年女性,虽有高血压病史,但本次发病后血压不高,最近 6 个月有反复眩晕发作史,每次发作都与颈部转动或体位变化有关,病史中无耳鸣、听力下降,体检未发现神经系统定位体征,结合头颅CT检查阴性,因此考虑良性位置性眩晕可能,请耳鼻喉科会诊,体位诱发试验阳性,给予Epley手法复位,患者眩晕缓解,耳鼻喉科门诊随访。

三、病例分析

1. 病史特点

(1) 患者,女性,65岁。因"眩晕1 h"就诊,患者1 h起床时突感眩晕,伴恶心呕吐、视物旋转、无耳鸣、无听力下降。患者近半年来有数次类似发作史,每次发病都与头部转动或体位变化有关。

(2) 患者既往有高血压病史,但血压控制可,否认其他特殊疾病史。

(3) 体格检查:T 36.5℃, P 90次/min, R 16次/min, BP 135 mmHg/90 mmHg。神清,一般情况可,双侧瞳孔0.3 cm,对光反射(+),眼震(−),颈软,无抵抗,HR 90次/min,心肺无阳性体征,腹部阴性,双下肢无水肿,神经系统无定位体征。

(4) 辅助检查:血糖正常,头颅CT和心电图检查均未见明显异常。

2. 诊断和诊断依据

(1) 诊断:良性位置性眩晕,高血压病。

(2) 诊断依据:患者为老年女性,虽然有高血压病史,但平时血压控制好,本次发病后就诊血压也正常。患者近6个月来有类似发作史数次,每次发作时均头部转动或体位变化有关,发作时眩晕伴恶心、呕吐,视物旋转,无耳鸣、无听力下降,体检无神经系统定位体征,头颅CT检查也无小脑出血或梗死,经耳鼻喉科会诊后,诱发试验阳性,同时Epley手法复位,患者眩晕缓解,因此诊断明确。

3. 处理方案及理由

(1) 完善检查,排除其他疾病引起的眩晕。

(2) 诊断明确后给予Epley手法复位。

(3) 耳鼻喉科门诊随访,避免再次发作。

四、要点和讨论

眩晕是急诊科最常见的主诉之一,良性发作性位置性眩晕是最常见的原因之一。而老年人的眩晕与各种心血管疾病、感觉神经病变、精神疾病及服用多种药物有关。急诊医生在诊断过程始终要有两个概念:确定患者是否有真正的眩晕,如果有,则确定原因的病因是中枢性的还是外周性的。

患者常用头晕来描述许多症状。例如,乏力、轻度头痛、走路不稳等。真正的眩晕可定义为与运动感相关的空间定向感觉障碍。多数描述发病时有自身身体的晃动(主观性眩晕)和环境、房屋等物体在旋转或有天地倒转的感觉(客观性眩晕)。对于轻度头晕或接近晕厥的患者,必须做心电图等检查以排除:心律失常、心肌梗死、脓毒症、低血容量、血管迷走神经晕厥、药物的不良反应或贫血等。

如果患者是真性眩晕,医生必须鉴别出是外周性眩晕还是中枢性眩晕,后者包括脑血管疾病或肿瘤。大多数情况下,外周性眩晕一般是良性的,而中枢性眩晕则具有更严重的后果。表3−1显示了两种眩晕之间的区别。

表3-1 外周性眩晕和中枢性眩晕的特点

特点	外周性眩晕	中枢性眩晕
发病	突然	渐进或突然
程度	重	轻
持续时间	通常数秒或数分钟；偶尔数小时、数天（间断）	通常数周、数月（持续），但血管性的可持续数秒或数分
眼球震颤的方向	一个方向（通常水平），不会是垂直	水平、旋转或垂直
头部位置的影响	有影响，常常有一个关键体位	无变化
伴随神经系统	无	常有
伴随听力症状	可存在，包括耳鸣	无

大部分眩晕是外周性的，它包括良性位置性眩晕、迷路炎（浆液性、急性化脓性、中毒性）、梅尼埃病、前庭神经元炎、听神经瘤等。其中，急性化脓性迷路炎是唯一需要急症干预的外周性眩晕，它是由内耳的急性渗出性感染引起，患者常表现为严重的听力障碍、恶心、呕吐等，患者需要静脉使用抗生素。梅尼埃病常有眩晕、听力减退和耳鸣三联症。患者发作常突然，可短期内反复发作，也可长期不发作。

不需要对所有的急性眩晕患者行急诊CT或磁共振成像（MRI）检查，尤其是当患者表现为明确的外周性眩晕。但是，许多研究也显示，对高龄、男性、有高血压、冠状动脉疾病、糖尿病和房颤等脑血管疾病高危因素的患者，建议行放射性影像学检查。尤其是一个眩晕患者存在神经系统定位体征时，是紧急行脑部CT或磁共振成像（MRI）检查指征。如果有条件，MRI已成为除了急性出血以外所有小脑病变的首选检查。MRI检查在诊断听神经瘤、白质硬化及脱髓鞘病变方面有特别的作用。

中枢性眩晕包含血管性（椎基底动脉供血不足，小脑出血，小脑后、下动脉堵塞，锁骨下动脉盗血综合征），头部外伤、颈部外伤、椎-基底偏头痛、多发性硬化、颞叶癫痫和低血糖症。小脑出血或梗死患者常起病急，突然出现眩晕、频繁恶心、呕吐，体检可以发现共济失调等体征，急诊CT或MRI检查显示小脑病灶。对于任何高龄患者或有高风险的脑血管疾病患者与单纯的、新发的且无任何明显原因的，必须考虑椎-基底动脉供血不足。由于新发的椎-基底动脉供血不足在第1个24～72小时内有进展的可能，即使患者病情稳定，也必须收入院或者留院观察。症状变化或进展迅速，必须考虑发生后循环闭塞的可能，必须请神经科会诊。值得注意的是对于有糖尿病患者或其他不能解释的眩晕时，需要测血糖，排除低血糖引起的眩晕。

总之，大部分眩晕患者是自限性疾病，通过询问病史、体格检查、选择合适的辅助检查，明确眩晕的病因，尤其是高危的眩晕，并给予恰当的治疗，对急诊科医生尤其重要。

五、思考题

（1）如何对中枢性眩晕和外周性眩晕进行鉴别。

（2）简述梅尼埃病三联症。

（童建菁）

案例 4

头 痛

一、病史资料

1. 现病史

患者,女性,25 岁,因"头痛 1 天伴恶心呕吐"到急诊科就诊。患者诉 1 天前在无明显诱因下出现头痛,位于右侧,程度较重,呈持续性,有搏动感,爬楼时头痛症状会加重,伴有恶心呕吐,为胃内容物,无发热,无咳嗽咳痰,无腹痛腹泻。追问病史,患者既往有类似发作史,休息后头痛症状可缓解。

患者既往身体健康,否认食物药物过敏史。本发病以来胃纳略差,无明显体重减轻等。

2. 既往史

追问病史,患者既往有类似发作史,休息后头痛症状可缓解,无任何药物服用史。否认吸烟、饮酒等病史。

3. 体格检查

T 36.5℃, P 95 次/min, R 18 次/min, BP 120 mmHg/65 mmHg。神志清楚,一般情况可,无急性病容,查体合作,对答切题,全身皮肤无瘀点、瘀斑,无皮疹,无咽红,双侧扁桃体无肿大,颈软,无抵抗,颈部无肿大的淋巴结,HR 95 次/min,律齐,无杂音,双肺呼吸音清,无啰音,腹软,无压痛及反跳痛,双下肢无水肿。四肢肌力肌张力正常,病理征(一)。

4. 实验室检查

血常规检查:正常。

电解质检查:正常。

头颅 CT 检查:未见明显异常。

二、诊治经过

1. 初步诊断

偏头痛。

2. 诊治经过

患者为青年女性,因为头痛 1 天伴恶心呕吐就诊,发病前无明显诱因,头痛位于右侧,程度较重,呈持续性,有搏动感,爬楼时头痛症状加重,伴有恶心呕吐,为胃内容物,无发热,无咳嗽咳痰,无腹痛腹泻。追问病史,患者既往有类似发作史,休息后头痛症状可缓解。患者神志清楚,查体合作,对答切题,体检未及明显阳性体征,四肢肌力和肌张力正常,病理征(一)。实验室检查基本正常,头颅 CT 检查未见明显异常。诊断考虑偏头痛,给予患者口服非类固醇消炎药物、阿司匹林或对乙酰氨基酚(扑热息痛),治疗后头痛症状好转。

三、病例分析

1. 病史特点

（1）患者，女性，25 岁。因"头痛 1 天伴恶心呕吐"就诊，头痛位于右侧，程度较重，呈持续性，有搏动感，爬楼时头痛症状加重。

（2）患者既往有类似发作史，休息后头痛症状可缓解，否认有慢性疾病史，否认食物、药物过敏史。

（3）体格检查：T 36.5℃，P 95 次/min，R 18 次/min，BP 120 mmHg/65 mmHg，SaO_2 98%。神志清楚，一般情况可，无急性病容，查体合作，对答切题，全身皮肤无瘀点、瘀斑，无皮疹，无咽红，双侧扁桃体无肿大，颈软，无抵抗，颈部无肿大的淋巴结，HR 96 次/min，律齐，无杂音，双肺呼吸音清，无啰音，腹软，无压痛及反跳痛，双下肢无水肿。四肢肌力肌张力正常，病理征（一）。

（4）辅助检查：血常规检查正常，血电解质检查正常，头颅 CT 检查未见明显异常。

2. 诊断和诊断依据

（1）诊断：偏头痛。

（2）诊断依据：患者为年轻女性，既往有类似发作史。本次因头痛 1 天伴恶心呕吐就诊，头痛位于右侧，程度较重，呈持续性，有搏动感，爬楼时头痛症状加重，患者神志清楚，查体合作，对答切题，体检未及明显阳性体征，四肢肌力肌张力正常，病理征（一）。实验室检查基本正常，头颅 CT 检查未见明显异常。

3. 处理方案及理由

对症治疗：止痛药（非类固醇消炎药物或对乙酰氨基酚），患者合并恶心呕吐时可加用甲氧氯普胺等药物促进药物的吸收。

四、要点与讨论

因头痛就诊的患者占急诊科患者总数的 3%～5%。绝大多数以头痛为主诉的患者无严重病因，估计有生命危险的器质性疾病者大概低于 1%。头痛通常分为原发性及继发性头痛。原发性头痛包括偏头痛、丛集性头痛及紧张性头痛，继发性头痛与很多器质性疾病有关，其中头痛是主要症状，也是典型的病理过程。继发性头痛包括蛛网膜下腔出血、颅内肿瘤、颅内感染、颞动脉炎、外伤、急性闭角性青光眼、脑静脉窦血栓形成等。尽管继发性头痛的发病率不高，但是，在急诊科因头痛引起的医疗事故却和其发病率不成比例，所以对急诊科医生而言，鉴别是良性原发性头痛还是严重的继发于其他潜在疾病的致命性头痛至关重要。

1. 病史采集

由于多数头痛患者没有异常的神经系统体征，因此成功诊断头痛的关键在于全面的病史采集。应着重了解头痛的发作频率、持续时间、发作部位、头痛性质、疼痛程度及伴随症状；注意询问头痛发作的时间特点、诱发因素、前驱症状、起病形式、发展过程、头痛加重或缓解的因素；注意关心头痛对日常生活的影响。此外，还需全面了解患者的生活工作习惯、既往病史和伴随疾病、外伤史、药物治疗史、家族史等情况。

"高危"头痛患者往往有以下表现：①突发性头痛；②平生最严重的头痛；③精神状态差或改变；④脑膜刺激征；⑤不明原因发热或心动过缓；⑥神经检查局灶受损体征；⑦治疗后症状难以缓解或恶化；⑧用力后新发头痛；⑨有艾滋病（HIV）病史。这类患者有严重疾病的高度风险。

如果患者有以下表现，则无须进一步检查：①既往有同样的头痛发作史；②病史和体检提示认知正常；③生命体征正常；④神经系统检查正常或无定位体征；⑤经观察或治疗后头痛缓解。

2. 体格检查

除了常规生命体征、心肺部检查外,应注意头痛患者有无脑膜刺激征,听诊颈动脉区了解有无血管杂音,头面部触诊以发现颅周、颈部、鼻旁窦压痛及颞颌关节异常等情况。神经系统检查应重视眼底检查,注意意识、脑神经(尤其是眼球活动和瞳孔情况)、肌力、反射、病理征、共济运动和感觉情况。

3. 辅助检查及鉴别诊断

对于病情稳定的慢性头痛患者,如无特殊体检发现,一般不推荐常规进行腰穿、脑电图、神经影像学等检查。如果发现下列情况,应警惕继发性头痛的可能,可考虑进行进一步的检查以明确诊断:

(1) 突然发生的头痛:需考虑蛛网膜下腔出血、脑出血、瘤卒中、脑外伤、颅内占位病变,尤其是后颅窝占位病变的可能,可行神经影像学、腰穿等检查。

(2) 逐渐加重的头痛:需排除颅内肿瘤、硬膜下血肿等可能,神经影像学检查可以鉴别。对于发作频度逐渐增加的慢性头痛患者还须排除止痛药过量使用性头痛的可能。

(3) 伴有系统性病变征象(如发热、颈强直、皮疹)的头痛:应注意颅内感染、系统性感染、结缔组织疾病、血管炎等可能,除了神经影像学检查外,可进行相应的血液学检查和脑脊液检查。

(4) 伴有视乳头水肿、神经系统局灶性症状和体征(除典型的视觉、感觉先兆之外)、认知障碍的头痛:多继发于颅内占位病变、颅内静脉窦血栓形成、动静脉畸形、颅内感染、脑卒中、结缔组织疾病等情况,须行神经影像学、脑电图、腰穿或血液检查等以明确诊断。

(5) 50 岁后的新发头痛:可行神经影像学检查排除颅内占位病变如疑有颞动脉炎应检测 ESR(血沉)、C-反应蛋白(CRP)水平,必要时可进行活检确诊。

(6) 妊娠期或产后头痛:需注意皮质静脉及静脉窦血栓形成、垂体卒中的可能,可行 MRV 等神经影像学检查。

(7) 癌症患者或艾滋病(AIDS)患者出现的新发头痛:应进行神经影像学、腰穿等检查,排除转移瘤、机会性感染等可能。

急诊医师诊断头痛患者时,常见的错误是认为一次 CT 检查即可明确蛛网膜下腔出血或其他颅内严重疾病。6%～8%的蛛网膜下腔出血患者 CT 检查漏诊,特别是轻型患者。如考虑颅内感染不应为行脑脊液检查而延迟抗菌治疗。在神经系统检查时,有意识障碍、颅内压高增征象、视乳头水肿,或提示颅内局灶病变的其他任何征兆,在做腰穿前行 CT 检查。

4. 经验处理

头痛原因多样,急诊医生应根据患者的症状进行分诊,及时确诊致命性的头痛并进行相应的处理。所有患者应尽早开始疼痛治疗,止痛药物的选择应根据患者的疾病、生命体征、过敏史及一般情况而定。

五、思考题

(1) 高危头痛有哪些表现?

(2) 如何判断是原发性头痛还是继发性头痛?

(陶然君)

案例 5
意识障碍

一、病史资料

1. 现病史

患者,男性,81岁,因"嗜睡2h"急诊就诊。2h前患者家属呼唤患者起床,发现患者嗜睡,反应迟钝,不能自行穿衣和正确回答问题,当时屋内没有异常气味,床边无药物空瓶,患者无大小便失禁,无恶心呕吐,无明显的肢体偏瘫。追问病史,患者2周前有右足踝扭伤史,自行外用止痛药膏后,每天卧床休息为主,近1周胃纳欠佳,进食较少,自觉乏力。患者自发病以来无发热,无咳嗽咳痰,无呼吸困难。患者家属否认患者有特殊服药史,近期无情绪波动等。

2. 既往史

患者否认糖尿病,否认高血压,否认其他慢性系统疾病史,否认手术史,否认吸烟、饮酒等病史。否认外出旅行史。

3. 体格检查

T 36.7℃, P 96 次/min, R 16 次/min, BP 140 mmHg/90 mmHg, SpO_2 96%。嗜睡,可唤醒,GCS 7分,呼吸平稳,全身皮肤黏膜无黄染,双侧瞳孔直径3 mm,等大等圆,对光反射灵敏,唇不绀,颈软,无抵抗,双肺呼吸音对称,呼吸音清,HR 96 次/min,律齐,各瓣膜区无杂音。腹软,无压痛反跳痛,肝脾肋下未及,双下肢无水肿,四肢肌力Ⅴ级,生理反射存在,病理反射未引出。

4. 实验室检查

血常规检查:WBC $10×10^9$/L, Hb 100 g/L, PLT 190 $×10^9$/L。

血生化检查:血糖 6 mmol/L, ALB 25 g/L, BUN 4.5 mmol/L, Cr 50 μmol/L, UA 221 μmol/L, Na^+ 110 mmol/L, K^+ 3.1 mmol/L, Cl^- 89 mmol/L。

血气分析:正常。

胸片检查:两肺纹理增多。

头颅CT检查:脑萎缩,双侧基底节多发性腔隙性脑梗死。

二、诊治经过

1. 初步诊断

电解质紊乱(低钠低钾血症)。

2. 诊治经过

患者为老年男性,因"嗜睡2h"就诊。患者病史中无头部外伤和特殊服药史,无肺部阳性体征、无神经系统定位体征,血糖正常、胸片无肺部感染依据,头颅 CT 检查无新发脑血管意外依据,故不考虑外伤、中毒、低血糖、感染、脑血管意外等引起的意识障碍。患者病史中虽有右踝扭伤卧床病史,但意识障碍表现为嗜睡、而非晕厥,患者同时无呼吸困难、胸痛、体检无呼吸困难、右下肢水肿等,故也不考虑长期卧床、下肢深静脉血栓导致的肺栓塞等。结合患者近期进食少,辅助检查低钠 110 mmol/L,因此考虑为电解质紊乱所致。目前患者循环稳定,首要措施就是纠正电解质紊乱,维持内环境平衡,通常是给与静脉输注含较高浓度钠离子的液体,以纠正细胞外液的低渗状态和补充血容量。补液过程中应注意血钠上升速度不宜过快,以免引起脱髓鞘病变,该患者同时需要补钾,以避免心律失常的发生。经上述治疗后 3 天,患者血钠升至 133 mmol/L,意识恢复,给予出院。

三、病例分析

1. 病史特点

(1)男性,81 岁。因"嗜睡 2 h"急诊就诊。发病前 2 周有右侧足踝扭伤后卧床病史,近 1 周食欲缺乏,进食减少。

(2)否认高血压、糖尿病史,否认特殊服药病史,本次发病以来否认咳嗽、咳痰,无呼吸困难,无两便失禁,无肢体偏瘫等。

(3)体格检查:T 36.7℃,P 96 次/min,R 20 次/min,BP 140 mmHg/90 mmHg,SpO_2 96%。嗜睡,可唤醒,GCS 7 分,双侧瞳孔直径 4 mm,等大等圆,对光反射灵敏。口唇红润,皮温正常。双足背动脉搏动正常。心肺(一)。生理反射存在,病理反射未引出,颈软,无抵抗,四肢活动对称。

(4)实验室检查:K^+ 3.1 mmol/L,Na^+ 110 mmol/L。头颅 CT 检查未见新发脑血管意外。胸片检查无明显渗出。

2. 诊断和诊断依据

(1)诊断:电解质紊乱(低钠低钾血症)。

(2)诊断依据:患者老年男性,因"嗜睡 2 h"急诊就诊。患者 2 周前有右足踝软组织损伤,近 1 周胃纳差进食减少。体格检查除 GCS 7 分,无肺部阳性体征,无神经系统定位体征,实验室检查血钠 110 mmol/L,考虑患者摄入不足导致的电解质紊乱,严重低钠血症引起的意识障碍。

3. 处理方案及理由

(1)完善检查、加强监护:患者有意识障碍,需积极纠正低钠,但纠正速度不宜过快,通常,24 h 血钠升高不超过 10 mmol/L,患者同时合并低钾,需注意有无室性心律失常的发生。

(2)静脉输注含盐溶液或高渗盐水:输注速度应先快后慢,总输入量应分次完成。每 8~12 h 根据临床表现及检测资料(血钠、血钾、血氯浓度等),随时调整补液计划。低渗性缺水的补钠量可按下列公式计算:

需补充的钠量(mmol)=[血钠的正常值(mmol/L)-血钠测得值(mmol/L)]×体重(kg)×0.6(女性为 0.5)

(3)扩容:选择生理盐水进行静脉补液扩容,患者合并有低钾血症,给予补钾。

(4)营养支持:必要时可予以留置鼻胃管鼻饲饮食,加强营养支持治疗。

四、要点与讨论

意识障碍是急诊室一个常见的症状,引起意识障碍的病因有很多,如感染,脑血管疾病,内分泌及代谢障碍,电解质平衡紊乱,外源性中毒等,心血管疾病,物理性及缺氧性损害等。根据意识障碍不同程度的表现又可以分为：嗜睡，意识模糊，昏迷。此外，还有以兴奋性增高为主的高级神经中枢急性活动失调状态，称为谵妄。

由于患者存在不同程度的意识障碍，病史采集多源于患者的家人、朋友、现场目击者等等，问诊要点包括：①起病时间，发病前后情况，诱因，病程，程度。②有无发热、头痛、呕吐、腹泻、皮肤黏膜出血及感觉与运动障碍等相关伴随症状。③有无急性感染休克、高血压、动脉粥样硬化、糖尿病、肝肾疾病、肺源性心脏病、癫痫、颅脑外伤、肿瘤等病史。④有无服毒及毒物接触史。

体格检查可提示意识障碍的病因。如发热提示感染，可能是精神状态变化的原因，应立刻寻找感染源，特别是老年患者肺部感染往往缺乏咳嗽、咳痰、胸痛等呼吸道症状，而以意识障碍首发表现。此外，老年人由于合并糖尿病、前列腺增生等基础疾病，容易有尿路感染。新发现的局部神经功能改变提示占位性病变或者脑卒中，应做神经影像学检查。不自主运动，如扑翼样震颤或肌颤也可能出现。各种中毒综合征也有助于区别醉酒或药物作用导致的意识障碍。

病史和体格检查的结果常能知道临床医生选择哪些更可能提供具有诊断价值的实验室检查。

意识障碍的病因中，除外低血糖、低氧血症和休克这 3 种致命情况外，大多数急性意识模糊患者并不需要立刻干预。但对所有的患者仍应迅速检测各项生命体征，包括氧饱和度和血糖，一旦发现低血糖立即给予口服或静脉输注葡萄糖。图 5-1 为意识障碍的诊疗流程。

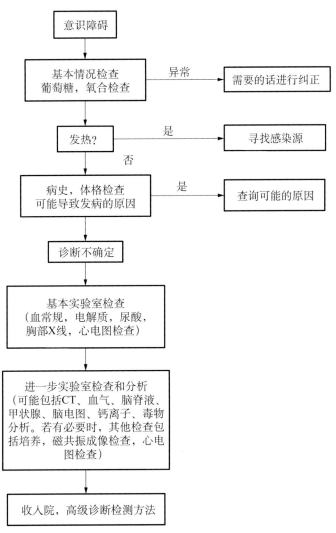

图 5-1　意识障碍诊疗流程图

除了快速逆转意识障碍外(如低血糖),大多数意识障碍的患者需收入院或急诊观察室留观治疗,以进一步明确诊断给予相应的治疗。

五、思考题

(1) 简述 Glasgow 评分。
(2) 意识障碍危及生命的急症有哪些?

(虞美玲)

呼吸困难

一、病历资料

1. 现病史

患者，男性，70岁，因"呼吸困难2天"入院。患者近2天来因受凉感冒后出现呼吸困难，活动后呼吸困难加重，伴咳嗽、咳痰，无发热，无少尿、双下肢水肿，无咯血，无胸痛，无意识障碍及肢体活动障碍。患者感呼吸困难加重，呼吸时有喘鸣音，伴口唇发绀，遂来院急诊。

2. 既往史

有慢性咳嗽、咳痰病史10余年，每年季节变化时好发，经对症治疗后均能缓解。否认高血压、冠心病、糖尿病、脑卒中、哮喘等病史。有长期吸烟史40余年，20支/天。否认特殊食物、药物过敏史。否认家族性遗传病史。

3. 体格检查

T 36.8℃，P 102次/min，R 35次/min，BP 140 mmHg/85 mmHg，SpO_2 89%。神清，急性面容，半卧位，呼吸急促。皮肤巩膜无黄染，口唇发绀。颈静脉无充盈，甲状腺未及肿大，气管居中。桶状胸，吸气相未见三凹征，两肺呼吸音减低，呼气相可闻及散在哮鸣音，两肺底可闻及少许细湿啰音。心界不大，心尖搏动有力，HR 102次/min，律齐，闻及早搏2~3次/min，各瓣膜区未闻及病理性杂音。腹部平软，肝脾肋下未及，全腹无压痛，无肌卫，反跳痛，移动性浊音（-）。双下肢无水肿。四肢肌力肌张力正常，病理征未引出。

4. 实验室及影像学检查

血常规检查：WBC $11.83×10^9$/L，N 83.6%，Hb 120 g/L，PLT $144×10^9$/L。

肝、肾功能、电解质检查：正常。

心肌肌钙蛋白 T(cTnT)：正常。

氨基末端脑钠肽前体(NT-proBNP)：288.2 pg/ml（正常）。

血气分析（不吸氧）：pH 7.35，$PaCO_2$ 64 mmHg，PaO_2 58 mmHg，BE 6 mmol/L。

胸部CT平扫：两肺散在炎症，肺气肿（见图6-1）。

心电图检查：窦性心动过速，偶发房性早搏未下传心室，Ⅰ度房室传导阻滞。

超声心动图检查：左房、左室内径正常，静息状态下左

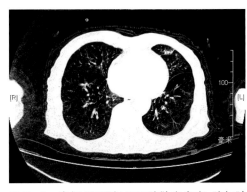

图6-1 胸部CT平扫示两肺散在炎症，肺气肿

室各节段收缩活动未见异常;右房内径增大,右室壁肥厚,轻度肺动脉高压。

二、诊治经过

1. 初步诊断

慢性阻塞性肺病急性加重(AECOPD),Ⅱ型呼衰。

2. 诊治经过

入院后给予低流量鼻导管吸氧(2 L/min),甲泼尼龙 40 mg qd 抗炎,左氧氟沙星抗感染,氨溴索湿化痰液,二羟丙茶碱和硫酸沙丁胺醇气雾剂 2 喷 tid 吸入扩张支气管。3 天后患者症状明显缓解,轻度活动无呼吸困难,吸氧下无口唇发绀,两肺哮鸣音消失,细湿啰音减少,但仍有咳嗽、咳痰,无发热,复查血气分析(鼻导管吸氧 2 L/min):pH 7.41,$PaCO_2$ 48 mmHg,PaO_2 96 mmHg,BE 4 mmol/L,HCO_3^- 21 mmol/L。予停用甲泼尼龙,继续抗炎、止咳化痰治疗。7 天后患者咳嗽、咳痰好转,无呼吸困难,不吸氧下口唇无发绀,两肺未及干湿啰音,随访血常规:白细胞和中性粒细胞比例均正常,C - 反应蛋白(CRP)正常。病情好转予出院。出院后用药:氨溴索片 30 mg tid po,茶碱缓释片 100 mg bid po,异丙托溴铵气雾剂 1 喷 tid 吸入。

三、病例分析

1. 病史特点

(1)男性,70 岁,因呼吸困难 2 天入院。发病前有受凉感冒,伴咳嗽、咳痰。

(2)既往有慢性咳嗽、咳痰病史 10 余年。否认高血压、冠心病、糖尿病、脑卒中、哮喘等病史。有长期吸烟史 40 余年,20 支/天。否认特殊食物、药物过敏史。

(3)体格检查:神清,急性面容,半卧位,呼吸急促,口唇发绀。颈静脉无充盈,气管居中。桶状胸,吸气相未见三凹征,两肺呼吸音减低,呼气相可闻及散在哮鸣音,两肺底可闻及少许细湿啰音。心界不大,HR 102 次/min,律齐,闻及早搏 2~3 次/min,腹部平软,肝脾肋下未及,全腹无压痛。双下肢无水肿。

(4)实验室及影像学检查:血常规检查提示白细胞及中性粒细胞轻度升高;CRP 轻度升高;血生化检查在正常范围;cTnT、NT - proBNP 正常范围;D -二聚体(一);血气分析示低氧血症伴二氧化碳潴留;胸部 CT 平扫示两肺散在炎症,肺气肿;心电图检查示窦性心动过速,偶发房性早搏未下传心室,Ⅰ度房室传导阻滞;超声心动图检查示:右房内径增大,右室壁肥厚,轻度肺动脉高压。

2. 诊断与诊断依据

(1)诊断:慢性阻塞性肺病急性加重,Ⅱ型呼衰。

(2)诊断依据:患者为老年男性,有吸烟史 40 年×20 支/天,有慢性咳嗽、咳痰史 10 年,本次因呼吸困难 2 天就诊,查体见神清、呼吸急促、口唇发绀、桶状胸,吸气相未见三凹征,两肺呼吸音减低,呼气相可闻及散在哮鸣音,两肺底可闻及少许细湿啰音。心界不大,双下肢无水肿;辅助检查提示血 WBC 计数和 CRP 升高,血气分析示低氧血症伴二氧化碳潴留;cTnT、NT - proBNP 正常范围;D -二聚体(一);胸部 CT 平扫示两肺散在炎症,肺气肿;根据病史、体格检查和实验室及影像学检查可除外支气管哮喘、大气道阻塞、气胸、胸腔积液、肺栓塞等疾病及心源性呼吸困难等病因,因此诊断为慢性阻塞性肺病急性加重,Ⅱ性呼吸衰竭。

3. 处理方案及理由

(1)氧疗:患者存在低氧血症,应立即给予氧疗,但该患者为慢性阻塞性肺病(COPD),伴有二氧化碳潴留,故应予低流量鼻导管吸氧(1~2 L/min),保持患者血氧饱和度在 90% 以上,同时避免高浓度给氧抑制呼吸中枢导致二氧化碳潴留加重。

（2）糖皮质激素和支气管舒张剂：该 AECOPD 患者存在支气管平滑肌痉挛而导致呼吸困难加重，并出现低氧血症。在 COPD 急性加重期特别是合并哮喘的患者给予短期静脉或口服糖皮质激素的疗效已得到肯定。同时可应用支气管舒张剂，短效 β_2-受体激动剂较适用于 COPD 急性加重期的治疗，必要时可加用抗胆碱能药物或茶碱类药物。

（3）抗感染治疗：该 AECOPD 患者有咳嗽、咳痰症状，两肺底可闻及细湿啰音，血白细胞计数升高，胸部 CT 扫描提示两肺散在炎症，故有指征应用抗生素，考虑该患者为社区获得性感染，故予左氧氟沙星抗感染治疗。

四、要点与讨论

呼吸困难是急诊常见的危重症，救治不及时可危及生命。因此，临床医生尽快确立呼吸困难的病因诊断，进而及时正确的治疗就显得极为重要。由于呼吸困难的病因众多，且各种疾病导致的呼吸困难在临床表现上具有相似性，而病因不同，其治疗原则会迥然不同，因此呼吸困难的病因诊断及鉴别诊断是急诊医师面临的重大挑战。

根据呼吸困难的发病缓急可以分为急性呼吸困难和慢性呼吸困难。急性呼吸困难常见病因有气道阻塞、气胸、肺炎、急性呼吸窘迫综合征（ARDS）、肺栓塞、心源性肺水肿、心包压塞、代谢性酸中毒、过敏、中毒、癔症等；慢性呼吸困难常见于慢性呼吸系统疾病和循环系统疾病，也可在神经系统疾病、贫血、胸腔积液、腹水等慢性病基础上发生。

呼吸困难的病因中肺源性呼吸困难与心源性呼吸困难在临床上最为常见，其鉴别诊断应根据患者的病史、症状、体征，结合实验室辅助检查结果进行综合分析、评估判断。例如，老年人有高血压、冠心病等基础疾病者发生呼吸困难，应警惕为心源性呼吸困难，而既往有支气管哮喘、COPD 病史者则发生肺源性呼吸困难的可能性比较大；吸气性呼吸困难伴三凹征的多为肺源性呼吸困难，应考虑存在大气道狭窄或梗阻；呼气性呼吸困难伴有两肺哮鸣音的多为肺源性呼吸困难，常见于 AECOPD 和支气管哮喘；突发呼吸困难伴一侧肺呼吸音减弱或消失考虑为气胸；端坐呼吸伴咯粉红色泡沫痰，两肺较多湿啰音应考虑心源性呼吸困难，见于急性左心衰；有心界增大、奔马律的多为心源性呼吸困难；夜间阵发性呼吸困难、颈静脉怒张、下肢水肿的应考虑为心源性呼吸困难；桶状胸，双肺呼吸音减低，呼气延长见于 AECOPD 所致的肺源性呼吸困难；脑钠肽（BNP）和 NT-proBNP 有助于对急性心源性和肺源性呼吸困难的鉴别诊断，BNP 和 NT-proBNP 水平升高则心源性呼吸困难可能较大，但其水平会受到年龄、性别、体重、贫血、肾功能不全等因素的影响，且 COPD 伴肺源性心脏病和肺栓塞患者的 BNP 和 NT-proBNP 水平也常有轻度升高。

对于呼吸困难患者应给予氧疗，其目标是保证机体足够的氧供应和合适的动脉血二氧化碳分压。但对于不同病因导致的呼吸困难应采取不同流量的氧气吸入，如常规给氧方法不能达到目标，可给予无创或有创机械通气。对于存在大气道阻塞窒息的患者，应该立即清除异物，开放呼吸道，必要时行环甲膜穿刺或气管插管、气管切开。

对于呼吸困难病因诊断明确的，应针对病因进行系统治疗。如支气管哮喘应使用气管扩张剂、糖皮质激素和抗感染治疗；胸腔积液、气胸应予穿刺抽气或抽液，必要时予胸腔闭式引流；心源性呼吸困难应根据病情给予利尿、扩血管、强心治疗，有心包压塞的应行紧急心包穿刺。

五、思考题

（1）急性呼吸困难的常见病因有哪些？

（2）肺源性呼吸困难和心源性呼吸困难的鉴别要点有哪些？

（3）急性呼吸困难的治疗原则有哪些？

（陈　斌　童朝阳）

案例 7

胸 痛

一、病历资料

1. 现病史

患者,男性,52 岁,因"突发持续性胸痛 4 h"入院。患者 4 h 前无明显诱因下出现胸闷、胸痛,伴有气急和大汗淋漓,胸痛位于心前区,呈压榨样痛,疼痛持续不缓解,不向周边放射,无咳嗽、咳痰、咯血,无意识障碍、反酸、腹痛、腹泻等症状。患者至外院就诊,外院急诊查 ECG 提示急性前壁心梗,立即给予患者硝酸酯类药物静脉缓慢滴注。患者用药后胸痛症状有所缓解,为进一步诊治转至我院就诊。

2. 既往史

有高血压病史 10 余年,血压最高至 140 mmHg/110 mmHg,服用左旋氨氯地平片治疗,平时血压控制好。无糖尿病史,无药物过敏史。

3. 体格检查

T 36.8℃, P 72 次/min, R 24 次/min, BP 120 mmHg/75 mmHg。神志清,急性面容。两肺呼吸音清,未及干湿啰音。HR 72 次/min,律齐,各瓣膜区未闻及杂音。腹部平软,无压痛及反跳痛,肝脾肋下未触及,移动性浊音阴性。四肢活动正常,病理反射未引出。

4. 实验室和影像学检查

血常规检查:WBC 12.1×10^9/L, N 88%, Hb 122 g/L, PLT 269×10^9/L。

肝、肾功能:正常。

凝血功能:正常。

心肌酶谱检查:cTnT 0.405 ng/ml, CK 542 IU/L, CK - MB 58 IU/L, NT - proBNP 145.3 pg/ml。

EKG 检查:窦性心律,$V_1 \sim V_5$ 导联 R 波递增不良,伴 ST 段抬高≤4 mm,提示急性前间壁、前侧壁心肌梗死,ST 段改变(ST 段在 Ⅱ、Ⅲ、aVF 导联呈水平型压低≤1 mm),T 波改变(T 波在 Ⅰ、aVL、V_6 导联双相、倒置≤3.5 mm),如见图 7-1 所示。

X 线胸片检查:两肺未见异常。

二、诊治经过

1. 初步诊断

急性冠脉综合征;高血压病 3 级,极高危组。

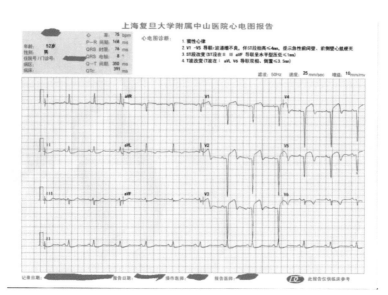

图 7 - 1　EKG 检查提示急性前间壁、前侧壁心肌梗死

2. 诊治经过

入院后立即给予心电血压监护,吸氧、卧床、制动等对症支持治疗,给予拜阿司匹林 300 mg,氯吡格雷 300 mg 抗血小板凝集,美托洛尔(倍他乐克)缓释片 47.5 mg 口服,培哚普利片 2 mg 口服,瑞舒伐他汀 20 mg 口服,硝酸甘油 10 mg 静脉缓慢滴注。并予行急诊冠脉造影和介入治疗术。术中造影示患者左冠状动脉造影见左主干未见明显狭窄;左前降支近段起次全闭塞,第 1 对角支近段狭窄 60%,第 2 对角支开口狭窄 40%;左回旋支中段狭窄 50%,远段相对细小,狭窄 60%～70%,第 1 钝缘支开口狭窄 60%,第 2 钝缘支未见明显狭窄。行右冠状动脉造影见右冠近段管壁不规则,中段狭窄 95% 伴斑块破裂,右冠远段及左室后支近段长病变,最重狭窄 90%,左室后支远段狭窄 80%,后降支开口狭窄 90%(见图 7 - 2)。于前降支近段植入药物支架 1 枚,复查造影示支架扩张满意。术后给予低分子肝素皮下注射治疗。1 周后再行冠脉造影和介入治疗术,于右冠状动脉再植入药物支架 1 枚,手术成功。患者康复出院。

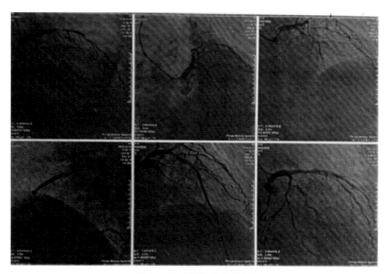

图 7 - 2　冠状动脉造影

三、病例分析

1. 病史特点

(1) 男性,52 岁。因"突发持续性胸痛 4 h"来院。

(2) 既往有明确高血压病史,平时血压控制尚可。

(3) 体检无明显阳性体征。

(4) 实验室和影像学检查:EKG 检查示:窦性心律,$V_1 \sim V_5$ 导联 R 波递增不良,伴 ST 段抬高≤4 mm,提示急性前间壁、前侧壁心肌梗死,ST 段改变(ST 段在 Ⅱ、Ⅲ、aVF 导联呈水平型压低≤1 mm),T 波改变(T 波在 Ⅰ、aVL、V_6 导联双相、倒置≤3.5 mm)。

X 线胸片检查:两肺未见异常。

2. 诊断与诊断依据

(1) 诊断:急性冠脉综合征;高血压病 Ⅲ 级,极高危组。

(2) 诊断依据:急性冠脉综合征:患者有典型的临床表现,如压榨样心前区疼痛;有特征性的心电图改变,如有多导联的 ST 段抬高;血清心肌坏死标志物明显上升。

高血压病 3 级,极高危组:患者有高血压病史,平时舒张压最高时超过 110 mmHg,且有靶器官损害依据(急性冠脉综合征),故诊断成立。

3. 处理方案及理由

(1) 绝对卧床,给予吸氧及心电血压监护,使患者得到充分休息,减轻心脏负担。

(2) 抗血栓治疗:给予拜阿司匹林和氯吡格雷抗血小板治疗,预防冠状动脉内血栓的进一步形成。给予低分子肝素皮下注射治疗,促进内源性纤溶活性溶解血栓,减少冠脉狭窄程度。

(3) 抗心肌缺血治疗:给予硝酸酯类药物扩张冠脉,改善心肌供血。给予 β-受体阻滞剂减慢心室率,减少心肌氧耗,减少心肌缺血发作和心肌梗死的发展。给予血管紧张素转换酶抑制剂(ACEI)类药物降压并改善心肌重构。给予他汀类药物稳定斑块,改善内皮细胞功能。

(4) 血运重建治疗:尽快施行经皮冠状动脉介入术(percutaneous coronary intervention, PCI)。对于 ST 段抬高型急性心梗患者,急诊进行 PCI 术是恢复心肌再灌注最有效的手段。根据患者的实际情况,可以先干预本次发病的"罪犯"血管,对其他的狭窄血管可以择期行 PCI 术或行冠状动脉旁路移植术。

四、要点和讨论

胸痛是指位于胸前区的不适感,包括闷痛、针刺痛、烧灼、紧缩、压榨感等,有时可放射至面颊及下颌部、咽颈部、肩部、后背部、上肢或上腹部,表现为酸胀、麻木或沉重感等。胸痛是一种常见的临床症状,病因繁杂,涉及多个器官和系统,病情程度轻重不一,是急诊科最常见的就诊症状。许多致命性疾病如急性冠状动脉综合征(acute coronary syndromes,ACS)、主动脉夹层、急性肺栓塞、张力性气胸等都可以表现为胸痛,因此对胸痛及时而准确的诊断至关重要。

面对主诉胸痛就诊的患者,首要任务是快速地查看患者生命体征,简要收集临床病史,判别是否存在危险性或者具有潜在的危险性,以决策是否需要立即对患者实施抢救。对于有生命体征异常的胸痛患者,包括:神志模糊和(或)意识丧失,面色苍白,大汗及四肢厥冷,低血压(BP<90 mmHg/60 mmHg),呼吸急促或困难,低氧血症(SpO_2<90%),提示为高危患者,需马上紧急处理。在抢救同时,积极明确病因。

根据我国地区的研究资料显示,在急诊就诊的胸痛患者中,ACS 高居致命性胸痛病因的首位。

ACS包括ST段抬高型心肌梗死(ST elevation myocardial infarction,STEMI)、非ST段抬高型心肌梗死(non ST elevation myocardial infarction,NSTEMI)和不稳定性心绞痛(unstable agina,UA)。其中,后两种类型统称为非ST段抬高型ACS(NSTE—ACS)。ACS诊断要点要符合:①有典型的临床表现;②特征性的心电图改变;③血清心肌坏死标志物水平动态变化中3项中的2项即可确诊。

主动脉夹层(aortic dissection,AD)是指血液通过主动脉内膜裂口,进入主动脉壁并造成正常动脉壁的分离,是发生于主动脉的最常见灾难性疾病之一,致残、致死率极高。典型的急性主动脉夹层患者往往表现为突发的、剧烈的、胸背部撕裂样疼痛。目前确诊主动脉夹层主要依赖影像学检查,包括:CT血管造影(CTA),磁共振血管造影(MRA),数字减影血管造影(DSA),以及经食管超声。D-二聚体在AD的诊断中具有较高的敏感性,可用于AD与除肺栓塞之外的其他的急性胸痛的鉴别诊断。需要注意的是,AD累及冠脉引起急性心肌梗死(acute myocardial infarction,AMI)并非罕见,两者的鉴别诊断极为重要,对于急性胸痛患者,即使AMI的诊断明确,如体格检查发现主动脉瓣反流杂音时,也应想到AD可能。

急诊危重胸痛鉴别诊断中还包括急性肺栓塞和张力性气胸,典型的肺栓塞患者可伴有气急、咯血、胸痛三联征,但临床上,同时具备以上3项临床表现的患者不足1/3。D-二聚体低于500 $\mu g/L$ 可基本排除急性肺栓塞。诊断肺栓塞比较敏感和可靠的是CT肺动脉造影(computed tomographic pulmonary angiography,CTPA)检查,目前在临床已普遍应用。张力性气胸患者常有明显胸痛气促,烦躁不安,血压升高,如不迅速处理,胸腔内正压压迫血管和心脏,阻碍静脉回流,心脏输出量降低,可引起休克。患侧胸廓饱满膨隆是张力性气胸的典型体征。胸片检查能帮助迅速诊断该病。

总之,胸痛是急诊内科经常面对的危重症。有资料显示以急性胸痛为主诉的患者占急诊内科患者的5%~20%,在三级医院里更是占了20%~30%。对急性胸痛患者给予快速鉴别诊断,同时对其危险性给予准确的评估并做出及时、正确的处置,是目前急诊医生面临的巨大挑战之一。

五、思考题

(1) 急性冠脉综合征的诊断要点是什么?

(2) 如何对急诊高危胸痛进行鉴别诊断?

(薛　渊　姚晨玲)

案例 8

晕 厥

一、病史资料

1. 现病史

患者,女性,73 岁,因"突发意识丧失 1 次"至急诊就诊。患者于入院前 1 h 在家中无明显诱因下出现意识丧失,跌倒于沙发边缘,呼之不应,双眼向上凝视,伴有四肢抽搐。持续 30 s 后自行缓解,意识逐渐如常,对答正常,无大小便失禁及肢体活动障碍。患者无畏寒发热,无明显胸闷气促不适,无恶心呕吐及腹痛。自行口服"速效救心丸"后由"120"急救车送入院。追问病史,患者近半年来已有意识丧失反复发作 2~3 次,偶伴小便失禁,每次发作后均能自行恢复,行动如常,故未予重视,未就诊治疗。

2. 既往史

既往高血压 30 年,规律服药,血压维持于 120 mmHg/85 mmHg 左右;2 型糖尿病 10 年,口服降糖药,血糖控制可。冠心病 10 余年,平素口服速效救心丸,未进一步行相关检查。否认手术外伤及输血史。有青霉素过敏史。

3. 体格检查

T 36.8℃,P 45 次/min,R 18 次/min,BP 125 mmHg/77 mmHg,SpO$_2$ 98%。神清,查体合作,对答切题。双侧瞳孔等大等圆,对光反射(+)。伸舌居中。口唇无苍白,全身无皮疹。颈软,无抵抗,双肺呼吸音清,未及明显干湿啰音,HR 45 次/min,律齐,各瓣膜区未闻及明显病理性杂音。腹软,无压痛及反跳痛。双下肢无水肿。四肢肌力正常,生理反射存在,病理反射未引出。

4. 实验室检查

血常规检查:WBC 9.2×10^9/L,N 72.5%,Hb 105 g/L,PLT 140×10^9/L。

肝功能检查:TB 5.4 μmol/L,DB 1.6 μmol/L,TP 55 g/L,ALB 38 g/L,ALT 42 IU/L,AST 31 IU/L,BUN 5.2 mmol/L,Cr 84 μmol/L。

血糖:8.4 mmol/L(餐后)。

电解质:Na$^+$ 140 mmol/L,K$^+$ 4.2 mmol/L,Cl$^-$ 93 mmol/L。

心肌蛋白:CK - MB 3.5 mmol/L,cTnT - I 0.01 mmol/L。

Pro - BNP:986 pg/ml。

头颅 CT 扫描:双侧基底节多发腔隙性脑梗死。

胸片检查:两肺纹理增粗,未见明显活动性病灶。

心电图:Ⅲ°AVB(见图 8 - 1)。

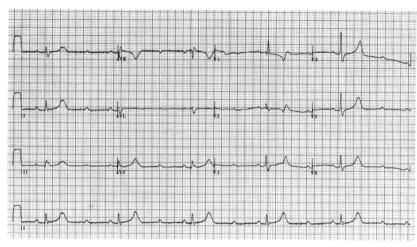

图 8-1   Ⅲ°AVB

二、诊治经过

1. 初步诊断
心源性晕厥(Ⅲ°AVB),高血压,2 型糖尿病。

2. 诊治经过
老年女性患者,既往有高血压、2 型糖尿病病史,此次因"突发意识丧失 1 次"就诊,无肢体活动障碍。心电图提示Ⅲ°房室传导阻滞(AVB),头颅 CT 扫描未见明显异常。故首先考虑缓慢性心律失常引起的心源性晕厥。急诊立即予心电监护,异丙肾上腺素静脉泵滴注以维持心率。患者不存在高钾、近期未服用减慢心率的药物,考虑为病态窦房结综合征所致,收治入院后完善心超检查未见明显流出道梗阻,安排行永久起搏器置入术,术后患者病情稳定。出院后随访 2 个月,患者未再发作意识丧失。

三、病例分析

1. 病史特点
(1)患者为老年女性,因"突发意识丧失 1 次"就诊。患者近半年来意识丧失反复发作 2～3 次,偶伴小便失禁,每次发作后均能自行恢复,无肢体活动障碍。

(2)既往有高血压、2 型糖尿病及冠心病病史。

(3)体格检查:T 36.8℃,P 45 次/min,R 18 次/min,BP 125 mmHg/77 mmHg,SpO$_2$ 98%。神清,查体合作,伸舌居中,口唇无苍白,双肺呼吸音清,HR 45 次/min,各瓣膜区无明显病理性杂音。腹软。双下肢无水肿。四肢肌力正常。

(4)实验室检查:血糖 8.4 mmol/L,电解质正常,心肌蛋白正常,心电图Ⅲ°AVB。头颅 CT 扫描示双侧基底节多发腔隙性脑梗死。

2. 诊断和诊断依据
(1)诊断:心源性晕厥(Ⅲ°AVB),高血压,2 型糖尿病。

(2)诊断依据:患者为老年女性,既往有高血压、2 型糖尿病病史,近半年来反复出现突发意识丧失 2～3 次,伴有四肢抽搐,偶有小便失禁,每次发作后均能自行恢复,行动如常。此次就诊查体发现心率较慢 45 次/min,四肢无活动障碍。心电图提示Ⅲ°AVB。考虑缓慢性心律失常引起的心源性晕厥。

高血压、糖尿病:患者有明确的病史,故诊断明确。

　　3. 处理方案及理由

　　(1) 完善检查,加强监护:患者晕厥考虑为心动过缓所致,需要心电监护,同时完善检查,排除电解质紊乱、急性心肌梗死等所致的心动过缓。

　　(2) 心动过缓治疗:该晕厥患者生命体征稳定,因此未选择经皮起搏,而用药物治疗,药物可选用阿托品、肾上腺素、异丙肾上腺素等提高心室率。

　　(3) 起搏器治疗:由于该患者不存在电解质紊乱、药物等引起心动过缓的因素,因此考虑为病态窦房结综合征所致,故收入心内科监护病房安装永久起搏器。

四、要点与讨论

　　晕厥是由于短暂的全脑组织缺血导致的短暂意识丧失(T-LOC)。它是临床上常见的症状,占急诊科就诊患者 1%～1.5%,住院患者的 1%～6%。导致晕厥病因很多,机制复杂,其预后从大多数的良性过程到少数患者的猝死差别很大。因此,对急诊医师而言,除了明确病因外,更为重要的是迅速识别患者风险,通过急诊干预而改善患者的预后。

　　对于急诊的晕厥患者,首先应鉴别真正晕厥与伴意识丧失或类似意识丧失的非晕厥。晕厥与眩晕、跌倒发作等症状鉴别不难。但癫痫与晕厥都有短暂的意识丧失,在临床上有时易混淆。多数患者借助脑电图上有无痫性放电或尖波、棘-慢波可予鉴别。若脑电图检查无异常则诊断较困难,有时目击者的描述很重要。可参考下列临床特征:

　　(1) 癫痫患者肢体抽搐发生在意识丧失之前或同时,分强直期和阵挛期两相。抽搐持续时间长。而晕厥患者抽搐发生在意识丧失之后 10 min 以上时,形式为全身痉挛,持续时间短。

　　(2) 癫痫大发作与体位改变和情境无关,不分场合时间。而疼痛、运动、排尿、情绪刺激、特殊体位等诱发的意识丧失往往提示晕厥。

　　(3) 伴有出汗和恶心等症状的发作性意识丧失往往提示晕厥而非癫痫。

　　(4) 癫痫发作后常有意识模糊状态,少则几分钟,多则几小时。部分患者发作后嗜睡或精神错乱。晕厥发作后意识恢复多较快,少有精神紊乱。

　　临床上按照病因,将晕厥分为以下几类(见表 8-1),一般认为,血管迷走性晕厥是导致患者晕厥的主要原因,心源性晕厥是次要原因,尤其是住院的老年患者中。年龄<40 岁的患者中,直立性低血压所导致的晕厥较为少见。因直立性低血压而导致的晕厥多见于老年人。反射性晕厥是年轻人群中最为常见的晕厥病因;而老年患者通常病情较为复杂,且相关病史也不及年轻患者群可靠。

表 8-1　晕厥的分类

分　类	病　因
神经介导的反射性晕厥综合征	
血管迷走性晕厥	情绪引起:恐惧、疼痛、器械操作、晕血　直立体位引起
情景性晕厥	咳嗽、打喷嚏　胃肠道刺激(吞咽、排便、腹痛)排尿(排尿后晕厥)运动后　餐后其他(如大笑、器械操作、举重)
颈动脉窦性晕厥	
不典型情况	没有明显诱发因素和(或)表现不典型
直立性晕厥	

（续表）

分　类	病　因
原发性自主神经调节失常	单纯自主神经调节失常、多系统萎缩、没有自主神经异常的帕金森病、路易体痴呆
继发性自主神经调节失常	糖尿病、淀粉样变性、尿毒症、脊髓损伤
药物引起的直立性低血压	酒精、血管扩张剂、利尿剂、phenotiazenes、抗抑郁药
血容量不足	出血、腹泻、呕吐等
心原性晕厥	
心律失常引起的晕厥	心动过缓、窦房结功能异常（包括慢快综合征）、房室交界系统疾患、植入设备功能障碍、心动过速、室上性、室性（特发性、继发于器质性心脏病或离子通道病）、药物导致的心动过缓和心动过速、遗传性心律失常综合征（如长 QT 综合征、Brugada 综合征）
器质性疾病	心脏：心脏瓣膜病、急性心肌梗死/缺血、梗阻型心肌病、心脏肿块（心房黏液瘤、肿瘤等）、心包疾病/心脏压塞、先天性冠状动脉异常、人工瓣膜异常　其他：肺栓塞、急性主动脉夹层、肺动脉高压

　　对于 T‐LOC 疑似晕厥的患者需要初步评估，包括详细询问病史、体格检查（包括测量不同体位血压）、心电图。在此基础上，可适当增加其他检查以保证诊断准确：

　　（1）年龄在 40 岁以上患者建议首先进行颈动脉窦按摩（但国内很少做）。

　　（2）对于有心脏病病史或怀疑此次晕厥与结构性心脏病或其他心血管疾病有关的患者，建议进行超声心动检查。

　　（3）对于怀疑因心律失常而导致晕厥的患者，应给予实时心电监测。

　　（4）若晕厥与体位变化有关或怀疑反射性晕厥时，则应进行相关检查。如卧立位试验和（或）直立倾斜试验等。

　　（5）仅在怀疑非晕厥原因造成的短暂意识丧失的情况下，进行神经科检查或血液检查。

　　初步评估应明确以下 3 个关键问题：

　　（1）是否为晕厥发作？

　　（2）是否可确定晕厥的病因？

　　（3）是否有证据表明患者为心血管疾病高危患者？

　　经过初步评估，约 23%～50% 的晕厥患者的病因可明确。

　　通过初步评估可获得的诊断：

　　（1）血管迷走性晕厥：晕厥由突然的精神刺激或直立引起，或伴随典型晕厥前兆者。

　　（2）情景性晕厥：晕厥发生在特殊触发事件或情境时或之后迅速发生。

　　（3）直立性晕厥：由站立诱发的晕厥且既往有体位性低血压病史。

　　（4）心律失常相关性晕厥的诊断标准，心电图有如下表现：①清醒状态下持续性窦性心动过缓<40 次/min，或反复性窦房传导阻滞或窦性停搏≥3 s。②莫氏 Ⅱ 度 Ⅱ 型或 Ⅲ 度房室传导阻滞。③交替性左束支和右束支传导阻滞。④室性心动过速或快速型阵发性室上性心动过速。⑤非持续性多形性室性心动过速及长 QT 或短 QT 间期综合征。⑥起搏器或 ICD 功能不良伴心脏停搏。

　　（5）心脏缺血相关性晕厥：晕厥时有急性心肌缺血的心电图表现伴或不伴有心肌梗死。

　　（6）心血管性晕厥：晕厥发生在伴有心房黏液瘤、重度主动脉狭窄、肺动脉高压、肺栓塞或急性主动脉夹层患者。

　　当初步评估后尚无法明确晕厥原因时，需立即进行主要心血管事件及心源性猝死风险的评估（见

表 8-2)。评估后晕厥患者近期出现危及生命事件风险的患者应住院治疗。

表 8-2　晕厥患者短期风险危险因素(加拿大心血管病学会 2011 年标准)

危　险　因　素	临　床　特　征
主要危险因素(应接受急诊心脏评价)	
心电图异常	任何心动过缓、心动过速或传导系统疾病心发生的心肌缺血或陈旧性心肌梗死
心脏疾病史	缺血、心律失、梗死、瓣膜性疾病
低血压	收缩压<90 mmHg
心力衰竭	既往史或目前发生的
次要危险因素(可以接受急诊心脏评估)	
年龄>60 岁	
呼吸困难	
贫血	血细胞比容<0.30
高血压	
脑血管疾病	
早发猝死家族史	猝死年龄<50 岁
特殊情境	卧位、运动或没有任何先兆症状的晕厥

综上所述,有意识丧失或疑似患者,首先应该明确是否为晕厥,第 2 步寻找晕厥的原因。对于不明原因的晕厥,重要的是危险分层。对有高危因素的不明原因晕厥及已经明确为心源性晕厥的患者应积极诊断治疗。反射性晕厥的患者大多预后良好,无须做繁琐检查,一般也无须药物治疗。

五、思考题

(1) 什么是晕厥?

(2) 晕厥的分类有哪些?

(史　雯)

案例 9

恶心呕吐

一、病历资料

1. 现病史

患者,男性,49 岁,因"反复中上腹饱胀 3 年余,恶心呕吐 2 天"入院。患者近 3 年有反复中上腹饱胀不适,泛酸,自服多潘立酮(吗丁啉)症状可有缓解。患者近 2 天无明显诱因下出现反复恶心呕吐,呕吐物含有宿食,量多,有腐败酸味,非喷射状,伴中上腹胀满,遂来我院急诊就诊,查血常规检查:WBC 9.2×10⁹/L, N 88.0%, RBC 4.25×10¹²/L, Hb 103 g/L, PLT 185×10⁹/L, K⁺ 3.2 mmol/L, Na⁺ 131 mmol/L, Cl⁻ 92 mmol/L,呕吐物 OB(+)。为求进一步明确病因,来急诊就诊。此次发病以来,患者无发热恶寒,无尿频尿急,无头痛黑矇,无意识障碍,略有体重下降,具体不详。

2. 既往史

否认胆囊炎、胆石症、消化道溃疡等疾病史,否认高血压、糖尿病、脑血管意外等其他内科疾病史,否认肝炎、结核等传染疾病史,否认长期大量吸烟饮酒史,否认家族遗传疾病史,父母兄弟子女均体健。

3. 体格检查

T 36.5℃, P 80 次/min, R 20 次/min, BP 120 mmHg/80 mmHg。神志清楚,精神尚可,体形中等,发育正常,营养良好,对答切题,查体合作,步入病房,未闻及异常气味。全身皮肤黏膜未见黄染及出血点,全身浅表淋巴结未及肿大。结膜无充血苍白,巩膜无黄染,双瞳等大等圆,光反射存在,唇淡红,咽扁(一)。颈软,气管居中,颈静脉无怒张,甲状腺未及肿大。胸廓对称,颈前及胸前未见蜘蛛痣,两肺呼吸音清,未闻及干湿啰音,心界无扩大,HR 80 次/min,律齐,各瓣膜听诊区未闻及病理性杂音。全腹膨隆,可见胃型,全腹无压痛、反跳痛及肌卫,Murphy 征(一),麦氏征(一),肝脾肋下未及,肝肾区叩痛(一),肋脊角压痛阴性,移动性浊音(一),振水音(+),肝掌(一),扑翼样震颤(一),双下肢无水肿。

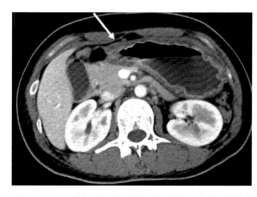

图9-1 上腹部 CT 扫描示胃壁增生性和不规则的褶皱增厚,胃轻度扩张

4. 实验室及影像学检查

血常规检查:WBC 9.2×10⁹/L, N 88.0%, RBC 4.25×10¹²/L, Hb 103 g/L, PLT 185×10⁹/L。

血电解质检查:K⁺ 3.2 mmol/L, Na⁺ 131 mmol/L, Cl⁻ 92 mmol/L。

呕吐物隐血实验 OB:阳性(+);

肾功能检查:BUN 4.3 mmol/L, Cr 54 μmol/L,

UA 320 μmol/L。

　　肝功能检查:AST 34 IU/L, ALT 27 IU/L, TB 13.1 μmol/L, DB 2 μmol/L, IB 11.1 μmol/L, ALB 39 g/L, GLB 25 g/L。

　　心肌酶谱、心梗三合一、凝血功能、D-二聚体、BNP、尿、粪常规均正常。

　　心电图检查:窦性心律。

　　B超检查:肝胆胰脾未见异常。

　　上腹部CT检查:胃壁增生性和不规则的褶皱增厚,胃轻度扩张(见图9-1)。

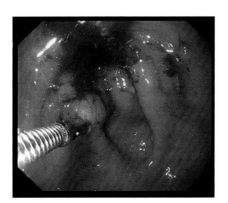

图9-2　胃镜提示胃窦癌幽门处狭窄

二、诊治经过

　　初步诊断:幽门梗阻(原因待查),低钾血症。

　　诊治经过:入院后予禁食,留置胃管,胃肠减压;葡萄糖、维生素、复方氨基酸(18AA)(乐凡命)、脂肪乳剂、白蛋白等补液营养支持;纠正水电解质紊乱;胃镜检查明确诊断等。

　　入院期间检查:胃镜检查提示胃窦癌(幽门处狭窄)(见图9-2);活检组织病理报告腺癌。

　　拟转外科进一步手术治疗。

三、病例分析

1. 病史特点

　　(1) 男性,49岁,反复中上腹饱胀3年余,恶心呕吐2天。

　　(2) 体格检查:神志清楚,精神尚可,颈前及胸前未见蜘蛛痣,全腹膨隆,可见胃型,全腹无压痛、反跳痛及肌卫,Murphy征(-),麦氏征(-),肝脾肋下未及,肝肾区叩痛(-),肋脊角压痛阴性,移动性浊音(-),振水音(+),肝掌(-),扑翼样震颤(-)。

　　(3) 实验室及影像学检查:血常规检查:WBC 9.2×10⁹/L, N 88.0%, RBC 4.25×10¹²/L, Hb 103 g/L, PLT 185×10⁹/L; K⁺ 3.2 mmol/L, Na⁺ 131 mmol/L, Cl⁻ 92 mmol/L;呕吐物OB(+);上腹部CT检查提示胃壁增生性和不规则的褶皱增厚,胃轻度扩张;胃镜检查提示胃窦癌(幽门处狭窄);病理学检查提示腺癌。

2. 诊断与诊断依据

　　(1) 诊断:胃窦癌(幽门梗阻),低钾血症。

　　(2) 诊断依据:①患者有进食后恶心呕吐、呕吐宿食症状,全腹膨隆,可见胃型,振水音(+);②呕吐物OB(+);③上腹部CT检查提示胃壁增生性和不规则的褶皱增厚,胃轻度扩张;④入院期间胃镜检查提示胃窦癌(幽门处狭窄);⑤病理学检查提示腺癌。故诊断较明确。

3. 鉴别诊断

　　幽门梗阻的病因很多,常见的鉴别诊断思路:首先区分幽门梗阻为水肿性还是非水肿性,水肿性往往为消化性溃疡,水肿可以消退,通过正规药物治疗可以避免手术;幽门梗阻非水肿性可以为消化性溃疡瘢痕性幽门梗阻,也可以是胃、十二指肠肿瘤压迫或胰头部肿瘤压迫所致,可以通过内镜、CT、核磁共振检查明确病变性质,一旦明确诊断,往往需要手术治疗,解除梗阻、消除病因。

4. 处理方案及理由

　　(1) 术前准备:禁食、留置胃管、胃肠减压。

（2）营养支持：患者禁食中，予静脉滴注葡萄糖、维生素、复方氨基酸（18AA）（乐凡命）、脂肪乳剂、白蛋白等加强营养支持。

（3）维持水电解质平衡：患者低钾、低钠血症，予静脉补充电解质。

（4）择期手术治疗，术后根据病情决定化疗方案。

四、要点与讨论

（一）恶心和呕吐

恶心和呕吐是临床上最常见的症状之一。恶心为上腹部不适和紧迫欲吐的感觉。呕吐是通过胃的强烈收缩迫使胃或部分小肠内容物经食管、口腔而排出体外的现象。

引起恶心、呕吐的病因很广泛，包括多方面因素，几乎涉及各个系统。

1. 反射性呕吐

1）消化系统

（1）胃、十二指肠疾病（急、慢性胃炎，消化性溃疡，急性胃扩张，幽门梗阻等）。

（2）肠道疾病（急性阑尾炎，各型肠梗阻，急性出血坏死性肠炎，腹型过敏性紫癜等）。

（3）肝胆胰疾病（急性肝炎，肝硬化，肝淤血，急、慢性胆囊炎，胰腺炎等）。

（4）腹膜及肠系膜疾病（急性腹膜炎等）。

2）非消化系统

（1）咽部收到刺激（吸烟，剧咳，鼻咽部炎症等）。

（2）泌尿系统疾病（肾输尿管结石，急性肾盂肾炎等）。

（3）妇科疾病（急性盆腔炎，异位妊娠等）。

（4）循环系统疾病（急性心肌梗死，心力衰竭等）。

（5）其他（青光眼，屈光不正等）。

2. 中枢性呕吐

1）神经系统疾病

（1）颅内感染（各种脑炎，脑膜炎，脑脓肿）。

（2）脑血管疾病（脑出血，脑栓塞，脑血栓形成，高血压脑病，偏头疼等）。

（3）颅脑损伤（脑挫裂伤，颅内血肿，蛛网膜下腔出血等）。

（4）癫痫（尤其持续状态）。

2）非神经系统疾病

（1）泌尿系统疾病（尿毒症）。

（2）内分泌系统疾病（糖尿病酮症酸中毒，甲状腺危象，甲状旁腺危象，肾上腺皮质功能不全，低血糖等）。

（3）药物所致（某些抗生素，抗癌药物，洋地黄类药物及吗啡等）。

（4）中毒所致（乙醇，重金属，有机磷农药等）。

（5）精神因素（胃神经官能症，癔症，神经性厌食等）。

（6）其他（早孕，低钠血症等）。

3. 前庭障碍性呕吐

呕吐常伴有听力障碍、眩晕等症状，可有迷路炎、梅尼埃病、晕动症等。

（二）幽门梗阻

幽门梗阻主要表现为腹痛和反复呕吐。早期表现为上腹部胀和不适,阵发性上腹部痛,同时伴有嗳气、恶心;以后可有腹痛和呕吐,呕吐物为宿食,有腐败酸臭味,不含胆汁。同时有脱水等系列症状。体检:上腹部可见胃型,晃动上腹部可闻及"振水音"。其病因比较复杂。

1. 水肿性幽门梗阻:消化性溃疡

（1）痉挛性梗阻(幽门附近溃疡,刺激幽门括约肌反射性痉挛所致)。

（2）炎症水肿性梗阻(幽门区溃疡本身炎症水肿)。

2. 非水肿性幽门梗阻

（1）消化性溃疡:瘢痕性梗阻(溃疡胝胝硬结,溃疡愈后瘢痕挛缩。临床表现有:呕吐,痛节律变为持续、制酸剂失效,腹胀、胃内有振水声)。

（2）肿瘤:幽门部或胃窦部癌肿。

（3）先天性病变:①幼儿先天性肥厚性幽门狭窄(HPS);②成人 HPS;③胃黏膜隔。

（4）其他:①腐蚀性狭窄(常发生于吞食腐蚀性物质后);②手术后狭窄(胃手术后吻合口缝得较小,伴明显水肿或术中胃网膜弓被破坏,大网膜坏死炎症,包绕并缩窄吻合口可引起梗阻)。

3. 肠道外压迫

1）消化性溃疡

粘连性梗阻(溃疡炎症或穿孔后引起粘连或牵拉)。

2）肿瘤

（1）恶性肿瘤所致的幽门梗阻(恶性淋巴瘤十二指肠癌向幽门区浸润、胰头癌之巨大的瘤体压迫胃出口时均可导致幽门梗阻)。

（2）良性肿瘤所致的幽门梗阻(胃异位胰腺,有人报道胰腺假性囊肿所致的胃出口梗阻)。

3）先天性病变

（1）环状胰腺。

（2）先天性幽门闭锁。

4）炎症

胆总管并发胆囊压迫性幽门梗阻。

五、思考题

（1）恶心呕吐的鉴别诊断思路是什么?

（2）幽门梗阻的临床表现及常见的鉴别诊断有哪些?

（钱义明）

案例 10

腹 痛

一、病历资料

1. 现病史

患者,男性,29 岁,因"持续性中上腹疼痛 5 h"入院。患者 5 h 前大量饮酒后出现中上腹疼痛,呈持续性发作,向腰背部放射痛,伴恶心呕吐,呕吐物为胃内容物,有发热,体温最高 38℃,无头晕头痛,无黏液、水样便、脓血便。故来我院急诊就诊,当时体格检查提示患者中上腹有明显压痛,腹壁紧张,肠鸣音减弱,予查血常规:WBC16.0×10^9/L, N 90.3％, N$_♯$ 14.5×10^9/L。血淀粉酶:465 IU/L。上腹部 CT 平扫:胆囊结石;胰腺弥漫性肿大,密度尚均匀,边缘比较清楚,周围脂肪间隙消失,周围无明显液体渗出。

2. 既往史

3 年前体检 B 超检查提示胆囊结石,否认消化系统溃疡、肿瘤等疾病史,否认高脂血症、糖尿病疾病史,否认肝炎、结核等传染疾病史,否认药物过敏史,否认长期大量吸烟、饮酒史,否认家族遗传疾病史,父母兄弟子女均体健。

3. 体格检查

T 37.8℃,P 98 次/min,R 27 次/min,BP 115 mmHg/75 mmHg。神清,急性面容,发育正常,营养良好,强迫体位,推入病房。查体尚合作,对答切题,未闻及异常气味,全身浅表淋巴结未触及明显肿大,全身浅表皮肤黏膜无黄染,无瘀点、紫癜、瘀斑。头颅常大,双眼睑无水肿,结膜无充血,巩膜无黄染,双瞳等大等圆,光反存在,耳鼻腔未及异常分泌物,口唇无绀,伸舌居中,咽部黏膜无充血及红肿,扁桃体无红肿、增大。颈软,气管居中,颈静脉无明显充盈。胸廓双侧对称,胸骨无压痛感。心前区外观无隆起,心尖搏动无弥散,HR 98 次/min,律齐,各瓣膜听诊区未及病理性杂音。两肺呼吸音清,未闻及干湿啰音。腹平坦,无腹壁静脉曲张,未见肠型和胃肠蠕动波,腹壁紧张,中上腹压痛(＋),无反跳痛,未及包块,肝、脾肋下未及,肝、肾区无叩痛,Murphy 征(±),麦氏征(一),移动性浊音阴性,肠鸣音减弱。四肢关节无畸形,无红肿热痛,双下肢无水肿。四肢肌力肌张力正常,生理反射存在,病理反射未引出。

4. 实验室及影像学检查

血常规检查:WBC 16.0×10^9/L; N$_♯$ 14.5×10^9/L; N 90.3％; Hb 122 g/L; RBC 3.32×10^{12}/L。

血淀粉酶:465 IU/L。

血电解质:K$^+$ 4.3 mmol/L, Na$^+$ 135 mmol/L, Cl$^-$ 98 mmol/L。

肾功能:BUN 10.1 mmol/L, Cr 97 μmol/L, UA 326 μmol/L。

　　心肌酶谱、心梗三合一、凝血功能、D-Di、BNP、尿常规检查均正常。

　　心电图检查：窦性心律。

　　上腹部CT平扫：胆囊结石；胰腺弥漫性肿大，密度尚均匀，边缘比较清楚，周围脂肪间隙消失，周围无明显液体渗出，如图10-1所示。

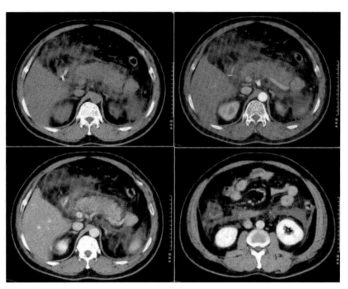

图 10-1　上腹部 CT 平扫提示急性水肿型胰腺炎

二、诊治经过

1. 初步诊断

急性胰腺炎，胆石症。

2. 诊治经过

入院后予卧床休息，心电监护，禁食；奥美拉唑 40 mg bid iv 抑酸护胃；加贝酯 100 mg q8h ivgtt，胰酶抑制治疗；左氧氟沙星 400 mgg qd ivgtt、甲硝唑 100 ml bid ivgtt 抗感染；间苯三酚 80 mg qd ivgtt 解痉；维生素、复方氨基酸（18AA）等营养支持；总补液量控制在每天 3 500~4 000 ml；监测尿量和中心静脉压情况。入院第 2 天予内镜逆行胰胆道造影（ERCP）检查及治疗，5 天后患者症状改善，复查血常规、血尿淀粉酶恢复正常范围，予以清流质饮食，并逐渐加至无脂、低蛋白饮食，10 天后复查上腹部 CT，基本正常，安排出院。

出院后医嘱：低脂饮食，奥美拉唑 20 mg qd po；随访血糖，血淀粉酶。

三、病例分析

1. 病史特点

（1）男性，29 岁，持续性中上腹疼痛 5 h。

（2）既往有胆石症病史。

（3）体格检查：神清，急性面容，强迫体位，HR 98 次/min，律齐。腹平坦，无腹壁静脉曲张，未见肠型和胃肠蠕动波，腹壁紧张，中上腹压痛（＋），无反跳痛，未及包块，肝、脾肋下未及，肝、肾区无叩痛，Murphy 征（±），麦氏点（－），移动性浊音阴性，肠鸣音减弱。

（4）实验室及影像学检查：①血常规检查：WBC 16.0×10⁹/L；N♯ 14.5×10⁹/L；N 90.3%。血淀粉酶：465 IU/L。②上腹部 CT 平扫：胆囊结石；胰腺弥漫性肿大，密度尚均匀，边缘比较清楚，周围脂肪间隙消失，周围无明显液体渗出。

2. 诊断与诊断依据

（1）诊断：急性胰腺炎，胆石症。

（2）诊断依据：患者有持续性中上腹疼痛、恶心欲呕、发热的症状；既往有胆石症病史；体格检查提示腹壁紧张，中上腹压痛（＋），无反跳痛，Murphy 征（±），肠鸣音减弱。实验室检查提示存在感染，血淀粉酶明显升高；影像学检查提示胆囊结石；胰腺弥漫性肿大，密度尚均匀，边缘比较清楚，周围脂肪间隙消失，周围无明显液体渗出；故诊断明确。

3. 鉴别诊断

（1）心肌梗死：患者往往有中下胸骨后疼痛，部分患者表现为上腹痛，疼痛呈压榨性或窒息性甚至更剧烈，使用硝酸甘油疗效差；心电图有特征性和动态性变化；血清心肌坏死标记物升高且有动态性变化；结合病史、理化指标和心电图变化可以诊断为心肌梗死。

（2）消化性溃疡：该病可以有上腹痛或不适，常具有慢性病程；周期性发作，发作有季节性；部分患者与进食相关的节律性上腹痛；腹痛可被抑酸或抗酸剂缓解。胃镜检查往往可以确诊。不能接受胃镜检查者，X 线钡餐检查发现龛影，可以诊断为溃疡。

四、处理方案及理由

（1）减少胰腺分泌：①禁食：起病后短期内禁食能降低胰腺分泌，减轻自身消化。②抑酸护胃：患者有恶心欲呕症状，为防止胃酸反流食管，予质子泵抑制剂抑酸护胃。③生长抑素剂其类似物：生长抑素可抑制胰泌素和缩胆囊素刺激的胰液基础分泌，急性胰腺炎时可予外源性补充生长抑素。

（2）抗感染：胰腺炎感染后应使用针对革兰阴性菌和厌氧菌、能透过血胰屏障的抗生素，如喹诺酮类或头孢类联合抗厌氧菌的药物。

（3）解痉镇痛：患者中上腹持续性疼痛，予适当镇痛。

（4）营养支持：急性期予禁食，静脉补液提供能量；病情缓解时，应尽早过渡到肠内营养。恢复饮食应从少量、无脂、低蛋白饮食开始，逐渐增加食量和蛋白质，直至恢复正常饮食。

（5）液体复苏：如心功能容许，在最初的 48 h，静脉补液量及速度 200～250 ml/h；监测中心静脉压及尿量。此外，应根据病情补充白蛋白、血浆和血浆代用品，维持血浆胶体渗透压；组织中乳酸堆积，代谢性酸中毒较常见，应积极补充碳酸氢钠。

（6）监测：监测生命体征；监测血常规，血尿淀粉酶，血糖，血钙了解炎症控制情况及胰腺损伤程度；复查上腹部 CT；如有成人呼吸窘迫综合征（ARDS）可考虑机械通气；急性肾功能不全时可考虑连续性血液净化。

（7）急诊或择期行内镜或外科手术治疗去除病因。

五、要点与讨论

（一）腹痛

腹痛是临床常见的症状，多数由腹部脏器疾病引起，但腹腔外疾病及全身性疾病也可引起。腹痛的病因很多，病理机制复杂。临床上按起病缓急、病程长短分为急性腹痛和慢性腹痛。其中急性腹痛在急

诊尤为多见,鉴别诊断如下:

1. **腹腔内脏器疾病**

(1) 腹腔脏器急性炎症:急性胃肠炎,急性腐蚀性胃炎,急性胆囊炎,急性胰腺炎,急性阑尾炎,急性胆管炎等。

(2) 腹部脏器穿孔或破裂:胃及十二指肠溃疡穿孔,伤寒肠穿孔,肝脏破裂,脾脏破裂,肾破裂,异位妊娠破裂,卵巢破裂等。

(3) 腹腔脏器阻塞或扩张:胃黏膜脱垂症,急性肠梗阻,腹股沟疝嵌顿,肠套叠,胆道蛔虫病,胆石症,肾与输尿管结石等。

(4) 腹腔脏器扭转:急性胃扭转,卵巢囊肿扭转,大网膜扭转,肠扭转等。

(5) 腹腔内血管阻塞:肠系膜动脉急性阻塞,急性门静脉血栓形成,腹主动脉夹层瘤等。

2. **腹壁疾病**

腹壁挫伤,腹壁脓肿及腹壁带状疱疹等。

3. **胸腔疾病**

急性心肌梗死,急性心包炎,心绞痛,肺炎及肺梗死等。

4. **全身性疾病及其他**

风湿热,尿毒症,急性铅中毒,血卟啉病,腹型过敏性紫癜,腹型癫痫等。

(二) 急性胰腺炎

急性胰腺炎(acute pancreatitis,AP)是指多种病因引起的胰酶激活,继以胰腺局部炎症反应为主要特征,病情较重者可发生全身炎症反应综合征(systemic inflammatory response syndrome,SIRS)并可伴有器官功能障碍的疾病。该病的治疗包含病因治疗(ERCP、手术、降脂等),非手术治疗(减少胰腺分泌,体液复苏,重症监护,器官功能的维护治疗,营养支持,抗生素应用,中医中药治疗);腹腔间隔室综合征治疗;手术治疗等。疾病的动态监测,根据病情演变,及时调整治疗对急性胰腺炎的成功救治尤为重要。急性胰腺炎病因诊断流程如图 10-2 所示;急性胰腺炎诊断流程(首诊接诊)如图 10-3 所示。

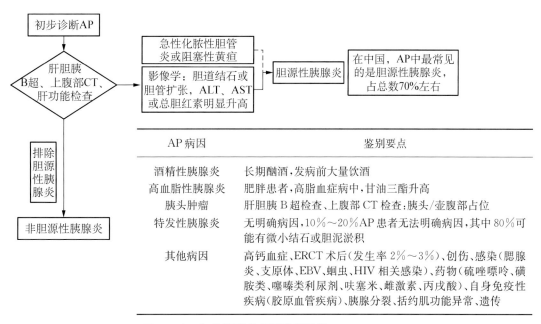

图 10-2　急性胰腺炎病因诊断流程

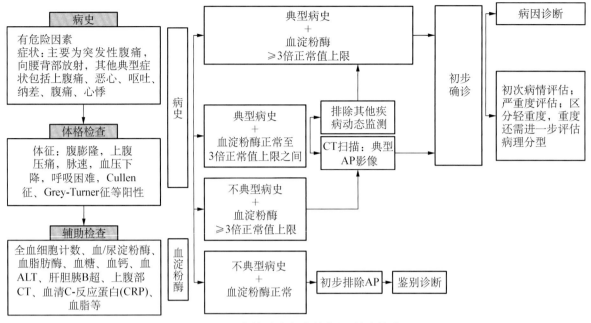

图 10-3　急性胰腺炎诊断流程(首诊接诊)

六、思考题

(1) 急性腹痛的鉴别诊断有哪些?

(2) 急性胰腺炎的规范治疗包括哪些内容?

（钱风华）

腹　泻

一、病历资料

1. 现病史

患者,男性,43 岁,因"反复腹泻 5 年,加重 4 天伴乏力"入院。患者反复腹泻 5 年,曾外院就诊,肠镜检查提示"溃疡性结肠炎",平素规则服用美沙拉嗪,近几年症状时有反复,曾多次住院治疗。4 天前饮食不当后出现大便次数增多,每日 6～8 次,糊状,带有少量黏液脓血,伴腹痛,常有里急后重,便后痛减觉舒,遂至我院急诊就诊,血常规检查:WBC 11.2×10^9/L,$N_{\#}$ 9.9×10^9/L,N 88.0%,LY 7.1%,RBC 3.55×10^{12}/L,Hb 92 g/L,PLT 185×10^9/L;K^+ 2.6 mmol/L,Na^+ 130 mmol/L,Cl^- 90 mmol/L;粪常规:颜色暗红,白细胞镜检(++),红细胞镜检(+++)。急诊予左氧氟沙星、维生素、氯化钾等药物治疗后,症状无明显缓解。现患者为进一步系统诊治,经急诊拟"溃疡性结肠炎,低钾血症"收治入院。本次发病以来,患者无呕血黑便,无恶寒发热,无咳嗽咯痰,无心慌胸闷,无黑矇昏厥,无关节疼痛,无尿频尿急尿痛,近期体重无明显下降。

2. 既往史

否认胆囊炎、胆石症、消化道肿瘤疾病史,否认高血压、糖尿病等其他内科疾病史,否认肝炎、结核等传染疾病史,否认长期大量吸烟饮酒史,否认家族遗传疾病史,父母兄弟子女均体健。

3. 体格检查

T 37.5℃,P 92 次/min,R 18 次/min,BP 120 mmHg/80 mmHg。神志清,精神欠佳,面色正常,形体居中,发育正常,自主体位,步入病房,对答切题,查体合作,未闻及异常气味。全身皮肤黏膜未见黄染及出血点,全身浅表淋巴结未及肿大。睑结膜无苍白充血,巩膜无黄染,口唇无发绀,咽扁(—)。颈软,气管居中,颈静脉无怒张,甲状腺未及肿大,未见蜘蛛痣。胸廓外形正常,无桶状胸,双肺呼吸音清,未闻及干湿啰音。心相对浊音界正常,HR 92 次/min,律齐,未闻及病理性杂音。全腹平软,未见胃肠型及蠕动波,无压痛、反跳痛与肌卫,Murphy 征(—),麦氏征(—),肝脾肋下未及,肝肾区叩痛(—),肠鸣音 6 次/min,移动性浊音(—)。指甲无苍白,双下肢无水肿,肝掌(—)。

4. 实验室及影像学检查

血常规检查:WBC 11.2×10^9/L,$N_{\#}$ 9.9×10^9/L,N 88.0%,LY 7.1%,RBC 3.55×10^{12}/L,Hb 92 g/L,PLT 185×10^9/L。

K^+ 2.6 mmol/L,Na^+ 130 mmol/L,Cl^- 90 mmol/L。

粪常规检查:颜色暗红,白细胞镜检(++),红细胞镜检(+++)。

粪培养、CRP、ESR、肝肾功能、血淀粉酶、心肌酶谱、心梗 3 项、BNP、凝血功能、D-二聚体、肿瘤标志物检查:均正常。

肠镜检查:循肠进腔至结肠脾曲,可见直肠、乙状结肠、降结肠弥漫性充血水肿,糜烂溃疡;表面覆白苔脓液,如图 11-1 所示。

病理结果:①溃疡性结肠炎;②腺瘤型息肉伴慢性炎。

心电图检查:窦性心律(心电图属正常范围)。

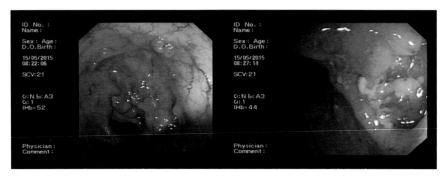

图 11-1 肠镜提示直肠、乙状结肠、降结肠弥漫性充血水肿,糜烂溃疡

二、诊治经过

1. 初步诊断

溃疡性结肠炎。

2. 诊治经过

入院后予流质饮食,美沙拉嗪肠溶片 1.0 g qd po、泼尼松(强地松)15 mg tid po 抗炎;左氧氟沙星 400 mg qd ivgtt、甲硝唑 100 ml bid ivgtt。7 天后患者症状明显缓解,予出院。

3. 出院后用药

美沙拉嗪肠溶片 0.5 g tid po;泼尼松 15 mg bid po;门诊随访调整泼尼松剂量。

三、病例分析

1. 病史特点

(1) 男性,43 岁,反复腹泻 5 年,加重 4 天伴乏力。

(2) 患者既往有溃疡性结肠炎病史 5 年,平素规则服用美沙拉嗪,几年来症状时有反复,曾多次住院治疗。

(3) 体格检查:神清,精神可,双肺呼吸音清,未闻及干湿啰音。心相对浊音界正常,HR 92 次/min,律齐,未闻及病理性杂音。全腹平软,未见胃肠型及蠕动波,无压痛、反跳痛与肌卫,Murphy 征(-),麦氏征(-),肝脾肋下未及,肝肾区叩痛(-),肠鸣音 6 次/min,移动性浊音(-)。

(4) 实验室及影像学检查:①血常规检查:WBC 11.2×10^9/L,N$_\sharp$ 9.9×10^9/L,N 88.0%,LY 7.1%,RBC 3.55×10^{12}/L,Hb 92 g/L,PLT 185×10^9/L;K$^+$ 2.6 mmol/L,Na$^+$ 130 mmol/L,Cl$^-$ 90 mmol/L。②粪常规检查:颜色暗红,白细胞镜检(++),红细胞镜检(+++)。③肠镜检查:循肠进腔至结肠脾曲,可见直肠、乙状结肠、降结肠弥漫性充血水肿,糜烂溃疡;表面覆白苔脓液。病理学检查结果:①溃疡性结肠炎;②腺瘤型息肉伴慢性炎。

2. 诊断与诊断依据

(1) 诊断:溃疡性结肠炎,低钾血症。

（2）诊断依据：患者有大便次数增多，糊状，带有少量黏液脓血，伴腹痛，便后痛减觉舒；既往有溃疡性结肠炎病史 7 年，平素规则服用美沙拉嗪，几年来症情时有反复，曾多次住院治疗。K$^+$ 2.6 mmol/L，Na$^+$ 130 mmol/L，Cl$^-$ 90 mmol/L。粪常规提示：白细胞镜检（＋＋），红细胞镜检（＋＋＋）。肠镜：循肠进腔至结肠脾曲，可见直肠、乙状结肠、降结肠弥漫性充血水肿，糜烂溃疡；表面覆白苔脓液。病理结果：①溃疡性结肠炎；②腺瘤型息肉伴慢性炎。故诊断较明确。

3. 鉴别诊断

（1）急性细菌性结肠炎：往往由各种肠道细菌感染，患者表现为腹痛、腹泻等消化道症状，粪便可分离出致病菌，抗生素治疗有良好效果，通常在 4 周内痊愈。

（2）肠道易激综合征（腹泻型）：是一种功能性肠病，常排便较急，粪便呈糊状或稀水样，一般每日3～5次，少数严重发作期可达十余次，可带有黏液，但无脓血。粪便可有黏液但无脓血，显微镜检查正常，隐血试验阴性。结肠镜检查无器质性病变依据。

（3）溃疡性结肠炎（UC）：是原因不明的大肠黏膜的慢性炎症和溃疡性病变，临床以腹泻、黏液脓血便、腹痛、里急后重为特征。

（4）克隆·克罗恩病：旧名局限性肠炎，节段性肠炎和肉芽肿性肠炎，是与感染、免疫异常和遗传有关的炎症性肠病。该病以腹痛、腹泻、肠梗阻为主要症状，且有发热、营养障碍等表现，病程迁移，常有反复，不易根治，如表 11-1 所示。

表 11-1　溃疡性结肠炎与结肠克罗恩病的鉴别

项目	结肠克罗恩病	溃疡性结肠炎
症状	有腹泻但脓血便少见	脓血便多见
病变分布	呈节段性	连续
直肠受累	少见	绝大多数受累
末端回肠受累	多见	少见
肠腔狭窄	多见、偏心性	少见，中心性
瘘管形成	多见	罕见
溃疡及黏膜	纵行溃疡、黏膜呈卵石样，病变间的黏膜正常	溃疡浅，黏膜弥漫性充血水肿、颗粒状、脆性增加
组织改变	有裂隙状溃疡、非干酪性肉芽肿、黏膜下层淋巴细胞聚集	固有膜全层弥漫性炎症、隐窝脓肿、隐窝结构明显异常、杯状细胞减少

4. 处理方案及理由

（1）抗炎：5-氨基水杨酸制剂和糖皮质激素联用，非特异性抗炎和抑制免疫反应。

（2）对症治疗：抗生素治疗对一般病例并无指征，但重症有继发感染者，应积极抗菌治疗，考虑给予广谱抗生素，静脉给药，合用甲硝唑对厌氧菌感染有效。及时纠正水、电解质平衡紊乱；贫血者可输血；低蛋白血症者应补充白蛋白。病情严重应禁食，并予完全胃肠外营养治疗。

（3）疾病活动期注意事项：应充分休息，急性活动期应给予流质或半流质，病情好转后改用富营养、易消化的少渣饮食。

（4）手术治疗。

四、要点与讨论

(一)腹泻

腹泻指排便次数增多,粪质稀薄,或带有黏液、脓血或未消化的食物。腹泻可以分为急性和慢性两种,超过 2 个月者属慢性腹泻。

1. 急性腹泻

1)肠道疾病

(1)各种感染所致的肠炎及急性出血性坏死性肠炎。

(2)克罗恩病或溃疡性结肠炎急性发作、急性缺血性肠炎病等。

(3)抗生素使用不当相关性小肠、结肠炎。

2)急性中毒

食用毒蕈、桐油、河豚、鱼胆及化学药物(如砷、磷、铅、汞等)引起腹泻。

3)全身性感染

败血症、伤寒或副伤寒、钩端螺旋体病等。

4)其他

(1)变态反应性肠炎、过敏性紫癜。

(2)服用某些药物如氟尿嘧啶、利血平及新斯的明等。

(3)无腹泻的内分泌疾病,如肾上腺皮质功能减退危象、甲状腺危象等。

2. 慢性腹泻

1)消化系统疾病

(1)胃部疾病:慢性萎缩性胃炎、胃大部切除术后胃酸缺乏。

(2)肠道疾病:①肠道感染(肠结核、慢性阿米巴痢疾、慢性细菌性痢疾血吸虫病等);②肠道非感染性疾病(克罗恩病、溃疡性结肠炎,结肠多发性息肉、吸收不良综合征等);③肠道肿瘤(结肠绒毛状腺瘤、肠道恶性肿瘤)。

(3)胰腺疾病:慢性胰腺炎、胰腺癌、胰腺切除术后。

(4)肝胆疾病:肝硬化,胆汁郁积性黄疸、慢性胆囊炎与胆石症。

2)全身性疾病

(1)内分泌及代谢障碍疾病:甲状腺功能亢进、肾上腺皮质功能减退、胃泌素瘤、血管活性肠肽瘤、类癌综合征及糖尿病性肠炎。

(2)其他系统疾病:系统性红斑狼疮、硬皮病、尿毒症、放射性肠炎等。

(3)药物不良反应:利血平、甲状腺素、洋地黄类、考来烯胺等药物及某些抗肿瘤药物及抗生素。

(4)神经功能紊乱:肠道易激综合征等。

(二)溃疡性结肠炎

1. 临床表现

(1)有持续或反复发作的腹泻,黏液脓血便伴腹痛、里急后重和不同程度的全身症状。

(2)病程多大于 6 周。

(3)可有关节、皮肤、眼、口腔及肝胆等肠道外表现。

2. 相关检查

1)结肠镜检查

病变多从直肠开始,呈连续性、弥漫性分布。表现为:

（1）黏膜血管纹理模糊、紊乱或消失、充血、水肿、质脆、出血、脓血性分泌物附着，也常见黏膜粗糙、呈细颗粒状。

（2）病变明显处可见弥漫性、多发性糜烂或溃疡。

（3）缓解期患者可见结肠袋囊变浅、变钝或消失，假息肉及桥形黏膜等。

2）钡剂灌肠检查

（1）黏膜粗乱和（或）颗粒样改变。

（2）肠管边缘呈锯齿状或毛刺样，肠壁有多发性小充盈缺损。

（3）肠管短缩，袋囊消失呈铅管样。

3）黏膜组织学检查

活动期和缓解期有不同表现。

（1）活动期：①固有膜内有弥漫性慢性炎性细胞、中性粒细胞、嗜酸性粒细胞浸润；②隐窝内有急性炎性细胞浸润，尤其是上皮细胞间有中性粒细胞浸润及隐窝炎，甚至形成隐窝脓肿，脓肿可溃入固有膜；③隐窝上皮增生，杯状细胞减少；④可见黏膜表层糜烂、溃疡形成和肉芽组织增生。

（2）缓解期：①中性粒细胞消失，慢性炎性细胞减少；②隐窝大小、形态不规则，排列紊乱；③腺上皮与黏膜肌层间隙增宽；④潘氏细胞化生。

3. 诊断内容

诊断内容包括临床类型、严重程度、病变范围、病情分期、肠外表现和并发症等（五定）。

（1）临床类型指慢性复发型、慢性持续型、暴发型和初发型。

（2）严重程度分为轻、中、重 3 度：①轻度患者腹泻<4 次/天，便血轻或无，无发热、脉搏加快或贫血，ESR 正常；②中度介于轻重度之间；③重度患者腹泻>6 次/天，明显黏液血便，体温在 37.5℃以上，脉搏>90 次/min，Hb<100 g/L，ESR>30 mm/h。

（3）病变范围分为直肠、直乙结肠、左半结肠、广泛性、全结肠、区域性结肠受累。

（4）病情分期指活动期、缓解期。提倡用疾病活动指数（DAI），如 Sutherland DAI（也称 Mayo DAI）显示疾病活动度，0——黏膜正常；1——轻度脆性增加；2——中度脆性增加；3——渗出、自发性出血。

（5）肠外表现可有关节、皮肤、眼部、肝胆等系统受累；并发症可有大出血、穿孔、中毒性巨结肠、癌变等。

五、思考题

（1）腹泻的鉴别诊断有哪些？

（2）溃疡性结肠炎与结肠克罗恩病如何鉴别？

（3）溃疡性结肠炎的诊断要点有哪些？

（赵　雷）

案例 12

肝硬化反复呕血

一、病历资料

1. 现病史

患者，女性，63岁，因"反复中上腹不适6年，呕血2次"入院。患者既往有乙肝病史，于6年前出现食欲缺乏、乏力、中上腹不适等不适，曾到消化科就诊，B超检查提示"肝实质回声增强，脾略大，考虑肝硬化可能"；平素有不规则保肝降酶药使用史（具体不详）；入院当天，患者进食"竹笋"后突发呕吐，呕吐物为暗红色液体，约半马夹袋（200~300 ml），遂救护车急救来院，来院路上再次呕吐暗红色液体，量约150 mL，当时血压为95 mmHg/60 mmHg，救护车给予巴曲酶（立止血）1 IU，生理盐水500 ml补液维持，来院后急查血常规：WBC 8.1×10⁹/L，N 70.2%，RBC 3.2×10⁹/L，Hb 79 g/L，PLT 99×10⁹/L；血淀粉酶51 IU/L；K⁺ 3.7 mmol/L，Na⁺ 129 mmol/L，Cl⁻ 90 mmol/L，呕吐物OB（＋＋＋＋）；血氨25 μmol/L；AST 113 IU/L，ALT 72 IU/L，TB 23.2 μmol/L，DB 7.9 μmol/L，IB 15.3 μmol/L，ALB 31 g/L，GLB 25 g/L。肾功能：BUN 7.6 mmol/L，余正常。凝血功能、D-二聚体：正常。急诊给予奥美拉唑制酸护胃，奥曲肽（善宁）降低门脉压，巴曲酶（立止血）等治疗，为进一步诊治，拟"上消化道出血，肝硬化失代偿期"转入病房。

2. 既往史

否认消化道溃疡、肿瘤等疾病史。否认高血压、糖尿病病史，否认结核等传染疾病史，否认长期大量吸烟饮酒史，否认家族遗传疾病史，父母兄弟子女均体健。

3. 体格检查

T 36.8℃，P 98次/min，R 23次/min，BP 95 mmHg/65 mmHg。神志清楚，精神稍萎，发育正常，对答切题，查体合作。全身皮肤黏膜未见出血点，全身浅表淋巴结未及肿大。睑结膜苍白，巩膜轻度黄染，口唇无发绀。颈静脉无怒张，甲状腺未及肿大，未见蜘蛛痣。双肺呼吸音稍粗，未闻及明显干湿啰音。心相对浊音界正常，HR 98次/min，律齐，未闻及明显病理性杂音。全腹稍膨隆，未见胃肠型及蠕动波，轻度腹壁静脉曲张，全腹质软，无压痛、反跳痛与肌卫，Murph征（－），麦氏点压痛（－），肝肋下未触及，脾大肋下5 cm，质地硬，肝区、脾区叩痛（－），双侧肾区叩痛（－），肠鸣音7次/min，略亢进，移动性浊音（－）。指甲略苍白，双下肢轻度水肿，肝掌（＋）。

4. 实验室及影像学检查

血常规检查：WBC 8.1×10⁹/L，N 70.2%，RBC 3.2×10⁹/L，Hb 79 g/L，PLT 99×10⁹/L。

血淀粉酶51 IU/L；血氨25 μmol/L。

血电解质检查：K⁺ 3.7 mmol/L，Na⁺ 129 mmol/L，Cl⁻ 90 mmol/L。

肝功能：AST 113 IU/L，ALT 72 IU/L，TB 23.2 μmol/L，DB 7.9 μmol/L，IB 15.3 μmol/L，ALB 31 g/L，GLB 25 g/L；

肾功能：BUN 7.6 mmol/L，Cr 54 μmol/L，UA 320 μmol/L。

尿常规、心肌酶谱、心梗 3 项、BNP、凝血功能、D-二聚体检查：正常。

CEA（－），AFP（－），HBSAg（＋），HbeAg（－），抗 HBC（＋），抗 HCV（－）。

呕吐物隐血：（＋＋＋＋）。

肝胆胰脾超声：肝硬化、脾肿大、脾静脉增宽；肾、输尿管、膀胱超声：未见明显异常。

上腹部 CT 扫描示：肝硬化，脾大，门脉高压表现，如图 12-1 所示。建议隔期复查随访。

心电图：窦性心律（心电图属正常范围）。

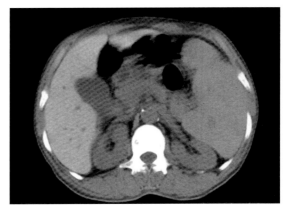

图 12-1　上腹部 CT 扫描示：肝硬化，脾大，门脉高压表现

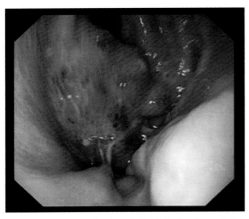

图 12-2　胃镜：食道胃底静脉曲张（中—重度）

二、诊治经过

1. 初步诊断

上消化道出血；肝硬化失代偿期。

2. 诊治经过

入院后予卧床，禁食，保持气道通畅；奥美拉唑 40 mg bid iv 抑酸护胃；阿拓莫兰 1.8 g qd ivgtt 保肝降酶；巴曲亭 2.0 ku qd iv 止血；奥曲肽（善宁）0.6 mg qd ivgtt/24 h 维持，降低门脉压；头孢曲松 1.0 g qd ivgtt 抗感染；脂溶性维生素、复方氨基酸 15AA 注射液等营养支持；3 天后患者症状明显缓解，无呕血，解便量少，复查粪隐血（－），予半流质饮食（凉），7 天后患者无呕血、解便量可、色黄，无明显胃脘不适，精神可，改奥美拉唑 20 mg bid po 抑酸护胃。

入院期间电子胃镜检查示：食管胃底静脉曲张（中～重度）。

出院后用药：奥美拉唑（奥克）20 mg bid po，普萘洛尔 10 mg qd po，嘱半流质饮食和软食，忌硬、粗糙食物。

三、病例分析

1. 病史特点

（1）女性，63 岁，反复中上腹不适 6 年，呕血 2 次。

（2）患者既往有乙肝病史，曾消化科就诊，B 超检查提示"肝实质回声增强，脾略大，考虑肝硬化可能"；平素不规则服用保肝降酶药（具体不详）。

（3）体格检查：全身皮肤黏膜未见出血点，全身浅表淋巴结未及肿大。睑结膜苍白，巩膜轻度黄染，口唇无发绀。全腹稍膨隆，未见胃肠型及蠕动波，轻度腹壁静脉曲张，全腹质软，无压痛、反跳痛与肌卫，Murph 征（－），麦氏点压痛（－），肝肋下未触及，脾大肋下 5 cm，质地硬，肝区、脾区叩痛（－），双侧肾区叩痛（－），肠鸣音 7 次/min，略亢进，移动性浊音（－）。指甲略苍白，双下肢轻度水肿，肝掌（＋）。

（4）实验室及影像学检查：①电解质：K^+ 3.7 mmol/L，Na^+ 129 mmol/L，Cl^- 90 mmol/L。②肝功能：AST 113 IU/L，ALT 72 IU/L，TB 23.2 μmol/L，DB 7.9 μmol/L，IB 15.3 μmol/L，ALB 31 g/L，GLB 25 g/L。③肾功能：BUN 7.6 mmol/L，余正常。④HBSAg（＋），HbeAg（－），抗 HBC（＋），抗 HCV（－）。⑤呕吐物隐血：（＋＋＋＋）。⑥肝胆胰脾超声：肝硬化、脾大、脾静脉增宽。⑦上腹部 CT 扫描：肝硬化，脾大，门脉高压表现，建议隔期复查随访。⑧入院期间电子胃镜检查：食管胃底静脉曲张（中～重度）。

2. 诊断与诊断依据

（1）诊断：①上消化道出血；②肝硬化失代偿期。

（2）上消化道出血诊断依据：症状体征：患者有"反复中上腹不适 6 年，呕血 2 次"；实验室检查提示呕吐物隐血（＋＋＋＋），病因考虑与肝硬化相关。

（3）肝硬化失代偿期诊断依据：患者有巩膜黄染，轻度腹壁静脉曲张，脾肿大，双下肢轻度水肿的体征。实验室检查提示 ALT 和 AST 轻度升高，HBSAg（＋），HbeAg（－），抗 HBC（＋），抗 HCV（－）。影像学检查：上腹部 CT 扫描提示肝硬化，脾大，门脉高压表现。入院期间电子胃镜：食管胃底静脉曲张（中～重度）故诊断较明确。

3. 鉴别诊断

（1）消化性溃疡：该病可以有上腹痛或不适，上消化道出血表现，常具有慢性病程；周期性发作，发作有季节性；部分患者与进食相关的节律性上腹痛；腹痛可被抑酸或抗酸剂缓解。胃镜检查往往可以确诊。不能接受胃镜检查者，X 线钡餐检查发现龛影，可以诊断为溃疡。

（2）胃癌：早期多无症状，进展期可有上腹痛、餐后加重、食欲缺乏、体重减轻；可有呕血或黑便；胃镜或超声内镜检查可诊断明确。

4. 处理方案及理由

（1）禁食：活动性出血期间应禁食。

（2）抗感染：短期应用抗生素，不仅可以预防出血后感染，还可提高止血率、降低病死率。

（3）抑酸护胃：血小板聚集及血浆凝血功能所诱导的止血作用需在 pH＞6.0 时才能有效发挥。因此，抑制胃酸分泌，提高胃内 pH 值具有止血作用。

（4）保肝降酶：患者 ALT 和 AST 轻度升高，保肝降酶可以减缓肝硬化进程。

（5）降低门脉压：一旦怀疑食管胃静脉破裂出血，应立即静脉给予缩血管药物，收缩内脏血管，减少门静脉血流，达到止血效果。

（6）营养支持：肝硬化是一种慢性消耗性疾病，目前已证实营养疗法对于肝硬化患者特别是营养不良患者降低病残率及病死率有作用。食管静脉曲张患者应禁食坚硬粗糙食物。

（7）内镜结扎或分流术治疗。

四、要点与讨论

（一）消化道出血

消化道出血是指食管到肛门之间消化道的出血，屈氏韧带附近的消化道出血称为上消化道出血；屈氏韧带至回盲部出血为中消化道出血，回盲部以外的消化道出血称为下消化道出血。

（二）呕血或黑便的鉴别诊断

1. 消化系统疾病

（1）食管疾病：反流性食管炎，食管憩室炎，食管癌，食管异物，食管贲门黏膜撕裂综合征，食道损伤。

（2）胃及十二指肠疾病：最常见是消化性溃疡，其次是急性糜烂性出血性胃炎、胃癌等。

（3）门脉高压引起的食管胃底静脉曲张或门脉高压性胃病出血。

2. 上消化道邻近器官或组织的疾病

（1）胆道系统：胆道结石、胆囊癌、胆管癌等出血均可引起大量血液流入十二指肠导致呕血。

（2）胰腺：慢性胰腺炎，胰腺癌等。

（3）其他：纵隔肿瘤破入食管等。

3. 全身性疾病

（1）血液系统疾病：血小板减少性紫癜，过敏性紫癜，DIC 等。

（2）感染性疾病：流行性出血热，败血症等。

（3）结缔组织病：系统性红斑狼疮，皮肌炎等。

（4）其他：尿毒症，肺源性心脏病等。

（三）肝硬化

肝硬化即所有慢性肝病的终末期，可导致门脉高压。门脉高压导致门体侧支循环的形成。胃食道静脉曲张是最重要的门体侧支，因为其破裂出血是肝硬化的一个常见致死并发症。肝硬化患者约 50% 有胃食管静脉曲张。静脉曲张的出现与肝病严重程度（见表 12-1）有关，Child A 患者有 40% 发生静脉曲张，而 Child C 患者静脉曲张发生率却高达 85%。

表 12-1　肝硬化严重程度的 Child-Pugh 分类

临床生化指标	积　分		
	1	2	3
肝性脑病（级）	无	1～2 级（或有诱因）	3～4 级（慢性）
腹水	无	小/中量（利尿有效）	张力性（利尿抵抗）
胆红素（mg/dl）	<2	2～3	>3
白蛋白（g/dl）	>3.5	2.8～3.5	<2.8
凝血酶原时间（延长秒）	<4	4～6	>6
或 INR	<1.7	1.7～2.3	>2.3

* Child A 5～6 分，Child B 7～9 分，Child C 10～15 分

（四）静脉曲张治疗建议（参照《2007 年美国肝硬化胃食管静脉曲张及出血的防治指南》）

1. 基础治疗

1）药物治疗

（1）内脏血管收缩药（血管加压素及其类似物，生长抑素及其类似物，非选择性 β-受体阻滞剂）：血管收缩药通过收缩内脏血管来降低门脉血流量。

（2）静脉扩张药（硝酸酯类）：理论上是通过降低肝内和（或）门体侧支循环阻力作用。但是，所有应用的硝酸酯类均有全身性低血压效应，其降低门脉压主要是通过低血压效应（即门脉血流量减少）而不是降低门脉阻力。

（3）血管收缩药与血管扩张药联用在降低门脉压方面有协同效应。

2）内镜下治疗

如硬化疗法或内镜下静脉曲张套扎（EVL）都属局部疗法，对门脉压和门脉阻力均无影响。

3）分流术

包括放射介入（TIPS）和外科分流术，通过建立绕过阻力增加部位的旁路而显著降低门脉压。

静脉曲张及出血不同治疗措施对门脉血流量、门脉阻力和门脉压的影响如表 12-2 所示。

表 12-2　静脉曲张及出血不同治疗措施对门脉血流量、门脉阻力和门脉压的影响

治疗	门脉血流量	门脉阻力	门脉压
血管收缩药（如 β-受体阻滞剂）	↓↓	↑	↓
血管扩张药（如硝酸酯类）	↓	↓*	↓
内镜治疗	—	—	—
TIPS/外科分流	↑	↓↓↓	↓↓↓

* 尽管理论上硝酸酯类药物通过降低门脉阻力发挥作用，实际上是通过平均动脉压来减少门静脉血流量。

2. 具体治疗方案

1）无静脉曲张的肝硬化患者

（1）不推荐使用非选择性 β-受体阻滞剂预防静脉曲张的发生。

（2）肝脏失代偿时应即行食管胃十二指肠镜（EGD）检查，并且每年复查 1 次。

2）肝硬化轻度静脉曲张无出血者

（1）可以使用 β-受体阻滞剂预防首次静脉曲张出血，可不需要 EGD 监测。

（2）如未服用 β-受体阻滞剂者，应每 2 年复查 1 次 EGD；肝硬化失代偿时应立即行 EGD，并每年复查 1 次。

3）肝硬化中/重度静脉曲张无出血者

（1）有高危出血因素者推荐 β-受体阻滞剂或内镜下食管静脉曲张结扎（EVL）预防首次静脉曲张出血。

（2）硝酸酯类、分流术或硬化疗法不推荐用于静脉曲张出血的原发性预防。

4）肝硬化急性静脉曲张出血者

（1）患者应重症监护，静脉补液或输血，使血红蛋白保持在 80 g/dL。

（2）任何肝硬化胃肠出血患者应常规短期（最多 7 天）应用抗生素预防感染，推荐口服诺氟沙星（400 mg，bid），过敏或耐药者首选头孢曲松（1 g/d）。

（3）一旦怀疑静脉曲张出血，即可进行药物治疗，确诊后持续 3～5 天。

（4）应在 12 h 内行 EGD 明确诊断，并行套扎或硬化疗法治疗出血。

（5）经颈静脉内门肝分流（TIPS）应用指征为食管静脉出血无法控制或药物与内镜联合治疗后再出血的患者。

（6）气囊压迫可作为一种权宜治疗（最长应用 24 h），用于无法止血并且有更确定的治疗方案者（如 TIPS 或内镜治疗）。

5）急性静脉曲张出血控制后的肝硬化患者

（1）急性静脉曲张出血幸存者应接受预防再出血治疗。

（2）非选择性 β-受体阻滞剂联合 EVL 是预防再出血的最佳选择。

（3）非选择性 β-受体阻滞剂应调整至最大耐受剂量，EVL 应每 1～2 周重复，直至血管闭塞。其后 1～3 个月首次复查内镜，然后每 6～12 个月复查 1 次内镜，了解有无静脉曲张复发。

（4）药物联合内镜治疗后仍有复发出血的 Child A 或 B 患者。应考虑 TIPS，有技术条件的单位，Child A 患者应考虑分流术。

（5）有肝移植适应证的患者应推荐到移植中心进行评估。

五、思考题

(1) 上消化道出血的鉴别诊断有哪些?

(2) 肝硬化的规范治疗要点有哪些?

(钱义明)

案例 13

黄 疸

一、病历资料

1. 现病史

患者，男性，69岁，因"皮肤巩膜黄染2月，加重3天伴纳差"入院。患者2月前时有中上腹不适，同时伴皮肤轻度黄染，当时未重视未来院就诊。近3日，患者中上腹不适加重，纳差，时有恶心，全身皮肤巩膜黄染明显，伴全身皮肤瘙痒，且近日体重下降明显（具体不详），遂来院急诊。急诊给予肝功能检查提示：AST 413 IU/L，ALT 372 IU/L，TB 355.8 μmol/L，DB 267.4 μmol/L，IB 88.4 μmol/L；血淀粉酶151 IU/L。血常规检查：WBC 12.1×10^9/L，N 77.8%，RBC 3.2×10^9/L，Hb 79 g/L，PLT 99×10^9/L；K^+ 3.0 mmol/L，Na^+ 133 mmol/L，Cl^- 92 mmol/L；查上腹部增强MRI扫描示胰头部占位，考虑胰头癌可能性大，并肝内外胆管及胆总管扩张，胆囊炎，胆囊积液。急诊给予补液支持，抗感染，保肝退黄，疗效欠佳，为进一步诊治，收入急诊病房。

2. 既往史

否认消化道溃疡、胆石症等其他消化系统疾病史。否认高血压、糖尿病等其他内科疾病史，否认肝炎、结核等传染疾病史，否认长期大量吸烟饮酒史，否认家族遗传疾病史，父母兄弟子女均体健。

3. 体格检查

T 38℃，P 89次/min，R 18次/min，BP 120 mmHg/65 mmHg。神清，精神可，发育正常，形体消瘦，自主体位。查体合作，对答切题，言语清，未闻及异常气味，全身浅表淋巴结未触及明显肿大，全身皮肤黏膜明显黄染，无瘀点、紫癜、瘀斑。头颅常大，双眼睑无水肿，结膜无充血，巩膜明显黄染，双瞳等大等圆，光反存在，耳鼻腔未及异常分泌物，口唇略绀，伸舌居中，咽部黏膜无充血及红肿，扁桃腺体无红肿、增大。颈软，气管居中，颈静脉无明显充盈。胸廓双侧对称，胸骨无压痛感。两肺呼吸音略粗，未闻及明显干湿啰音。心前区外观无隆起，心尖搏动无弥散，HR 89次/min，律齐，各瓣膜听诊区未及病理性杂音。腹软，未见胃肠型及蠕动波，未见腹壁静脉曲张，全腹中上腹明显压痛、无反跳痛及肌卫，中上腹扪及包块，约3 cm×4 cm，质硬、表面欠光滑、移动度欠佳。肝脾肋下未触及。肝肾区无叩击痛，移动性浊音（-）。肠鸣音正常。四肢关节无畸形，无红肿热痛，双下肢无水肿。四肢肌力肌张力正常，生理反射存在，病理反射未引出。

4. 实验室及影像学检查

血常规检查示：WBC 12.1×10^9/L，N 77.8%，RBC 3.2×10^9/L，Hb 79 g/L，PLT 99×10^9/L。

肝功能检查：AST 413 IU/L，ALT 372 IU/L，TB 355.8 μmol/L，DB 267.4 μmol/L，IB 88.4 μmol/L，ALB 24 g/L，GLB 25 g/L。

血淀粉酶：151 IU/L。

肾功能检查：BUN 7.9 mmol/L，Cr 37 μmol/L，UA 320 μmol/L。

电解质分析：K^+ 3.0 mmol/L，Na^+ 133 mmol/L，Cl^- 92 mmol/L。

心肌酶谱、心梗三项、BNP、凝血功能、D-二聚体检查：均正常。

肿瘤指标：CA242＞200 IU/ml；CA211 7.170 0 IU/ml；神经特异性烯醇化酶（NSE）4.98 IU/ml；CA125 19.70 IU/ml；CA153 16.90 IU/ml；CA199＞700 IU/ml；铁蛋白（FT）32.97 pmol/L；AFP 4.70 ng/ml；CEA 0.65 ng/ml；CA50 500.00 IU/ml；CA724 1.840 IU/ml；SCC 0.910 ng/ml；肿瘤特异生长因子（TSGF）78.50 IU/ml。

尿常规检查：尿胆红素（＋＋＋）；尿蛋白定性（＋＋）。

ESR 83 mm/h；补体 C_3 0.60 g/L；自身免疫6项：胞质颗粒型（＋），余正常。

三对半检查：抗 HBs 弱阳性，余正常。

心电图检查：窦性心律（心电图属正常范围）。

上腹部增强 MRI 扫描：胰头部占位考虑胰头癌可能性大，并肝内外胆管及胆总管扩张，胆囊炎，胆囊积液，如图 13-1 所示。

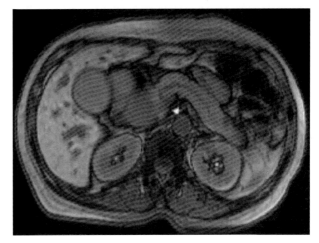

图 13-1　上腹部增强 MRI 扫描：胰头部占位考虑胰头癌可能性大，并肝内外胆管及胆总管扩张

二、诊治经过

1. 初步诊断

梗阻性黄疸；胰头占位。

2. 诊治经过

患者入院后即予平衡液、氯化钾等补液支持，头孢曲松 1 g bid ivgtt；内环境稳定后即予 ERCP＋EPT＋胆管狭窄扩张＋胆管细胞刷＋胆管支架置入术，术中逆行胆管造影，胆总管下段狭窄，预切开，狭窄扩张，胆管支架置入，术顺。病理学检查提示：导管细胞癌。

术后予头孢曲松 1.0 g bid ivgtt 抗感染；奥美拉唑 40 mg qd iv 抑酸护胃；谷胱甘肽（阿拓莫兰）1.8 g qd ivgtt 保肝降酶；加贝酯 100 mg tid ivgtt 抑制蛋白酶；3 天后患者症状稍缓解，加贝酯减量为 100 mg qd ivgtt 抑制蛋白酶；7 天后患者症状进一步改善，予安排出院，门诊随访血常规、肝功能、电解质等、血淀粉酶。

与患者家属沟通，决定放疗或化疗，安排联系肿瘤科另定。

三、病例分析

1. 病史特点

（1）男性，69 岁，皮肤巩膜黄染 2 月，加重 3 天伴纳差。

（2）患者 2 月前时有中上腹不适，同时伴皮肤轻度黄染，当时未重视未来院就诊。近 3 日，患者中上腹不适加重，食欲缺乏，时有恶心，全身皮肤巩膜黄染明显，伴全身皮肤瘙痒，且近日体重下降明显（具体不详），遂来院急诊。

（3）体格检查：全身皮肤黏膜明显黄染，巩膜明显黄染，腹软，未见胃肠型及蠕动波，未见腹壁静脉曲张,全腹中上腹明显压痛,无反跳痛及肌卫,中上腹扪及包块,约 3 cm×4 cm,质硬,表面欠光滑,移动度欠佳。肝脾肋下未触及。肝肾区无叩击痛,移动性浊音(一)。

(4) 实验室及影像学检查:血常规检查示:WBC 12.1×10⁹/L, N 77.8%, RBC 3.2×10⁹/L, Hb 79 g/L, PLT 99×10⁹/L。肝功能:AST 413 IU/L, ALT 372 IU/L, TB 355.8 μmol/L, DB 267.4 μmol/L, IB 88.4 μmol/L。血淀粉酶 151 IU/L。肾功能:BUN 7.9 mmol/L, Cr 37 μmol/L, UA 320 μmol/L。K⁺ 3.0 mmol/L, Na⁺ 133 mmol/L, Cl⁻ 92 mmol/L。肿瘤指标:CA242>200 IU/ml;CA211 7.170 0 IU/ml;NSE 4.98 IU/ml; CA-125 19.70 IU/ml; CA-153 16.90 IU/ml;CA199>700 IU/ml;FT 32.97 pmol/L;AFP 4.70 ng/ml; CEA 0.65 ng/ml; CA-50 500.00 IU/ml; CA724 1.840 IU/ml;鳞状细胞癌相关抗原(SCC) 0.910 ng/ml; TSGF 78.50 IU/ml。尿常规:尿胆红素(+++);尿蛋白定性(+)。上腹部增强 MRI:胰头部占位考虑胰头癌可能性大,并肝内外胆管及胆总管扩张,胆囊炎,胆囊积液。ERCP 检查病理学检查提示:导管细胞癌。

2. 诊断与诊断依据

(1) 诊断:梗阻性黄疸;胰头癌。

(2) 诊断依据:症状体征:患者有皮肤巩膜黄染、纳差乏力、恶心呕吐等症状;实验室检查提示 CA242、CA199、CA50 升高;影像学检查提示胰头部占位,考虑胰头癌可能性大,并肝内外胆管及胆总管扩张。ERCP 检查及病理学检查提示诊断明确。

3. 鉴别诊断

(1) 甲型病毒性肝炎:是由甲型肝炎病毒(HAV)引起的,以肝脏炎症病变为主的传染病,主要通过粪-口途径传播,临床上以疲乏,食欲缺乏,肝大,肝功能异常为主要表现,大部分病例出现尿色加深及黄疸;抗-HAV IgM 检查阳性(发病后 1 周左右即可在血清中测出)即可明确诊断。

(2) 急性化脓性胆管结石:发病急,其中肝外梗阻表现为腹痛、寒战高热、黄疸,血常规提示严重感染,腹部超声、CT 或 MRCP 检查提示结石表现,ERCP 基本可诊断明确,部分可取石治疗,明确诊断。

4. 处理方案及理由

(1) 抗感染:患者血常规提示存在感染,故应用抗生素控制感染。

(2) 抑酸护胃:患者有恶心呕吐症状,为防止胃酸反流食管,予质子泵抑制剂抑酸护胃。

(3) 保肝降酶:患者肝功能提示存在肝脏损害,故予保肝,延缓肝功能受损。

(4) 抑制蛋白酶:予抑制胰腺外分泌和胰酶活性降低对胰腺的刺激与损害。

(5) ERCP:检查明确诊断;必要时可同时放置胆道内支架,引流已减轻黄疸。

(6) 手术:一般手术切除率不高,手术病死率较高;一般以解除症状为主。

(7) 放化疗:胰腺癌对化疗药物不敏感;放疗可使症状明显改善,存活期延长。

(8) 营养支持:肠外营养和氨基酸液输注,可改善营养状况。

(9) 对症止痛治疗。

四、要点与讨论

(一)黄疸的相关指标意义

1. 判断有无黄疸、黄疸程度及演变过程

(1) 当 STB>17.1 μmol/L,但小于 34.2 μmol/L 时为隐性黄疸或亚临床黄疸。

(2) 34.2~171 μmol/L 为轻度黄疸。

(3) 171~342 μmol/L 为中度黄疸。

(4) 大于 342 μmol/L 为高度黄疸。

2. 根据黄疸程度推断黄疸病因

(1) 溶血性黄疸通常小于 85.5 μmol/L。

(2) 肝细胞性黄疸为 17.1~171 μmol/L。

(3) 不完全性梗阻性黄疸为 171~265 μmol/L。

(4) 完全性梗阻性黄疸通常大于 342 μmol/L。

3. 根据总胆红素、结合胆红素及非结合胆红素升高程度判断黄疸类型

正常人及常见黄疸的胆色素代谢检查结果如表 13-1 所示。

表 13-1　正常人及常见黄疸的胆色素代谢检查结果

	血清胆红素(μmol/L)			尿内胆色素	
	CB	UCB	CB/STB	尿胆红素	尿胆原(μmol/L)
正常人	0~6.8	1.7~10.2	0.2~0.4	阴性	0.84~4.2
梗阻性黄疸	明显增加	轻度增加	>0.5	强阳性	减少或缺少
溶血性黄疸	轻度增加	明显增加	<0.2	阴性	明显增加
肝细胞性黄疸	中度增加	中度增加	>0.2,<0.5	阳性	正常或轻度增强

(二) 胰腺癌的诊治

建议至较大规模的诊疗中心并在多学科综合治疗团队(multidisciplinary team，MDT)的模式下进行，包括外科、影像、内镜、病理、肿瘤内科、介入、放疗等专业人员的参与，并贯穿患者诊治的全部过程。流程图如图 13-2 所示。

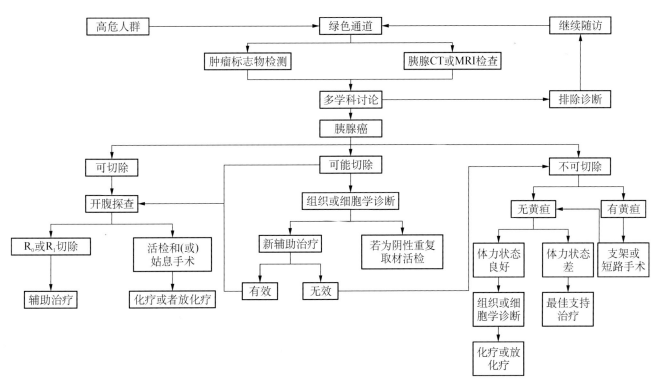

图 13-2　胰腺癌诊治流程

五、思考题

（1）怎样鉴别肝细胞性黄疸、溶血性黄疸及胆汁淤积性黄疸？

（2）胰腺癌诊疗流程如何？

（钱风华）

案例 14

阴道出血

一、病史资料

1. 现病史

患者，女性，24岁，因"阴道大量出血8天"急诊就诊。患者已婚未育，G_0P_0，12岁月经来潮，平素月经不规则，周期30～70天不等，每次持续5～7天，出血量多少不一，时多时少。本次因8天前月经来潮，出血量较多，可见血块，每天需用卫生巾约20块，伴有头晕、乏力，无腹痛，无发热，为求进一步诊治遂至急诊就诊。

追问病史，患者既往体健，有性生活史，否认采取任何避孕措施，否认特殊药物服用史。

2. 既往史

患者既往体健，否认慢性疾病史，否认手术外伤史，否认家族遗传性疾病史。否认吸烟、饮酒史。否认食物药物过敏史。

3. 体格检查

T 36.5℃，P 120次/min，R 14次/min，BP 90 mmHg/60 mmHg。神清，略焦虑，体型肥胖，无皮肤黏膜湿冷，HR 120次/min，心肺无其他阳性体征，腹平软，无瘢痕，无压痛及反跳痛，肠鸣音正常，双下肢无水肿，妇科检查示：外阴发育正常，阴道通畅，后穹窿处可见鲜红色血液约30 ml，宫颈大小正常，无赘生物，无举痛、摇摆痛。子宫前倾前屈位，大小正常，质硬，有轻压痛，未及肿块。

4. 实验室检查

血常规检查：WBC 9.5×10^9/L，N 72%，Hb 80 g/L，PLT 160×10^9/L。

尿妊娠试验：阴性。

二、诊治经过

1. 初步诊断

功能失调性子宫出血(DUB)。

2. 诊治经过

该名24岁的青年女性，因月经量增多8天于急诊就诊。该患者体型肥胖，有长期的月经不规则病史，本次就诊查体发现该患者焦虑，BP 90 mmHg/60 mmHg，HR 120次/min，全身皮肤黏膜无湿冷，腹部无阳性体征，妇科检查示阴道后穹窿处有鲜红色血液约30 ml，辅助检查轻度贫血，血小板计数正常，妊娠试验阴性，初步考虑阴道出血的原因为功能失调性子宫出血，由于患者体型肥胖，长期月经不规则，病史中虽未提及多毛、血糖、糖耐量等情况,仍需考虑多囊卵巢综合征(PCOS),可行子宫及双侧附件 B 超检查以明确诊断。但患者目前首先需要解决的是低容量问题,可以迅速静脉补液,待各项生命体征平稳后,再行专科检查(如血激素水平测定,妇科 B 超,口服葡萄糖耐量试验(OGTT),诊断性刮宫等)明确诊断,排除妊娠、凝血障碍、子宫良恶性肿瘤及生殖道撕裂伤等,在无雌激素使用禁忌的情况(如肝脏疾病,子宫内膜癌等)下,开始给予激素治疗。

三、病例分析

1. 病史特点

(1) 青年女性,24 岁。因"阴道大量出血 8 天"急诊就诊。

(2) 患者平素月经不规则,周期 30~70 天不等,每次持续 5~7 天,出血量多少不一,时多时少。

(3) 体格检查:T 36.5℃, P 120 次/min, R 14 次/min, BP 90 mmHg/60 mmHg。神清,略焦虑,体型肥胖,无皮肤黏膜湿冷,HR 120 次/min,心肺无其他阳性体征,腹部无阳性体征,妇科检查显示:外阴发育正常,阴道通畅,后穹窿处可见鲜红色血液约 30 ml,宫颈大小正常,无赘生物,无举痛、摇摆痛。子宫前倾前屈位,大小正常,质硬,有轻压痛,未及肿块。

(4) 实验室检查:轻度贫血,血小板计数正常,妊娠试验阴性。

2. 诊断和诊断依据

(1) 诊断:功能失调性子宫出血。

(2) 诊断依据:患者为青年女性,既往体健。本次因"阴道大量出血 8 天"就诊,患者平素月经不规则,周期 30~70 天不等,每次持续 5~7 天,出血量时多时少。查体 HR 120 次/min, BP 90 mmHg/60 mmHg,心肺及腹部无其他阳性体征,妇科检查示阴道后穹窿处有鲜红色血液约 30 ml,实验室检查:轻度贫血,血小板计数正常,妊娠试验阴性,考虑为功能失调性子宫出血。

3. 处理方案及基本原则

(1) 扩容,治疗出血性休克。出血量多时,应静脉补充晶体液、血制品等使血流动力学稳定。如果出血持续存在,可将 Foley 导尿管置入子宫内,并注入水使其膨大到 30 ml,以起到压迫止血的作用。

(2) 补充铁剂,纠正缺铁性贫血。

(3) 根据病因治疗阴道出血。对于无排卵性 DUB 的大出血,采用结合雌激素(倍美力)治疗,25 mg 静脉注射,每 4~6 h 一次,可用 4 次。接下来给予复方口服避孕药(雌激素/孕激素)治疗,直至出血停止。根据出血的严重程度,选用复方口服避孕药一日 2 次或一日 3 次,连续服用 5~6 天,以后改为一日 1 次。在急性出血被控制后,继续使用复方口服避孕药 3 个月,以防止复发。

四、要点与讨论

阴道出血是女性急诊就诊时最常见的主诉之一。月经是正常的周期性阴道出血,由月经初潮(平均年龄 12.5 岁)开始,直到绝经期(平均年龄 51 岁)结束。两次月经第 1 天的间隔时间为月经周期,一般为21~35天,平均 28 天。月经期平均失血量为 60 ml。异常的阴道出血根据出血时间、出血量和出血发生率进行分类(见表 14-1)。阴道出血可在所有年龄的女性中发生,可以由多种原因导致,包括解剖异常、妊娠并发症、肿瘤、感染、全身性疾病和内分泌失衡(见表 14-2)。

表 14 - 1　阴道出血的分类

月经频发	月经周期异常缩短,每 21 天(或更早)发生出血
月经稀发	月经周期 35 天或更长时间
月经过多	月经周期规律,但每次持续超过 7 天以上,并且失血量超过 80 ml
月经过少	月经周期规律,但每次出血量减少
月经间期出血	出血发生在规律的月经周期间期
子宫不规则出血	阴道出血频繁且不规则
月经频多	子宫不规则出血时间延长
功能异常性子宫出血	由于异常的无排卵性阴道出血
性交后出血	性交后出血,提示宫颈病变
绝经后出血	月经停止后 6 个月以上发生的阴道出血

表 14 - 2　阴道出血的原因

	青春期前	青春期	生殖期	围绝经期	绝经后
常见	阴道炎 不排卵 生殖器外伤或异物	不排卵 妊娠 使用外源激素 凝血病(血管性血友病)	妊娠 不排卵 使用外源激素 子宫肌瘤	不排卵 子宫肌瘤 子宫颈和子宫内膜息肉 甲状腺功能障碍	子宫内膜病变,包括癌症(30%) 使用外源性激素(30%) 萎缩性阴道炎(30%) 其他肿瘤:外阴,阴道,宫颈(10%)
少见			子宫颈和子宫内膜息肉 甲状腺功能障碍		

大约 5% 的 30～45 岁女性会因阴道出血就医。非妊娠出血的原因可分为:排卵性、非排卵性和非子宫性出血。10%～15% 的妇科患者出现继发于无排卵性月经过多。常见于围初次月经前期和围绝经期妇女,以及内分泌失调、多囊卵巢综合征、使用外源性激素、肝或肾疾病患者。非子宫性出血也必须考虑。大约 20% 孕妇在怀孕前 20 周发生阴道出血,其中超过 50% 发生自发性流产。50%～80% 的异位妊娠可发生阴道出血。异位妊娠是在怀孕前 3 个月孕产妇死亡的最常见原因,而第 2 个致产妇死亡的主要原因是产后出血。约 4% 的孕妇在妊娠 20 周后发生阴道出血。其中,约 30% 的病例是因胎盘早剥,20% 是因前置胎盘。

由于妊娠期一些出血疾病(如异位妊娠)是致命的,因此育龄期女性应该首先考虑并诊断有无未被发现的妊娠。对于非妊娠患者,年龄对诊断有重要参考价值,新生女婴出生后数日有少量阴道出血,系因离开母体后雌激素水平骤然下降,子宫内膜脱落所致。幼女出现阴道出血,应考虑有性早熟或生殖道恶性肿瘤的可能。青春期少女出现阴道流血,多为无排卵性功能失调性子宫出血。围绝经期妇女出现阴道出血,以无排卵性功能失调性子宫出血最多见,但应首先排除生殖道恶性肿瘤。

应确定出血量(如计数每天或每小时使用的卫生巾量)、出血时间以及出血与月经和性交的关系。应该获取月经史,包括末次月经,初潮时间及绝经时间,月经周期及规律性,月经出血量及时间。既往发生的异常出血,包括频率、持续时间、出血量及周期性等应该确定。

应该对可能病因的症状进行系统评价,包括月经延迟、乳房胀痛和恶心(妊娠相关出血),腹痛、轻度头痛和晕厥(异位妊娠或卵巢囊肿破裂)、慢性头痛和体重减轻(恶性肿瘤)、皮肤容易出血、刷牙、轻度挫伤和静脉穿次时大出血(血液系统疾病)。

应该明确能引起出血的既往病史,包括近期自然或治疗性流产和器质性疾病(如子宫肌瘤和卵巢囊肿)。应该明确有无子宫内膜癌的危险因素,包括肥胖、糖尿病、高血压、长期无对抗的使用雌激素(如没有孕激素)和 PCOS。询问药物史时要特别注意询问是否应用激素。

在做全身体格检查时,应寻找贫血的体征(如面色苍白)和与出血病因有关的证据。例如,易擦伤、紫癜或黏膜出血往往与出血性疾病相关,多毛、痤疮、肥胖和卵巢增大可能提示与 PCOS 有关。

腹部检查以确定有无腹部膨隆、压痛和包块(特别是增大的子宫)。如果子宫增大,可以听诊以确定有无胎儿心跳。除非腹部检查提示晚期妊娠,必须做全面的妇科检查,窥器检查对确定尿道、阴道和宫颈病变有很大帮助,双合诊可以评估子宫和卵巢大小、位置和质地等,如果阴道内未见血液,应该做直肠检查以确定出血是否来自于胃肠道。

育龄妇女都应做尿妊娠试验,如果尿妊娠试验结果为阴性,但仍怀疑妊娠可能时,应做血 β - hCG 检验。如果出血量大,出血持续数天或有提示贫血和低血容量的可能时,应做全血细胞计数(CBC),如果明确有贫血,且没有明显的缺铁证据时,应该进一步做贫血原因检测(如叶酸、维生素 B$_{12}$、血清铁、血清铁蛋白、血清总铁结合力等)。通常要测定促甲状腺素和催乳素,以明确有无甲状腺疾病和高催乳素血症。如果怀疑有出血性疾病,应该检测 von willebrand 因子、血小板计数、PT 和 APTT。如果怀疑有PCOS,应该测定睾酮水平和硫酸脱氢表雄酮水平。通过盆腔 B 超检查,可以对子宫肿瘤、卵巢肿瘤、异位妊娠、胎盘病变和 PCOS 等进行初步筛查和诊断。如果超声筛查时发现局灶性子宫内膜增厚,应行宫腔镜或超声宫腔造影以确定有无小的宫腔赘生物(如子宫内膜息肉、黏膜下子宫肌瘤)。对于年龄大于35 岁,有子宫内膜癌危险因素且子宫内膜增厚大于 4 mm 的妇女,如果实验室检查和影像学检查为阴性,可以取内膜活检,进行病理学诊断。

治疗方面,出血量多,血流动力学不稳时,首先应静脉补充晶体液、血制品或使用所需的其他方法使血流动力学稳定。治疗缺铁性贫血,补充铁剂。根据病因治疗阴道出血。如前置胎盘、胎盘早剥和子宫破裂等情况往往需要手术干预,而 DUB 患者,通常予以激素治疗。

五、思考题

(1) 异常阴道出血的原因有哪些?

(2) 无排卵性 DUB 大出血的治疗方案是什么?

(邹雅茹　童建菁)

咽 痛

一、病史资料

1. 现病史

患者,男性,14 岁,因"咽痛伴发热 2 天"到急诊就诊。患者诉 2 天前在无明显诱因下出现咽痛,吞咽食物时明显,无明显声音嘶哑、多涎、皮疹,无咳嗽、咳痰,无恶心呕吐、腹痛腹泻,患者发热前无寒战、体温最高 38.8℃,未服用任何药物。患者的妹妹前几天有相似的发病史。

患者既往身体健康,否认食物药物过敏史。本发病以来胃纳略差,无明显体重减轻等。

2. 既往史

追问病史,患者否认特殊疾病和手术史,无任何药物服用史。否认吸烟、饮酒等病史。否认近期外出旅行史。

3. 体格检查

T 38.5℃,P 106 次/min,R 18 次/min,BP 120 mmHg/65 mmHg,SaO$_2$ 98%。一般情况可,无急性呼吸困难,无皮疹,咽红,双侧扁桃体 I 度肿大,表面可见少许脓性渗出,颈软,无抵抗,颈部无肿大的淋巴结,HR 106 次/min,心肺无其他阳性体征,腹软,无压痛及反跳痛,双下肢无水肿。

4. 实验室检查

血常规检查:WBC 10.5×10^9/L,N 78%,Hb 145 g/L,PLT 140×10^9/L。

二、诊治经过

1. 初步诊断

急性链球菌性咽炎(急性扁桃体炎)。

2. 诊治经过

该名 14 岁的青少年因为咽痛伴发热 2 天就诊,无呼吸困难、喘鸣等缺氧表现,没发现气道异常。患者临床主要表现为咽痛、发热,无咳嗽,有扁桃体肿大伴渗出,但无颈部淋巴结肿大,诊断首先考虑急性链球菌性咽炎。该患者 Centor 评分 3 分(改良 Centor 评分 4 分),由于本院无链球菌快速检测条件,因此直接给予青霉素静脉点滴,同时给予对乙酰氨基酚退热、生理盐水漱口等治疗,患者体温下降至正常,改为阿莫西林口服,患者康复。

三、病例分析

1. 病史特点

（1）男性，14 岁，因发热伴咽痛 2 天就诊，无咳嗽。

（2）患者妹妹前几天有相似发病史，患者否认有慢性疾病史，否认食物、药物过敏史。

（3）体格检查：T 38.5℃，P 106 次/min，R 18 次/min，BP 120 mmHg/65 mmHg，SaO_2 98%一般情况可，无急性呼吸困难，无皮疹，咽红，双侧扁桃体Ⅰ度肿大，表面可见少许脓性渗出，颈软，无抵抗，颈部无肿大的淋巴结，HR 106 次/min，心肺无其他阳性体征。

（4）实验室检查：白细胞计数升高，中性粒细胞升高。

2. 诊断和诊断依据

（1）诊断：急性链球菌性咽炎（急性扁桃体炎）。

（2）诊断依据：患者为男性青少年，既往身体健康。本次因和发热的妹妹接触后出现发热伴咽痛 2 天就诊，患者病程中无咳嗽，查体有扁桃体肿大伴渗出，无颈部淋巴结肿大，血常规检查白细胞和中性粒细胞均升高，考虑急性链球菌性咽炎。

3. 处理方案及基本原则

（1）抗生素：首选青霉素静脉点滴。

（2）对症治疗：给予对乙酰氨基酚退热，生理盐水漱口等。

四、要点与讨论

咽痛是急诊患者常见的主诉，一般来源于口咽的感染，而且大多数都是自限性的。尽管多数感染较轻，常无严重并发症，但部分感染可引起气管痉挛、全身性疾病或脓毒症。

大约 80% 的咽痛患者为病毒感染。从晚春到秋季，咽痛多为肠道病毒感染引起，冬季多为腺病毒、鼻病毒、副流感病毒、流感病毒、呼吸道合胞病毒，而 EB 病毒、单纯疱疹病毒、水痘-带状疱疹病毒无明显季节性。5%～10% 的成人咽痛，以及 15%～30% 的儿童咽痛是由 A 族 β 溶血性链球菌族（group A β-hemolytic streptococcus，GABHS）引起的。可通过临床评估及快速链球菌试验明确病因。除此以外，咽痛还可作为许多全身性疾病（如传染性单核细胞增多症、肝炎、新近感染 HIV、外伤、肿瘤等）的初始表现。

咽痛患者如果症状进展迅速、伴高热或剧痛提示侵袭性疾病可能；若高热持续不退，提示深部组织感染或全身性疾病；颈后部或两侧肩胛骨之间放射性疼痛提示椎骨前或咽后疾病（脓肿或钙化性肌腱炎）；伴有下颌或耳放射痛的咽痛可见于牙科脓肿或深部组织感染。如果咽痛患者伴有严重吞咽困难、多涎、失声或呼吸困难提示严重感染或气道狭窄，需要考虑舌脓肿、舌扁桃体或腭扁桃体严重感染、会咽炎、Ludwig 咽峡炎等。持续发热（大于 5～7 天）可见于川崎病。伴咳嗽、肌肉疼痛和关节痛见于流感病毒、副流感病毒、脑膜炎奈瑟菌和肺炎支原体感染。肝炎、传染性单核细胞增多症、巨细胞病毒和人类疱疹病毒-6 感染多伴有乏力、不适和纳差。

诊治咽痛患者最重要的是首先评估气有否道梗阻或潜在的气道梗阻（见图 15－1）。可通过观察患者的体位、皮肤颜色、意识水平和发声来快速评估。存在缺氧、喘鸣、多涎或中毒表现提示发生气道梗阻。全面的耳、鼻、喉及一般检查有助于鉴别诊断，如表 15－1 所示。

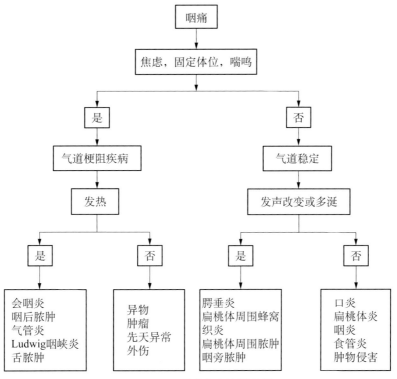

图 15-1 咽痛患者诊断思路

表 15-1 体格检查

症 状	发 现	诊 断
外观	中毒症状	会咽炎、咽后脓肿、细菌性气管炎、川崎病
体位	固定、直立、身体前倾	会咽炎、咽后脓肿、气管炎、喉气管支气管炎
	斜颈	咽旁脓肿
发声	失声	会咽炎
	声音低沉	咽后脓肿、扁桃体蜂窝织炎、扁桃体周围脓肿
喘鸣、流涎	两者之一	会咽炎、咽后脓肿、气管炎、扁桃体周围脓肿
腹部	肝脾大	EB病毒、肝炎
关节检查	关节炎	Lemierre综合征
皮疹	猩红热样	GABHS、EB病毒、川崎病

GABHS咽炎是5~15岁儿童的主要疾病,多发生在冬季和早春。其临床表现为突发咽痛,体温在38.3℃以上,扁桃体红斑和渗出,上颚和腭垂瘀点,水肿和红斑及颈前淋巴结触痛,特别儿童还可出现头痛、恶心、呕吐和腹痛,罕见咳嗽、流涕、鼻炎等。但是,仅有上述临床表现难以确诊或排除链球菌性咽炎。咽拭子培养是诊断GABHS咽炎的"金标准",但是在临床实践中仍有局限性。采样不当、培养不当等都可造成假阴性,某些无症状的GABHS的携带者又可以出现假阳性结果。同时,咽拭子培养需要24~48 h才有培养结果也限制了其在急诊的应用。链球菌快速检测(rapid streptococcal tests,RSTs)特异性为70%~100%,敏感性为80%~90%,其特异性和敏感性均较高,同时其检验时间短,是诊断GABHS咽炎的很好补充。目前建议对怀疑GABHS咽炎患者,首先进行Centor评分(见表15-2),0~1分,无须检测或治疗;2~3分,需要进行RSTs,并对阳性患者进行治疗;4分的患者可在未检测时

开始治疗。如果医院没有条件开展 RSTs 检测,则对 Centor 评分 0~1 分,无须检测或治疗;2 分,行咽拭子培养,并对阳性患者进行治疗;3~4 分的患者给予抗生素治疗。

表 15-2   GABHS 咽炎的 Centor 标准

扁桃体分泌物	1 分
颈前淋巴结肿大伴触痛或淋巴结炎	1 分
无咳嗽	1 分
发热史	1 分

* 改良 Centor 标准,小于 15 岁,总分加 1 分,大于 45 岁,总分减 1 分

　　GABHS 咽炎的并发症分为化脓性和非化脓性两种。非化脓性主要是风湿热、链球菌感染后肾小球肾炎等。尽管现阶段 GABHS 咽炎并发风湿热的比例很低,但风湿热一旦发生,很容易累及心脏,造成预后变差,使用抗生素可使风湿热的发病率明显降低。但由致肾炎菌株细菌引起的链球菌感染后肾小球肾炎发病率及病程不受抗生素治疗影响。化脓性的并发症包括扁桃体周围和咽后脓肿、鼻旁窦炎、脑膜炎、脑脓肿和链球菌性菌血症等。

　　治疗咽炎采用表面麻醉剂含漱对症治疗,并给予对乙酰氨基酚等。大量饮水和盐水漱口液有帮助。大多数咽炎具有自限性,且病情较轻。

　　儿童和青少年的 GABHS 咽炎必须给予充分治疗(9 天)以防止风湿热。成人 GABHS 咽炎治疗首选青霉素,可口服或肌肉、静脉使用,疗程 10 天。如果患者青霉素过敏或治疗失败,可使用红霉素、头孢菌素或克林霉素等,疗程也是 10 天。

五、思考题

(1) 咽痛患者的诊断思路是什么?

(2) GABHS 咽炎的 Centor 标准是什么?

(童建菁)

咯 血

一、病历资料

1. 现病史

患者,男,30 岁,因"反复咳嗽咳痰十余年,咯血 1 月,加重 5 日"入院。患者十余年前反复出现咳嗽、咳痰,痰呈黄绿色,无明显消瘦、盗汗;近 1 月反复间歇性咳血,每日 1～2 口,咯鲜血,无发热,咽痛等症状,未治疗;5 天前患者咳血加重,每日 10～20 口,色鲜红,夜间多发,外院予以止血、抗感染等治疗后症状未明显好转,至我院急诊。

2. 既往史

否认高血压、糖尿病病史,否认肺结核史,无重大手术外伤史,常规预防接种,否认吸烟、喝酒等不良嗜好,否认家族遗传病史。

3. 体格检查

T 36.8℃,P 80 次/min,R 17 次/min,BP 130 mmHg/73 mmHg。神志清,呼吸平稳,营养中等,发育正常,自主体位,查体合作。全身皮肤无黄染,全身浅表淋巴结无肿大。口唇无发绀,咽红,扁桃体无肿大。颈静脉无怒张,甲状腺未及肿大,双肺听诊呼吸音粗,双下肺底可及湿性啰音,心界不大,HR 80 次/min,律齐,各瓣膜区未及明显病理性杂音。腹部平软,无压痛,肝脾肋下未及,肝肾区无叩击痛,双下肢无水肿。

4. 实验室及影像学检查

血常规检查:WBC 10.06×10^9/L,N 81.1%,Hb 126 g/L,PLT 192 $\times 10^9$/L。

粪 OB:(++++)。

C 反应蛋白:7.2 mg/L。

降钙素原:0.03 ng/ml。

肝、肾功能、电解质:正常。

心肌肌钙蛋白 T(cTnT)<0.003 ng/ml。

NT - proBNP:56.3 pg/ml。

DIC 全套:正常。

血气分析(鼻导管吸氧 3 L/min):正常。

肿瘤指标:阴性。

厚涂片找抗酸杆菌:阴性。

痰涂片找细菌:阴性。

痰涂片找真菌:阴性。

痰培养:阴性。

呼吸道九联:嗜肺军团菌(+),肺炎支原体(+),其余为阴性。

血肺炎支原体抗体 IgM<1∶40,肺炎支原体抗体 IgG<1∶40。

结核感染 T 细胞(B 抗原) 2,结核感染 T 细胞(A 抗原) 0。

胸部 CT 扫描:两肺炎性病变,右肺为主,右肺中下叶伴轻度支扩,随访(见图 16 - 1)。

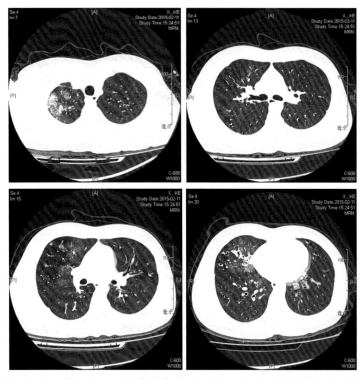

图 16 - 1 胸部 CT 示两肺炎性病变,右肺为主,右肺中下叶伴轻度支扩

二、诊治经过

1. 初步诊断

咯血;支气管扩张伴感染。

2. 诊治经过

入院后予拜复乐抗感染,止血敏、垂体后叶素等止血,化痰对症治疗,仍有咯鲜血,每日约 10 口;三天后局麻下行支气管动脉造影+栓塞术,右支气管动脉造影示右支气管动脉明显增粗,以微导管超选至其分叉处,缓慢注入 350~560 μm 明胶海绵颗粒 1/3 瓶,复造影见栓塞良好,继续探查未发现其余异常的支气管动脉。两日后无活动性出血,无发热,出院随访。

三、病例分析

1. 病史特点

(1) 男性,30 岁,反复咳嗽咳痰十余年,一月来咯血,加重 5 日就诊。

(2) 否认高血压、糖尿病病史,否认肺结核史,常规预防接种,否认吸烟、喝酒等不良嗜好。

（3）体格检查：呼吸平稳，查体合作。全身皮肤无黄染，全身浅表淋巴结无肿大。口唇无发绀，咽红，扁桃体无肿大。颈静脉无怒张，双肺听诊呼吸音粗，双下肺底可及湿性啰音。心界不大，HR 80 次/min，律齐，各瓣膜区未及明显病理性杂音。腹部平软，无压痛，肝脾肋下未及，双下肢无水肿。

（4）实验室及影像学检查：WBC $10.06×10^9$/L，N 81.1％，粪 OB（＋＋＋），痰厚涂片找抗酸杆菌（－），痰涂片找细菌（－），痰涂片找真菌（－），痰培养（－），呼吸道九联：嗜肺军团菌（＋），血肺炎支原体抗体（－），T-spot（－），胸部 CT 提示两肺炎性病变，右肺为主，右肺中下叶伴轻度支扩。

2. 诊断与诊断依据

（1）诊断：咯血；支气管扩张伴感染。

（2）诊断依据：

① 咯血：虽然患者粪 OB（＋＋＋＋），但无上腹不适、呕吐等消化道症状。患者有慢性咳嗽、咳痰，一月来咯鲜血，加重 5 日，每日 10～20 口，出血量中等，无食物残渣，故考虑咯血。粪隐血考虑出血后部分血液吞咽入消化道所致。

② 支气管扩张伴感染：患者有慢性咳嗽、咳痰史，一月来反复咯血，体检双下肺底可及湿性啰音，血白细胞增高，胸部 CT 提示两肺炎性病变，右肺为主，右肺中下叶伴轻度支扩。支气管扩张伴感染诊断明确。

3. 处理方案及理由

（1）一般治疗。观察呼吸和血压，保持呼吸道通畅。

（2）药物止血。常用药为垂体后叶素（收缩肺小动脉，减少局部血流），酚妥拉明（降低肺动脉压），可选用其他止血药如止血芳酸、巴曲亭、安络血等，但疗效无更多证据支持。

（3）手术止血。支气管动脉栓塞术，纤维支气管镜止血，肺切除手术。

（4）病因治疗。病因治疗是关键，提高治愈率，防止复发。

四、要点与讨论

咯血临床表现多变，病因繁多，按解剖部位可分为因支气管、肺部、心血管或全身性疾病引起，按病因可分为感染性疾病、肿瘤、支气管-肺和肺血管结构异常、血液病、免疫性疾病、肺损伤和物理因素等；按发生频率来看，最常见的病因依次为支气管扩张、肺结核、肺癌、肺脓肿等。经详细检查，仍有 20％的咯血者病因难以明确。

大咯血一般指 24 h 内咯血量大于 500 ml 或一次咯血量大于 100 ml。大咯血时常阻塞呼吸道，造成患者窒息死亡。

咯血的诊断策略包括：确定咯血性质（鉴别是咯血还是呕血），确定咯血量，确定出血部位（除外鼻咽部出血和口腔出血），确定出血原因。

咯血治疗原则：保持呼吸道通畅，防止窒息，纠正缺氧；迅速有效地止血，及时对症治疗；控制病因及防止其并发症。

常用止血药：

（1）垂体后叶素：高血压、冠心病、肺心病、心力衰竭和孕妇忌用。

（2）有垂体后叶素禁忌者可选用酚妥拉明，尤适用于有高血压者。

（3）可选用其他止血药，如氨甲苯酸（止血芳酸）、巴曲亭、卡络柳钠（安络血）、云南白药等。

药物止血效果不佳，无禁忌证者常行支气管动脉栓塞术。

支气管动脉栓塞术的适应证：病变范围广泛或心肺功能不能耐受手术者；肺切除术后又有大咯血者；诊断不明确需及时止血者；无条件实施急症手术的大咯血患者。若肺部病变局限，肺功能许可，出血量大有窒息可能患者,可考虑肺切除术。

虽然咯血可出现血流动力学不稳定,但大咯血最致命的并发症是由于小气道和肺泡被血液浸没致肺通气-灌注失调引起的低氧血症。因此,对于大咯血患者,应指导其取患侧卧位,并做好解释工作,消除患者的紧张和恐惧心理。咯血期间,应尽可能减少一些不必要的搬动,以免途中因颠簸加重出血,发生窒息。同时,还应鼓励患者咳出滞留在呼吸道的陈血,以免造成呼吸道阻塞和肺不张。大咯血患者突然咯血停止、面色苍白、烦躁,随即神志不清,表明发生窒息。抢救包括:轻拍患者背部并用吸引器吸引,若无效立即行气管插管,迅速建立通畅气道,尽量吸去气管内血块,如无自主呼吸或自主呼吸很弱则需机械通气。

五、思考题

(1) 咯血的病因有哪些?

(2) 大咯血窒息如何抢救?

(3) 支气管动脉栓塞术的适应证有哪些?

(杨小亮　姚晨玲)

案例 17

发　绀

一、病历资料

1. 现病史

患者，男性，29 岁，因"反复发绀、气促伴咯血 1 年，晕厥 1 次"来我院急诊科就诊。患者 1 年前无明显诱因下逐渐出现活动后气促、口唇发绀，休息后可缓解。伴少许干咳、咯血，每次咯血 1～2 口，每天 4～5 次。无胸闷、胸痛，无咳痰，无头晕、黑矇等不适，曾就诊于当地医院。心脏标志物：NT - proBNP 2 119 pg/ml，cTnI ＜0.01 ng/ml，CK - MB 18 IU/L。血常规：WBC $8.47×10^9$/L，N 80%，PLT $120×10^9$/L。心电图检查：窦性心律，PR 间期延长，提示右心肥大，ST - T 段改变。胸部 CT 扫描：两肺多发渗出病变，心包积液；右肺上叶前段及左肺下叶局限性血管增粗。心超检查示：右心增大，肺动脉增宽，轻度三尖瓣反流伴重度肺动脉高压，轻度二尖瓣、肺动脉瓣反流，左室舒张功能减退。肺动脉 CTA 检查：①肺动脉明显增粗，原发肺动脉高压可能；②双肺多发迂曲扩张小血管，考虑弥漫性动静脉畸形伴左下肺活动性出血可能。外院给予氧疗，头孢哌酮/舒巴坦＋左氧氟沙星联合抗感染及利尿、扩冠、止血等对症治疗。患者发绀及气促症状无明显缓解。在外院住院期间，解大便后突感恶心、气促，意识丧失 2～3 min。为行进一步治疗转来我院急诊就诊。

病程中，患者饮食睡眠尚可，大便无殊，小便较前减少，体重无改变。

2. 既往史

否认高血压、糖尿病及心脏病史；否认药物及食物过敏史。抽烟 10 年，平均每天 20 支，无大量喝酒等不良嗜好，否认疫区驻留史。

3. 体格检查

T 37.4℃，P 100 次/min，R 19 次/min，BP 109 mmHg/76 mmHg，SpO_2 84%。神志清晰，精神萎靡，呼吸平稳，营养中等，表情自如，发育正常，坐位，少许气促应答流畅，查体合作。全身皮肤无黄染，无肝掌、蜘蛛痣。全身浅表淋巴结无肿大，头颅无畸形，巩膜无黄染、眼球无突出、瞳孔等大等圆、对光反射灵敏，听力正常、外耳道无分泌物、耳廓、乳突无压痛，鼻中隔无偏曲、鼻翼无煽动、鼻窦区无压痛。鼻导管吸氧 2 L/min，口唇及肢端发绀，伸舌居中、扁桃体无肿大。颈软，气管居中，颈静脉充盈，肝颈静脉回流征（＋），胸廓无畸形，双肺呼吸音粗，未及明显干湿啰音。HR 100 次/min，律齐，P2 亢进，P2＞A_2。腹部略膨隆，质硬，肝区轻度压痛，肠鸣音 4 次/min。肛门及生殖器未检，四肢脊柱无畸形，活动自如，神经系统检查（－）。

4. 实验室和影像学检查

血常规检查：WBC $8.49×10^9$/L，N $52.7×10^9$/L，Hb 169 g/L，PLT $220×10^9$/L。

尿常规、粪常规检查:正常。

肝肾功能、电解质和血糖:TB 91.7 $\mu mol/L$,DB 5.0 $\mu mol/L$,ALT 29 IU/L,AST 27 IU/L;BUN 9.2 mmol/L,Scr 120 $\mu mol/L$,UA 660 $\mu mol/L$;BG 5.9 mmol/L;Na^+ 141 mmol/L,K^+ 6.3 mmol/L,Cl^- 103 mmol/L,CO_2CP 25 mmol/L,阴离子隙 13 mmol/L。

CRP 37.7 mg/L。

降钙素原:0.21 ng/ml。

风湿系统和肿瘤标记物:阴性。

心肌损伤标记物:cTnT 0.031 ng/ml,Myo 37.2 ng/ml,NT-proBNP 5 089.0 pg/ml,D-二聚体 0.36 mg/L。

血气分析(吸氧 5 L/min):pH 7.47,$PaCO_2$ 28.0 mmHg,PaO_2 99 mmHg,BE -3.00 mmol/L,HCO_3^- 23.2 mmol/L,SaO_2 98%。

心电图检查示:窦性心律,ST 段改变,Q-T 间期延长。

心超检查:①左房内径正常,左室内径较小,左室壁厚度正常,静息状态下左室各节段收缩活动未见异常。②二尖瓣不增厚,开放不受限,彩色多普勒未测及二尖瓣反流。③主动脉窦部不增宽,升主动脉不增宽,主动脉瓣不增厚,开放不受限,彩色多普勒未测及主动脉瓣反流。④右房内径增大,右室内径增大,肺动脉明显增宽为 37 mm,三尖瓣不增厚,开放不受限,彩色多普勒示轻度三尖瓣反流。连续多普勒检查据肺动脉瓣反流估测肺动脉平均压为 105 mmHg。肺动脉流量 5 L/min。⑤心包腔内少量积液,舒张期分布于左室后方 7 mm,左室侧方 6 mm,右室侧方 4 mm,右房顶周围 4 mm。

肺动脉 CTA:①肺动脉明显增粗,考虑原发肺动脉高压;②双肺多发迂曲扩张小血管,考虑弥漫性动静脉畸形伴左下肺活动性出血可能。

二、诊治经过

1. 初步诊断

原发性肺动脉高压(重度)、肺源性心脏病,心功能不全。

2. 诊治经过

患者入院后完善检查,给予降低肺动脉压力,止血、平喘、抗感染以及营养支持等对症治疗,患者气急、咯血情况较前明显改善。经心内科会诊后给予他达拉非和波生坦联合降低肺动脉压力,口服地高辛、静滴小剂量多巴胺和多巴酚丁胺强心、小剂量利尿剂等药物治疗,同时予以抗感染、止咳等对症支持治疗,并行了右心导管手术,术中测定肺动脉压力为 119 mmHg。经过对症治疗后患者病情较前好转。

三、病例分析

1. 病史特点

(1)男性,29 岁,发育正常,既往无慢性疾病史。

(2)1 年以来反复出现活动后气促、发绀发作,休息及氧疗后症状缓解不明显;伴多次咯血及晕厥一次。

(3)发绀明显,高流量吸氧情况下 PaO_2 基本正常;

(4)实验室检查:①心超检查:重度肺动脉高压,EF 值基本正常。②肺动脉 CTA 检查未见血栓征象。③右心导管检查:肺动脉压力 119 mmHg,急性血管反应试验阴性。

2. 诊断与诊断依据

(1)诊断:原发性肺动脉高压(重度)、肺源性心脏病、心功能不全、肺部感染。

（2）诊断依据：①原发性肺动脉高压（重度）、肺源性心脏病、心功能不全（Ⅲ～Ⅳ级）：患者反复咳嗽、气急、发绀，咯血伴晕厥 1 次，颈静脉充盈，肝颈静脉回流征（＋），心脏听诊提示 P2 亢进，P2＞A₂。心超检查提示肺动脉高压，估测肺动脉平均压为 105 mmHg，伴有右房右室增大，右心导管明确肺动脉压力 119 mmHg。② 肺部感染：根据患者胸部 CT 检查结果可明确。

3. 处理方案及理由

（1）完善检查，评估病情，明确诊断，包括完善自身抗体、甲状腺功能、肿瘤标志物、胸部 HRCT 检查，了解有无自身免疫性疾病、内分泌疾病及慢性肺部疾病、肿瘤性疾病；完善心超检查了解心脏结构状况、排除心脏畸形情况；酌情完善肺动脉 CTA、肺功能等检查，了解肺部通气换气状况，因患者咳嗽明显，住院期间未行肺动脉 CTA 和肺功能检查。患者目前有轻度黄疸，NT - proBNP 明显升高，提示病情严重，预后较差，择期行右心导管检查。

（2）托拉塞米、螺内酯利尿降肺动脉压力，多巴胺强心及对症支持治疗。多巴胺是重度右心衰竭（心功能Ⅳ级）和急性右心衰竭患者首选的正性肌力药物，起始剂量 2～5 μg/(kg·min)，逐渐加量到 10～15 μg/(kg·min)。

（3）降肺动脉压力治疗：尝试万他维（吸入伊洛前列素溶液）降肺动脉压力治疗，观察患者耐受情况。万他维吸入治疗后出现明显咳嗽，暂停万他维，拟使用内皮素受体拮抗剂波生坦 62.5 mg bid 及磷酸二酯酶抑制剂他达拉非 5 mg 降肺动脉压力治疗，虽无不良反应，但血压无明显降低，4 周后酌情增加剂量到 125 mg bid 降肺动脉压力治疗。

（4）抗感染及对症治疗：患者有咳嗽症状，加用抗生素抗感染治疗。

（5）抗凝治疗：为对抗肺动脉原位血栓形成，口服华法林治疗，INR 控制在 1.8～2.5。

四、要点与讨论

发绀（cyanosis）是指血液中去氧血红蛋白增多使皮肤和黏膜呈青紫色改变的一种表现。这种改变常发生在皮肤较薄，色素较少和毛细血管较丰富的部位，如唇、指（趾）、甲床等。苯胺、硝基苯和亚硝酸盐等化学品可使血红蛋白变为变性血红蛋白，这种血红蛋白本身就是紫色的。因此，凡黏膜、指甲和皮肤里的毛细血管和小动脉里血液的氧合血红蛋白减少，而去氧血红蛋白或变性血红蛋白增多时，通常毛细血管血液中去氧血红蛋白＞50 g/L，或者高铁血红蛋白＞30 g/L、硫化血红蛋白＞5 g/L 就可形成发绀。

发绀可分为中心性、周围性及混合性。中心性发绀：此类发绀的特点表现为全身性、除四肢及颜面外，也累及躯干和黏膜的皮肤，但受累部位的皮肤是温暖的。发绀的原因多由心、肺等疾病引起呼吸功能衰竭、通气与换气功能障碍、肺氧合作用不足导致 SaO₂ 降低所致。一般可分为：①肺性发绀：即由于呼吸功能不全、肺氧合作用不足所致。常见于各种严重的呼吸系统疾病，如喉、气管、支气管阻塞，肺炎、阻塞性肺气肿、弥漫性肺间质纤维化、肺淤血、肺水肿、急性呼吸窘迫综合征、肺栓塞、原发性肺动脉高压等。②心性混合性发绀：由于异常通道分流，使部分静脉血未通过肺循环进行氧合作用而人体循环动脉，如分流量超过心输出量的 1/3，即可出现发绀。常见于发绀型心脏病，如法洛四联症、Eisenmenger 综合征等。③周围性发绀：此类发绀常由于周围循环血流障碍所致。其特点表现在发绀常出现于肢体的末端与下垂部位。这些部位的皮肤是冷的，但若给予按摩或加温，使皮肤转暖，发绀可消退。此特点也可作为与中心性发绀的鉴别点。④混合性发绀：中心性发绀与周围性发绀同时存在，可见于心力衰竭等。

该患者为青年男性，发育良好，既往否认慢性疾病史及异常食物药物服用史。1 年以来出现气促、发绀，活动后症状加重，伴咯血数次和晕厥。心超检查提示肺动脉高压 105 mmHg。实验室检查：风湿标志物、甲状腺等指标均阴性;肺动脉CTA检查未见肺部血管有明显异常。右心导管检查:肺动脉压力119 mmHg,急性血管反应阴性,诊断考虑为原发性肺动脉高压、肺心病、心功能不全;肺部感染等综合因素导致的混合性发绀。应用扩张肺动脉血管、抗感染、激素吸入等药物应用后,症状稍有缓解。

发绀的治疗原则是:明确病因,解除相关诱因,对症处理。对于本病例患者,诊断为:原发性重度肺动脉高压,治疗效果不佳,预后较差。

五、思考题

(1) 发绀的产生机制是什么?

(2) 中枢性发绀与周围性发绀区分要点有哪些?

(3) 肺动脉高压引起发绀的原因有哪些?

（邓　至　宋振举）

案例 18

肺 栓 塞

一、病历资料

1. 现病史

患者,女性,32岁,因"胸痛1周"突发加重急诊就诊。患者入院前1周无明显诱因下出现胸痛,疼痛呈持续性,呼吸和平卧位时加重,无背部放射痛,伴有气短、心悸,休息时无缓解,无畏寒、发热,无晕厥、无咳痰、咯血,无恶心、呕吐,无腹痛、腹泻,为进一步治疗,来本院急诊。患者本次发病以来,无外伤史,胃纳可,两便正常。

2. 既往史

患者无冠心病、高血压、糖尿病、慢性肾病及肿瘤史,无骨折、外伤、手术史,无长途旅行史。患者3个月前行药物流产,后口服避孕药2个月,至1周前因胸痛而自行停药。否认长期大量吸烟饮酒史,否认家族遗传疾病史,父母兄弟子女均体健。

3. 体格检查

T 37.8℃,HR 106 次/min,R 32 次/min,BP 120 mmHg/70 mmHg,SpO$_2$ 92%(无吸氧时)。

神志清楚,口唇轻度发绀,双肺呼吸音粗,双肺未及干湿啰音,心律齐,P2 亢进,无颈静脉充盈,腹部软,无压痛,无肝脾肿大,双下肢无水肿,无单侧肢体周径增粗。

4. 实验室及影像学检查

血常规检查:WBC 6.4×10^9/L, N 71.1%, Hb 130 g/l, HCT 48.0%, PLT 105×10^9/L, CRP 69.81 mg/L。

尿常规检查:白细胞 1/μl,红细胞 14/μl,尿糖(阴性),尿蛋白(阴性),酮体(+)。

凝血全套:PT 12.1 s, APTT 27.1 s, INR 1.08, Fib 2.665 g/L, D-二聚体 1.65 mg/L。

心肌蛋白:CK-MB 0.4 μg/L,肌红蛋白 5.7 μg/L。

生化指标:ALB 38 g/L, ALT 55 IU/L, AST 63 IU/L, γ-GT 403 IU/L, TB 20 μmol/L。TP 64 g/L, BUN 1.9 mmol/L, Cr 56 μmol/L, UA 247 μmol/L。K$^+$ 3.8 mmol/L, Na$^+$ 140 mmol/L, Cl$^-$ 104 mmol/L, Ca^{2+} 2.29 mmol/L, LDH 436 IU/L, AKP 196 IU/L,血糖 10.1 mmol/L,血淀粉酶 35 IU/L。

血气分析:pH 7.39, PaO$_2$ 88 mmHg, PaCO$_2$ 38.0 mmHg, BL 1.00 mmol/L,实际碳酸氢盐 36.3 mmol/L,标准碳酸氢盐 32.2 mmol/L,二氧化碳总量 38.1 mmol/L,全血碱剩余 9.3 mmol/L,细胞外液剩余碱 11.3 mmol/L,血氧饱和度 90.0%。

心电图检查:未见明显异常。

腹部 B 超检查：肝胆胰脾双肾未见明显异常，未见腹水。

血管超声检查：右侧股静脉血栓。

肺动脉 CTA 检查：左右肺动脉干及分支多发栓塞（见图 18-1）。

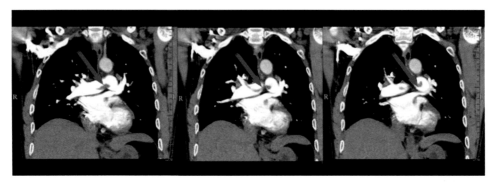

图 18-1　患者肺动脉 CTA 表现

二、诊治经过

1. 初步诊断

肺栓塞；下肢深静脉血栓形成（右股静脉）。

2. 诊治经过

患者为年青女性，有口服避孕药病史，否认高血压、糖尿病、抽烟病史，本次因"胸痛 1 周"急性加重来急诊就诊。入院后经心电图、心肌蛋白、胸部 CT 检查排除急性心肌梗死、气胸等疾病。患者血压正常，无主动脉夹层依据，结合患者有口服避孕药、胸痛合并气促，血气分析提示低氧血症、DIC 全套 D-二聚体增高，因此高度怀疑肺栓塞。经急症肺动脉 CTA 检查证实，血栓来源于右下肢。患者入院后生命体征尚平稳，无休克表现，因此不考虑大面积肺栓塞，因此急诊给予抗凝治疗，即予那屈肝素钙（速碧林），0.4 ml，皮下注射，q12h；同时加用口服华法林（1 粒/2.5 mg，每日 1 次）；调整口服华法林剂量，至连续 2 天 INR 在 2～3 之间后停用低分子肝素。经治疗后患者临床症状逐渐缓解，血气分析恢复正常，D-二聚体逐渐降至正常，复查肺通气灌注扫描示肺栓塞经过治疗有所改善。出院前复查肺动脉 CTA 检查示未见肺栓塞。出院后用药：继续维持华法林（2.5 mg，口服，每日 1 次）抗凝治疗，同时监测 INR，调整口服华法林剂量，使 INR 维持在 2～3 之间。

三、病例分析

1. 病史特点

（1）患者女性，32 岁，因"胸痛 1 周"急性加重入院。患者胸痛合并呼吸困难，无晕厥、咯血等。

（2）患者既往无冠心病、高血压、糖尿病、慢性肾病及肿瘤史，无骨折、外伤、手术史，无长途旅行史。患者 3 个月前行药物流产，后口服避孕药 2 个月，至 1 周前因胸痛而自行停药。否认长期大量吸烟饮酒史，否认家族遗传疾病史，父母兄弟子女均体健。

（3）体格检查：T 36.8℃，HR 106 次/min，R 32 次/min，BP 120 mmHg/70 mmHg，神志清楚，口唇轻度发绀，双肺呼吸音粗，双肺未及干湿啰音，心律齐，P2 亢进，腹部软，无压痛，双下肢无水肿，无单侧肢体周径增粗。

（4）实验室和影像学检查：

凝血全套:PT 12.1 s,APTT 27.1 s,INR 1.08,Fib 2.665 g/L,D-二聚体 1.65 mg/L。

血气分析:pH 7.39,PaO_2 88 mmHg,$PaCO_2$ 38.0 mmHg,BL 1.00 mmol/L,实际碳酸氢盐 36.3 mmol/L,标准碳酸氢盐 32.2 mmol/L,二氧化碳总量 38.1 mmol/L,全血碱剩余 9.3 mmol/L,细胞外液剩余碱 11.3 mmol/L,血氧饱和度 90.0%。

血管超声检查:右侧股静脉血栓。

肺动脉 CTA 检查:左右肺动脉干及分支多发栓塞。

2. 诊断与诊断依据

(1)肺栓塞:患者因"反复胸痛 1 周"急性加重入院,有口服避孕药史,有深静脉血栓形成的高危因素,本次胸痛伴有呼吸困难,查血 D-二聚体升高,肺动脉 CTA 检查示左右肺动脉干及分支多发栓塞,故诊断明确。

(2)下肢深静脉血栓形成(右股静脉):肺栓塞多由下肢深静脉血栓脱落栓塞肺动脉所致,患者血管超声检查示右侧股静脉血栓。

3. 处理方案及理由

(1)完善各项检查、给予心电监护。

(2)吸氧:患者血气分析中 PaO_2 88 mmHg,SaO_2 90.0%,提示患者存在缺氧,故入院后即予面罩吸氧,提高吸入氧浓度,改善患者缺氧症状。

(3)抗凝:患者肺栓塞诊断明确,血流动力学稳定,因此给予低分子肝素及口服华法林治疗;待 INR 维持在 2~3 之间后停用低分子肝素。出院后继续维持华法林口服抗凝治疗,同时监测 INR,调整口服华法林剂量,使 INR 维持在 2~3。一般口服华法林的疗程至少为 3~6 个月。

四、要点与讨论

肺栓塞是指以各种栓子阻塞肺动脉系统为其发病原因的一组疾病或临床综合征的总称,包括肺血栓栓塞症、脂肪栓塞综合征、羊水栓塞、空气栓塞等。肺血栓栓塞症是肺栓塞的一种类型。肺血栓栓塞症栓子来源如图 18-2 所示。以下主要讨论肺血栓栓塞症。

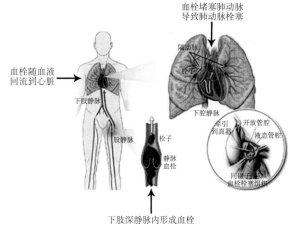

图 18-2　肺血栓栓塞症栓子来源

(一)临床表现

1. 症状

肺血栓栓塞症的症状多种多样,但均缺乏特异性。可以从无症状到血流动力学不稳定,甚或发生猝死。临床上有时出现所谓"三联征",即同时出现呼吸困难、胸痛及咯血,但仅见于约 20% 的患者。

2. 体征

(1)呼吸系统体征:呼吸急促最常见;发绀;肺部有时可闻及哮鸣音和(或)细湿啰音,肺野偶可闻及血管杂音;合并肺不张和胸腔积液时出现相应的体征。

(2)循环系统体征:心动过速;血压变化,严重时可出现血压下降甚至休克;颈静脉充盈或异常搏动;肺动脉瓣区第二心音亢进或分裂,三尖瓣区收缩期杂音。

(3)其他:可伴发热,多为低热,少数患者有 38℃ 以上的发热。

3. 深静脉血栓的症状与体征

在考虑肺血栓栓塞症诊断的同时,必须注意是否存在深静脉血栓,特别是下肢深静脉血栓。其主要表现为患肢肿胀、周径增粗、疼痛或压痛、皮肤色素沉着,行走后患肢易疲劳或肿胀加重。但半数以上的下肢深静脉血栓患者无自觉症状和明显体征。应测量双侧下肢的周径来评价其差别。进行大、小腿周径的测量点分别为髌骨上缘以上 15 cm 处,髌骨下缘以下 10 cm 处。双侧相差>1 cm 即考虑有临床意义。

(二) 诊断思路

1. 疑诊

根据临床情况疑诊肺栓塞。

如患者出现上述临床症状、体征,特别是存在前述危险因素的病例出现不明原因的呼吸困难、胸痛、晕厥、休克,或伴有单侧或双侧不对称性下肢肿胀、疼痛等,应进行如下检查:

(1) 血浆 D-二聚体:敏感性高而特异性差。急性肺血栓栓塞症时升高。若其含量低于 500 μg/L,有重要的排除诊断价值。

(2) 动脉血气分析:常表现为低氧血症、低碳酸血症,肺泡-动脉血氧分压差增大,部分患者的血气结果可以正常。

(3) 心电图检查:大多数病例表现有非特异性的心电图异常。最常见的改变为窦性心动过速。当有肺动脉及右心压力升高时,可出现 $V_1 \sim V_4$ 的 T 波倒置和 ST 段异常、S I Q Ⅲ T Ⅲ 征(即 Ⅰ 导联 S 波加深,Ⅲ 导联出现 Q/q 波及 T 波倒置)。

(4) X 线胸片检查:X 线胸片对鉴别其他胸部疾病有重要帮助。

(5) 超声心动图检查:在提示诊断和除外其他心血管疾患方面有重要价值。超声检查偶可因发现肺动脉近端的血栓而直接确诊。

(6) 下肢深静脉超声检查:下肢为深静脉血栓最多发部位,超声检查为诊断深静脉血栓最简便的方法,若阳性可以诊断深静脉血栓,同时对肺血栓栓塞症有重要提示意义。

2. 确诊

对疑诊病例进一步明确诊断。

在临床表现和初步检查提示肺血栓栓塞症的情况下,应安排肺血栓栓塞症的确诊检查,包括以下 4 项,其中 1 项阳性即可明确诊断。

(1) 螺旋 CT 扫描:是目前最常用的肺血栓栓塞症确诊手段。采用特殊操作技术进行 CT 肺动脉造影(CTPA),能够准确发现段以上肺动脉内的血栓。

(2) 放射性核素肺通气/血流灌注扫描:是肺血栓栓塞症的重要诊断方法。典型征象是呈肺段分布的肺血流灌注缺损,并与通气显像不匹配。

(3) 磁共振显像(MRI)扫描:MRI 和肺动脉造影(MRPA)对段以上肺动脉内血栓的诊断敏感性和特异性均较高。另可用于对碘造影剂过敏的患者。

(4) 肺动脉造影:为目前诊断肺栓塞的"金标准"。属有创性检查技术,有发生致命性或严重并发症的可能性,故应严格掌握其适应证。

3. 求因

寻找肺栓塞的成因和危险因素。

(1) 明确有无深静脉血栓:对某一病例只要疑诊肺血栓栓塞症,无论其是否有深静脉血栓症状,均应进行体检,并行深静脉超声等检查,以明确是否存在深静脉血栓及栓子的来源。

(2) 寻找发生深静脉血栓和肺血栓栓塞症的诱发因素:如制动、创伤、肿瘤、长期口服避孕药等。

（三）急性肺栓塞的临床分型

（1）大面积肺血栓栓塞症：临床上以休克和低血压为主要表现，即体循环动脉收缩压<90 mmHg，或较基础值下降幅度≥40 mmHg，持续 15 min 以上。须除外新发生的心律失常、低血容量或感染中毒症等其他原因所致的血压下降。

（2）非大面积肺血栓栓塞症：不符合以上大面积肺血栓栓塞症的标准，未出现休克和低血压的肺血栓栓塞症。非大面积肺血栓栓塞症中有一部分病例临床上出现右心功能不全，或超声心动图检查表现有右心室运动功能减弱（右心室前壁运动幅度<5mm），属次大面积肺血栓栓塞症亚型。

（四）鉴别诊断

由于肺血栓栓塞症的临床表现缺乏特异性，应与冠状动脉粥样硬化性心脏病、肺炎、特发性肺动脉高压等非血栓栓塞性肺动脉高压、主动脉夹层、其他原因所致的胸腔积液、其他原因所致的晕厥、其他原因所致的休克等疾病鉴别。

（五）肺血栓栓塞症的治疗方案及原则

1. 一般处理与呼吸循环支持治疗

对高度疑诊或确诊肺血栓栓塞症的患者，应进行严密监护，监测呼吸、心率、血压、静脉压、心电图及动脉血气的变化；卧床休息，保持大便通畅，避免用力，以免促进深静脉血栓脱落；可适当使用镇静、止痛、镇咳等相应的对症治疗。

采用经鼻导管或面罩吸氧，以纠正低氧血症。对于出现右心功能不全但血压正常者，可使用多巴酚丁胺和多巴胺；若出现血压下降，可增大剂量或使用其他血管加压药物，如去甲肾上腺素等。

2. 溶栓治疗

主要适用于大面积肺血栓栓塞症病例，对于次大面积肺血栓栓塞症，若无禁忌证可考虑溶栓，但存在争议；对于血压和右心室运动功能均正常的病例，不宜溶栓。

溶栓的时间窗一般定为 14 天以内，但若近期有新发肺血栓栓塞症征象可适当延长。溶栓应尽可能在肺血栓栓塞症确诊的前提下慎重进行。对有明确溶栓指征的病例宜尽早开始溶栓。

溶栓治疗的主要并发症为出血。最严重的是颅内出血，发生率 1％～2％，发生者近半数死亡。

溶栓治疗的绝对禁忌证有活动性内出血和近期自发性颅内出血。相对禁忌证有：2 周内的大手术、分娩、器官活检或不能压迫止血部位的血管穿刺；2 个月内的缺血性脑卒中；10 天内的胃肠道出血；15 天内的严重创伤；1 个月内的神经外科或眼科手术；难于控制的重度高血压（收缩压>180 mmHg，舒张压>110 mmHg）；近期曾行心肺复苏；PLT<100×10⁹/L；妊娠；细菌性心内膜炎；严重肝、肾功能不全；糖尿病出血性视网膜病变等。对于致命性大面积肺血栓栓塞症，上述绝对禁忌证也应被视为相对禁忌证。

常用的溶栓药物有尿激酶、链激酶和重组组织型纤溶酶原激活剂。

3. 抗凝治疗

为肺血栓栓塞症和深静脉血栓的基本治疗方法，可以有效地防止血栓再形成和复发，为机体发挥自身的纤溶机制溶解血栓创造条件。抗凝血药物主要有普通肝素、低分子肝素和华法林。抗血小板药物的抗凝作用不能满足肺血栓栓塞症或深静脉血栓的抗凝要求。

低分子肝素的用法：

（1）那屈肝素钙（速碧林），86 anti－Ⅹa IU/kg, q12h，皮下注射。

（2）依诺肝素钠（克赛），1 mg/kg，q12h，皮下注射。

（3）达肝素钠（法安明），100 anti－Ⅹa IU/kg，q12h，皮下注射。

(4) 磺达肝癸钠:体重<50 kg,5 mg,qd,皮下注射;体重 50～100 kg,7.5 mg qd,皮下注射;体重≥100 kg,10 mg qd,皮下注射。

(5) 华法林:在肝素开始应用后的第 1～3 天加用口服华法林,初始剂量为 3.0～5.0 mg。由于华法林需要数天才能发挥全部作用,因此与肝素需至少重叠应用 4～5 天,当连续两天测定的国际标准化比率(INR)达到 2.5(2.0～3.0)时,或 PT 延长至正常值的 1.5～2.5 倍时,方可停止使用肝素,单独口服华法林治疗。应根据 INR 或 PT 调节华法林的剂量。

抗凝治疗的持续时间因人而异。一般口服华法林的疗程至少为 3～6 个月。部分病例的危险因素短期可以消除,例如服雌激素或临时制动,疗程可能为 3 个月即可;对于栓子来源不明的首发病例,需至少给予 6 个月的抗凝;对复发性深静脉血栓、并发肺心病或危险因素长期存在者,抗凝治疗的时间应更为延长,达 12 个月或以上,甚至终生抗凝。

4. 肺动脉血栓摘除术

仅适用于经积极的内科治疗无效的紧急情况,如致命性肺动脉主干或主要分支堵塞的大面积肺血栓栓塞症,或有溶栓禁忌证者。

5. 肺动脉导管碎解和抽吸血栓

用导管碎解和抽吸肺动脉内巨大血栓,同时还可进行局部小剂量溶栓。适应证为肺动脉主干或主要分支的大面积肺血栓栓塞症,并存在以下情况者:溶栓和抗凝治疗禁忌;经溶栓或积极的内科治疗无效;缺乏手术条件。

6. 放置腔静脉滤器

为防止下肢深静脉大块血栓再次脱落阻塞肺动脉,可考虑放置下腔静脉滤器。对于上肢深静脉血栓病例,还可应用上腔静脉滤器。置入滤器后如无禁忌证,宜长期口服华法林抗凝,定期复查有无滤器上血栓形成。

7. 慢性血栓栓塞性肺动脉高压的治疗

若阻塞部位处于手术可及的肺动脉近端,可考虑行肺动脉血栓内膜剥脱术;口服华法林 3.0～5.0 mg/d,根据 INR 调整剂量,保持 INR 为 2.0～3.0;反复下肢深静脉血栓脱落者,可放置下腔静脉滤器。

五、思考题

(1) 简述肺血栓栓塞症的临床表现。
(2) 简述肺血栓栓塞症的诊断思路。
(3) 简述肺血栓栓塞症的治疗方案。

(侍冬成　封启明)

哮　喘

一、病历资料

1. 现病史

患者,女性,48 岁,务农,因"胸闷气促 10 天余,加重 1 天"就诊。患者 10 余天前在无明显诱因下出现胸闷气促,活动后明显,自诉有喘鸣音,无胸痛,无发热,自行使用沙丁胺醇(万托林)气雾剂后症状略缓解。本次就诊前 1 天前患者气促症状加重,立即至我院急诊就诊。入急诊时查体示两肺满布哮鸣音。予甲泼尼龙 40 mg qd 治疗后仍时有胸闷发作,每次发作均伴有哮鸣音。为进一步治疗,收入急诊病房。患者本次发病前否认呼吸道感染病史,否认接触过敏物质史,否认运动和情绪激动等病史。

2. 既往史

有哮喘病史约 3～4 年,间断使用沙丁胺醇气雾剂吸入治疗。否认药物过敏。否认高血压、糖尿病等慢性疾病。无吸烟等不良嗜好。

3. 体格检查

T 36.8 ℃,P 120 次/min,R 35 次/min,BP 134 mmHg/85 mmHg,SpO_2 92%。神清,端坐体位,气急,鼻导管吸氧 3 L/min,颈软,皮肤巩膜无黄染,浅表淋巴结未及肿大,气管居中,HR 120 次/min,心律齐,心界不大,呼吸急促,两肺呼吸音粗,两肺满布哮鸣音,腹软,无压痛,双下肢不肿,神经系统病理征阴性。

4. 实验室和影像学检查

血常规检查:WBC 9.07 ×10^9/L,N 80.8%,Hb 146 g/L,PLT 175×10^9/L。

尿常规检查正常。

心肌损伤标志物检测:cTnT<0.003 ng/ml,NT - proBNP 270.5 pg/ml。

肝肾功能、血糖、电解质:正常范围。

血气分析:pH 7.46,$PaCO_2$ 32.6 mmHg,PaO_2 78 mmHg,BE −0.6 mmol/L。

心电图检查:窦性心动过速。

床边胸片检查:两肺未见明显活动性病变。

二、诊治经过

1. 初步诊断

哮喘持续状态,重症哮喘。

2. 诊治经过

患者入院后气促明显,给予复方异丙托溴铵溶液 2.5 ml 和布地奈德混悬液 2 ml 雾化吸入每日 2 次,给予甲泼尼龙 80 mg 和二羟丙茶碱 0.5 g 静脉滴注每日 1 次,急查血气分析示 pH 7.35, $PaCO_2$ 46.6 mmHg, PaO_2 77 mmHg,加用无创机械通气(noninvasive mechanical ventilation, NIV)辅助通气,患者仍时有气促发作。入院第 2 天患者气促症状加重,大汗,意识模糊,两肺呼吸音低,查血气分析示 pH 7.10, $PaCO_2$ 98 mmHg, PaO_2 62 mmHg,立即予经口气管插管行有创机械通气,并予咪达唑仑(咪唑安定)镇静、维库溴铵肌松治疗,并调节甲泼尼龙量为 80 mg q8 h×1 天,80 mg q12 h×3 天,患者呼吸衰竭情况逐渐改善。逐步停用肌松剂及镇静药物,复查血气示 pH 7.49, $PaCO_2$ 36.4 mmHg, PaO_2 102 mmHg,患者神志清楚,呼吸平稳,予拔除气管插管导管,给予无创机械通气支持,后逐渐停用无创呼吸机,交替使用鼻导管吸氧。复查血气分析正常范围,激素改为甲泼尼龙 40 mg qd×3 天,之后激素减量至口服,并逐渐减量,并辅以氨溴索化痰,二羟丙茶碱平喘、舒张支气管等对症治疗。1 周后患者病情平稳,无胸闷气促,无发热、咳嗽、咳痰等症状,予以出院。

三、病例分析

1. 病史特点

(1) 女性,48 岁,本次因"胸闷气促 10 天余,加重 1 天"入院,胸闷气促活动后明显,伴有哮鸣音,体力活动受限。

(2) 既往哮喘病史约 3～4 年,间断使用沙丁胺醇气雾剂吸入治疗。

(3) 体征:气急,端坐呼吸,HR 120 次/min,呼吸频率 35 次/min,两肺满布哮鸣音。

(4) 实验室及影像学检查:血常规中性粒细胞计数升高;多次血气分析提示 $PaCO_2$ 进行性增高, PaO_2 和 pH 进行性降低。NT-proBNP、血糖、肝功能、肾功能、电解质均在正常范围。心电图检查:窦性心动过速。床边胸片检查:两肺未见明显活动性病变。

2. 诊断与诊断依据

(1) 诊断:哮喘持续状态,重症哮喘。

(2) 诊断依据:患者既往明确哮喘病史。本次起病每日有胸闷气促症状,频繁发作,体力活动受限。有大汗淋漓、端坐呼吸表现,心率大于 100 次/min,呼吸频率大于 30 次/min,两肺可闻及呼气相哮鸣音;病程中出现气促症状加重,大汗,意识模糊,两肺呼吸音低,查血气分析示 pH 7.10, $PaCO_2$ 98 mmHg, PaO_2 62 mmHg,故诊断明确。

3. 处理方案及理由

(1) 保持气道通畅、维持生命体征稳定:对于哮喘急性发作的患者,尤其是危重患者,需要加强心电监护,评估气道、呼吸和循环。

(2) 氧疗:改善缺氧,保证氧饱和度高于 90%。

(3) 糖皮质激素:是控制哮喘最有效的药物,分为吸入、口服和静脉用药。重度哮喘发作时应及早静脉给予激素治疗,无激素依赖倾向者,可在短期(3～5 天)内停药;有激素依赖倾向者应适当延长给药时间,症状缓解后逐渐减量,然后改用口服和吸入维持。

(4) 支气管扩张剂:可使用 β_2 -受体激动剂、抗胆碱药和茶碱等缓解哮喘症状。

(5) 机械通气:该患者入院后血气分析提示 $PaCO_2$ 进行性增高, PaO_2 和 pH 进行性降低,病情持续恶化,经过常规治疗和无创机械通气无效,应进行有创机械通气治疗。

(6) 其他治疗:包括寻找哮喘发作的诱因,积极的液体治疗,维持内环境稳定,等等。

四、要点与讨论

哮喘是由多种细胞(如嗜酸性粒细胞、肥大细胞、T 淋巴细胞、中性粒细胞、平滑肌细胞、气道上皮细胞等)和细胞组分参与的气道慢性炎症性疾病。哮喘为一种异质性疾病,常以慢性气道炎症为特征,包含随时间不断变化的呼吸道症状的病史,如喘息、气短、胸闷和咳嗽,同时具有可变性呼气气流受限。根据临床表现哮喘可分为急性发作期、非急性发作期。

哮喘诊断应根据特有的症状类型和可变性气流受限证据,通过支气管舒张剂可逆性试验或其他试验加以证实。若有可能建议开始实施控制性治疗前提供哮喘诊断证据,治疗后再证实哮喘诊断通常很难。

临床上表现为气喘的病例中,应注意鉴别支气管哮喘与心源性哮喘。它们的临床表现很相似,但病因不同,在基础治疗上就存在不同。心源性哮喘发作时的症状与哮喘发作类似,同样有呼吸困难,强迫体位,听诊可闻及遍布双肺的哮鸣音。心源性哮喘常见于有器质性心脏病基础的患者发生急性左心功能衰竭时,可伴有咳粉红色泡沫痰,胸部 X 线检查可见心脏增大、肺淤血,NT - proBNP 检测有助于鉴别诊断。

哮喘可以按病情严重程度、控制水平、急性发作时的严重程度等分级。治疗上应该根据不同的发病期、严重级别和控制水平个体化用药。应据呼吸困难程度、呼吸频率、脉率、血氧饱和度、肺功能水平评估急性加重的严重程度,若有严重恶化的体征,应马上将患者转送急救机构。若患者处于昏睡、神志不清或出现"寂静肺",应马上转到重症监护病房(ICU)治疗。

重度和危重哮喘急性发作时经过药物治疗,临床症状和肺功能无改善甚至继续恶化,应及时给予机械通气治疗,其指征主要包括:神志改变、呼吸肌疲劳、动脉血气提示呼吸性酸中毒、二氧化碳潴留。可先采用经鼻(面)罩无创机械通气,若无效应及早行气管插管机械通气。哮喘急性发作患者气道阻力明显增高,通气参数要选择小潮气量通气,可试用允许性高碳酸血症通气策略以减少呼吸机相关肺损伤,气管插管早期可短期应用镇静药和肌松药。大多数哮喘急性发作并非由细菌感染引起,应严格控制抗菌药物的使用的指征,除非有细菌感染的证据,或属于重度或危重哮喘急性发作。

在长期随访过程中,按哮喘控制标准评估哮喘控制水平;采用相应分级治疗方案以达到并维持哮喘控制。

五、思考题

(1) 如何鉴别支气管哮喘与心源性哮喘?

(2) 如何识别重、危症哮喘?

(3) 哮喘慢性持续期如何选择治疗药物?

(孙 思 闵 珉)

案例 20

慢阻肺失代偿

一、病史资料

1. 现病史

患者,男性,66岁,因"反复咳嗽,咳痰5年,加重3天伴气促"来院。患者有慢性咳嗽、咳痰病史5年,每年冬春季好发,每次发作时至医院给予抗感染化痰治疗后能好转。本次就诊前3天患者感冒后咳嗽,咳痰症状加重,痰量较多,色黄脓,伴明显的气促,活动后为甚,偶有胸闷,无发热,无胸痛、腹痛等不适。为进一步治疗来急诊诊治。患者起病以来神清,对答切题,精神尚可,胃纳较差,两便正常,夜眠较差,无双下肢水肿。

2. 既往史

既往有长期吸烟史,20支/天×35年,否认饮酒史,否认冶游史,否认高血压、糖尿病史。否认食物药物过敏史。

3. 体格检查

T 36.9 ℃, P 102 次/min, R 22 次/min, BP 130 mmHg/80 mmHg, SpO$_2$ 92%。神清,自动体位,呼吸略促,全身皮肤巩膜无黄染,双侧球结膜无水肿。颈软,气管居中,颈静脉无怒张;桶装胸,两肺叩诊过清音,听诊呼吸音稍低,双侧肺底可及湿啰音;心界不大,HR 102 次/min,律齐,未及明显杂音;腹平软,无压痛,移动性浊音阴性;双下肢不肿,神经系统病理征阴性。

4. 实验室和影像学检查

血常规检查:WBC 11.2×10^9/L, N 78%, Hb 140 g/L, PLT 130×10^9/L。

肝肾功能电解质:正常。

血气分析:pH 7.37, PaCO$_2$ 45 mmHg, PaO$_2$ 70 mmHg, BE −2.2 mmol/L(未吸氧)。

胸部CT平扫:慢性支气管炎伴感染、肺气肿(见图20-1)。

心电图检查:窦性心动过速。

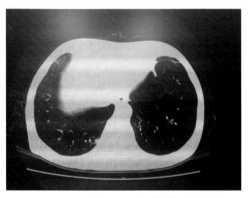

图 20-1 胸部 CT 平扫:慢支,肺气肿

二、诊治经过

1. 初步诊断

慢性阻塞性肺疾病急性加重（acute exacerbation chronic obstructive pulmonary disease, AECOPD）。

2. 诊治经过

患者入院后予以心电血压氧饱和度监护、氧疗、积极抗感染治疗（左氧氟沙星）、支气管扩张剂（糖皮质激素、β-受体激动剂、抗胆碱能雾化吸入）、化痰等治疗。入院时患者监护提示氧饱和度92%，经过治疗后患者氧饱和度逐渐上升至97%左右（鼻导管吸氧3 L/min），气促较前明显缓解。患者痰培养提示肺炎链球菌，左氧氟沙星敏感。故继续上述治疗，3天后，咳嗽咳痰明显好转，痰色转白，痰量明显减少，气促缓解，复查血常规，白细胞计数降至正常。复查血气：pH 7.43，$PaCO_2$ 40 mmHg，PaO_2 102 mmHg，BE 1.2 mmol/L（吸氧1～2 L/min）。1周后静脉用左氧氟沙星改为口服后出院。出院前查肺功能提示：FEV_1 1.1 L，FEV_1/FVC 40%。

三、病例分析

1. 病史特点

（1）患者，老年男性，66岁，因"反复咳嗽，咳痰5年，加重3天伴气促"来院就诊。

（2）既往有长期吸烟史，有比较明确的慢性阻塞性肺病（COPD）病史。

（3）体格检查：神清，自动体位，呼吸略促，双侧球结膜无水肿。颈软，气管居中，颈静脉无怒张，桶状胸，两肺叩诊过清音，听诊呼吸音稍低，双侧肺底可及湿啰音；心界不大，HR 102次/min，律齐，未及明显杂音；腹部阴性；双下肢不肿。

（4）实验室检查：血常规白细胞计数升高、中性粒细胞计数升高；胸部CT平扫提示慢性支气管炎伴感染、肺气肿。

2. 诊断与诊断依据

（1）诊断：慢性阻塞性肺病急性加重（AECOPD）。

（2）诊断依据：患者，老年男性，长期吸烟，反复咳嗽，咳痰5年，加重3天伴气促，诱因为感冒，咳嗽咳痰，且痰脓色黄，量较多；有气促表现，临床符合AECOPD。实验室及辅助检查：WBC $11.2×10^9$/L，胸部CT平扫示慢性支气管炎伴感染、肺气肿，故诊断明确。

3. 处理方案及理由

（1）完善检查，加强监护，评估患者的症状严重程度：可行血气分析、胸部影像学检查、病原学检查等。

（2）控制性氧疗：使患者的$PaO_2>60$ mmHg或$SaO_2>90$%。但吸入氧浓度不宜过高，需注意可能发生潜在的CO_2潴留及呼吸性酸中毒。

（3）抗生素：根据患者发病的危险因素，以及病原学检查的结果选择合适的抗生素。

（4）支气管扩张剂：β-受体激动剂和抗胆碱能药物是一线用药，可使用沙丁胺醇和异丙托溴铵联合雾化吸入。静脉使用甲基黄嘌呤类药物（茶碱或氨茶碱）为二线用药，适用于对短效支气管扩张剂疗效不佳以及某些较为严重的AECOPD患者。

（5）化痰药物：氨溴索增加支气管内膜纤毛的摆动，稀释痰液。

（6）糖皮质激素：糖皮质激素的抗炎作用可以降低急性加重患者的复发率、阻止呼吸困难进展，对该患者使用雾化吸入，如果效果不佳，可考虑静脉或口服给药。

（7）无创机械通气（NIV）：AECOPD发生呼吸衰竭时，如果常规治疗效果不明显时，无创通气治疗可改善呼吸性酸中毒，降低$PaCO_2$、呼吸频率，减轻气促，降低气管插管率、住院天数以及病死率。

（8）其他：密切监测患者的病情变化，监测液体平衡和营养状况，识别是否有心律失常、心衰等并发症。

四、要点与讨论

慢性阻塞性肺疾病（chronic obstructive pulmonary disease，COPD）是导致人类死亡的最常见病因之一。当COPD患者出现呼吸困难、咳嗽或咳痰较平时加重，需考虑急性加重。急性加重是疾病过程中发生的事件，即使规范药物治疗的COPD患者也可能发生急性加重。和哮喘一样，病毒感染是COPD急性加重常见的诱因，其他还包括细菌感染、空气污染等。

急性加重时入住普通病房住院治疗指征：①症状显著加剧，如突然出现的静息状况下呼吸困难；②重度慢阻肺；③出现新的体征或原有体征加重（如发绀、神志改变、外周水肿）；④有严重的合并症（如心力衰竭或新出现的心律失常）；⑤初始药物治疗急性加重失败；⑥高龄患者；⑦诊断不明确；⑧院外治疗无效或医疗条件差。

当患者出现以下情况时需考虑入住ICU：①严重呼吸困难且对初始治疗反应差；②意识状态改变（如意识模糊、昏睡、昏迷等）；③经氧疗和无创机械通气（NIV）后，低氧血症（$PaO_2 < 40$ mmHg）仍持续或呈进行性恶化，和（或）严重进行性加重的呼吸性酸中毒（$pH < 7.25$）；④需要有创机械通气；⑤血流动力学不稳定，需要使用升压药。

COPD患者使用NIV的指征是（至少符合以下1个条件）：①呼吸性酸中毒（动脉血$pH \leqslant 7.35$和（或）$PaCO_2 > 45$ mmHg）；②严重呼吸困难合并临床症状，提示呼吸肌疲劳；③呼吸功增加（例如，应用辅助呼吸肌呼吸，出现胸腹矛盾运动；或者肋间隙肌群收缩。

当患者存在以下情况时是使用NIV的相对禁忌证：①呼吸停止或呼吸明显抑制；②心血管系统不稳定（低血压、心律失常、心肌梗死）；③精神状态改变，不能合作；④易误吸者；⑤分泌物黏稠或量大；⑥近期面部或胃食管手术；⑦面部外伤、烧伤；⑧固定的鼻咽部异常。

对于COPD患者如果可以出院，应当关注他们注射疫苗的状态、吸入器使用是否恰当、门诊定期随访，推荐最好的治疗方法是戒烟。

五、思考题

（1）AECOPD的概述和诊断是什么？

（2）AECOPD的住院治疗指征有哪些？

（3）AECOPD患者NIV的适应证和相对禁忌证有哪些？

（张亚平　闵　珉）

肺 炎

一、病史资料

1. 现病史

患者，男性，43 岁，因"发热一周余，气促一天"入院。患者 10 月 31 日晚开始出现发热伴畏寒乏力，无咳嗽咳痰，当时未测体温。次日至当地诊所就诊，予抗感染对症治疗，具体不详。11 月 3 日当地卫生院查血常规：WBC $2.7×10^9$/L；PLT $42×10^9$/L；转至某中心医院，查腹部 B 超示：脾肿大并门静脉、脾静脉增宽。血常规：WBC $2.76×10^9$/L；PLT $71×10^9$/L。肾功能：BUN 6.8 mmol/L；Cr 112.7 μmol/L，予克林霉素抗感染治疗。因病情未缓解 11 月 6 日住院治疗，血气分析：$PaCO_2$ 31 mmHg；PaO_2 67 mmHg；SpO_2 94%。血常规：WBC $1.82×10^9$/L；PLT $40×10^9$/L；Na^+ 125 mmol/L；Fib 1.7 g/L；D-二聚体 2.5 mg/L；Cr 369.5 μmol/L；CRP 22.9 mg/L。胸部 CT：两肺散在大片炎症，两侧少量胸腔积液。予抗感染对症治疗（具体不详）。11 月 7 日患者病情加重伴气促，转至本院急诊，血气分析（吸氧 3 L/min）：pH 值 7.41；$PaCO_2$ 29 mmHg；PaO_2 54 mmHg；血常规：WBC $1.41×10^9$/L；PLT $52×10^9$/L；氨基末端利钠肽前体 1 914 pg/ml；降钙素 1.08 ng/ml；ALB 25 g/L；BUN 22.8 mmol/L；Cr 386 μmol/L；CRP 23 mg/L；D-二聚体 4.1 mg/L；Fib 178 mg/dl。为进一步诊治收入 EICU。病程中体温自述最高达 38℃，胃纳差，两便无殊，睡眠尚可。

2. 既往史

患者务农，既往体健。否认高血压、糖尿病病史，偶尔吸烟饮酒，否认家族遗传疾病史，父母兄弟子女均体健。

3. 体格检查

T 38.6℃，P 110 次/min，R 40 次/min，BP 146 mmHg/96 mmHg，SpO_2（吸氧 3 L/min）90%。神志清楚，精神欠佳，急性病面容，呼吸急促。全身皮肤巩膜无黄染，全身浅表淋巴结无肿大，颈软，气管居中，双肺听诊呼吸音粗，可闻及少量湿啰音。心前区无隆起，心界不大，HR 110 次/min，律齐，未及病理杂音。腹部平软，肝脾肋下未及，肝肾区无叩击痛，肠鸣音 3 次/min。神经系统检查（一）。双下肢不肿。

4. 实验室及影像学检查

血常规检查：WBC $2.64×10^9$/L，N 78.4%，Hb 122 g/L，PLT $53×10^9$/L。

尿常规检查：红细胞 20~25/HP，白细胞（一），蛋白（＋＋）。

肝功能检查：TB 6.7 μmol/L，DB 5.3 μmol/L，A 23 g/L，G 27 g/L，ALT 14 IU/L，AST 23 IU/L。

血糖 8.4 mmol/L。

Na^+ 124 mmol/L，K^+ 3.7 mmol/L，Cl^- 98 mmol/L。

BUN 24.3 mmol/L，Cr 455 μmol/L，UA 418 μmol/L。

CK 23 IU/L，CK-MB 7 IU/L，cTnT 0.015 ng/ml；NT-proBNP 2 662.0 pg/ml。

淀粉酶：89 IU/L。

CRP：18.4 mg/L。

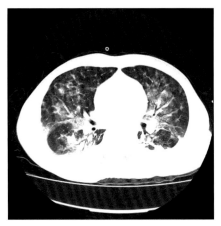

图21-1 胸部CT扫描示两肺广泛渗出伴双侧胸腔积液

凝血功能：PT 13.4 s，PTR 1.09，INR 1.09，TT 17.8 s，APTT 33.3 s，Fib 165 mg/dl，D-二聚体 4.72 mg/L。

血乳酸 1.29 mmol/L。

痰及血培养：(－)。

降钙素原：1.59 ng/mL。

风湿全套(－)；Th淋巴细胞CD4：37.0%；Ts淋巴细胞CD8：34.0%；CD4/CD8：1.1；HIV抗体(－)。

心电图检查：窦性心动过速。

彩超(肾、输尿管、膀胱)检查：右肾上极背侧稍低回声区-考虑良性改变。

胸部CT扫描：两肺广泛炎症，两侧胸腔积液伴两下肺部分压迫性不张，升主动脉管径增宽(见图21-1)。

二、诊治经过

1. 初步诊断

(1) 重症社区获得性肺炎(SCAP)。

(2) 多脏器功能障碍(Ⅰ型呼衰、急性肾损伤、粒细胞和血小板计数减少、电解质紊乱)。

2. 诊治经过

患者入院后心电血压监护，胸部CT扫描提示间质性改变为主，考虑非典型病原体可能，遂予莫西沙星(拜复乐)0.4 qd×10 d联合奥司他韦 75 mg bid×5 d治疗；同时患者合并Ⅰ型呼衰，给予半卧位下无创机械通气治疗，密切观察氧合改善情况及胃肠胀气等并发症情况；甲泼尼龙 40 mg bid×5 d、40 mg qd×5 d抗炎治疗；患者无创通气人机配合良好，鼓励患者进食改善营养；进一步完善各项检查，包括细胞免疫、HIV抗体及风湿全套、抗中性粒细胞胞质抗体(ANCA)等相关检查。经治疗后呼吸窘迫逐渐改善，5天后停用无创通气。住院期间胸腔积液有所增多，予左侧胸腔穿刺引流出血性渗出液 500 ml后拔管。住院2周后症状明显改善，各项指标基本恢复正常，予以出院。出院2周后随访CT已完全吸收(见图21-2)。

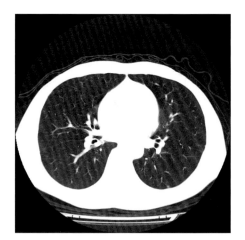

图21-2 胸部CT扫描示两肺渗出完全吸收

三、病例分析

1. 病史特点

(1) 男性，43岁，"发热1周余，气促1天"入院。

(2) 既往体健，否认高血压、糖尿病病史，否认药物过敏史。

（3）体格检查：T 38.6℃；P 110 次/min；R 40 次/min；BP 146 mmHg/96 mmHg。神志清楚，呼吸急促。双肺听诊呼吸音粗，可闻及少量湿啰音。HR 110 次/min，律齐。腹部平软，无压痛。双下肢不肿。

（4）实验室和影像学检查：白细胞和血小板计数降低；肌酐增高；血气分析示低氧血症；胸部 CT 扫描示两肺广泛炎症，两侧胸腔积液伴两下肺部分压迫性不张。

2. 诊断与诊断依据

（1）诊断：重症社区获得性肺炎；多脏器功能不全（Ⅰ型呼衰、急性肾损伤、粒细胞和血小板计数减少、电解质紊乱）。

（2）诊断依据：重症社区获得性肺炎（SCAP）：该患者满足重症肺炎的 6 条次要标准（呼吸频率、氧合指数、多叶肺浸润、氮质血症、白细胞计数减少、血小板计数减少），因此 SCAP 诊断成立。

多脏器功能障碍（Ⅰ型呼衰、急性肾损伤、粒细胞和血小板计数减少、电解质紊乱）：患者既往肾功能正常，本次起病后存在多系统/脏器功能损伤，主要表现在呼吸、泌尿和血液系统。多脏器功能障碍常继发于严重感染，其病理生理机制多源于脓毒性休克导致的全身脏器低灌注有关，也可能与感染导致的全身炎症反应有关，尤其是在军团菌感染或病毒感染中多见。本例患者病史中未提示休克有关的临床表现和客观体征，因此多脏器功能障碍和不全考虑可能与感染导致的全身炎症反应相关。

3. 处理方案及理由

（1）初始抗感染治疗上以覆盖非典型病原体为主，给予莫西沙星（拜复乐）＋奥司他韦联合。并予病原学检测，根据检测结果和临床反应进一步调整抗生素。

（2）无创机械通气支持改善氧合。

（3）抗炎治疗：静脉使用甲泼尼龙，抑制炎症反应。

（4）适当补液，纠正电解质紊乱，营养支持。

（5）进一步完善检查，除外特殊病原体及非感染性疾病（如血管炎）。

四、要点与讨论

成人 CAP 的年发病率为（5～11）例/1 000，是感染性疾病导致死亡最常见的原因。80％的 CAP 患者可在门诊治疗，病死率＜1％，但需要入住 ICU 的重症肺炎患者，病死率可高达 20％～50％。

中华医学会呼吸病学分会 2006 年"社区获得性肺炎诊断和治疗指南"的临床诊断标准包括：①新近出现的咳嗽、咳痰或原有呼吸道疾病症状加重，并出现脓性痰，伴或不伴胸痛；②发热；③肺实变体征和（或）闻及湿啰音；④WBC 计数＞10×10⁹/L 或＜4×10⁹/L，伴或不伴细胞核左移；⑤胸部 X 线检查显示片状、斑片状浸润性阴影或间质性改变，伴或不伴胸腔积液。以上①～④项中任何 1 项加第⑤项，并除外肺结核、肺部肿瘤、非感染性肺间质性疾病、肺水肿、肺不张、肺栓塞、肺嗜酸性粒细胞浸润症及肺血管炎等后，可建立临床诊断。

CAP 诊断明确后，需对其严重程度进行评估，以便选择合适场所进行治疗。目前使用比较广泛的有美国胸科协会和美国感染性疾病协会（ATS/IDSA）推荐的肺炎严重程度指数（pneumonia severity index，PSI）（见表 21 - 1）和英国胸科协会（BTS）推荐的 CURB - 65 评分（见表 21 - 2）。PSI 是基于 20 个指标后的总分值将 CAP 进行分层（Ⅰ～Ⅴ）。而 CURB - 65 基于 5 项指标，包括意识改变（confusion，C），血尿素氮（urea，U），呼吸频率（respiratory rate，R），血压（blood pressure，B）和年龄≥65岁，每项 1 分，总分 5 分。因 CURB - 65 评估简便而被初级诊所和门诊广泛采纳。PSI 评分虽稍显复杂，但对预测 CAP 预后的精确性更高，是目前最成熟的 CAP 病情预后评估体系。除此以外，比较权威的还有美国胸科协会（ATS）推荐的重症社区获得性肺炎（SCAP）诊断标准（见表 21 - 3），该标准于

1993 年推出,并予 2001 年修订,SCAP 需满足 1 条主要标准或 3 条次要标准,是目前诊断 SCAP 的精确标准。值得注意的是,可供临床使用的评估体系还有很多,不同体系都有其优缺点,建立评估体系的目的在于协助临床医生进行临床决策,而不是完全替代临床医生的综合评估,不同的评估体系还需要在今后的临床实践中不断完善。

表 21-1   肺炎严重程度指数(PSI)评分

第 1 步:不含有下列任何一项者,为风险 Ⅰ 级;含有下列至少一项者,进入第 2 步。
年龄≥50 岁;合并肿瘤疾病、肝脏疾病、充血性心衰、脑血管病或肾脏疾病病史;有意识状态改变、R≥30 次/min、收缩压<90 mmHg、T<35℃或≥40℃、P≥125 次/min。
第 2 步:分层风险 Ⅱ、Ⅲ、Ⅳ、Ⅴ 级

	评分标准	实际分数
人口统计学资料		
男	＋年龄	
女	＋年龄－10	
常住养老院	＋10	
合并症		
肿瘤疾病(活动期)	＋30	
慢性肝脏疾病	＋20	
充血性心力衰竭	＋10	
脑血管疾病	＋10	
慢性肾脏疾病	＋10	
体征		
意识状态改变	＋20	
R≥30 次/min	＋20	
收缩压<90 mmHg	＋20	
T<35℃或≥40℃	＋15	
P≥125 次/min	＋10	
实验室和影像学表现		
动脉血 pH<7.35	＋30	
血尿素氮≥11 mmol/L(30 mg/dl)	＋20	
血钠<130 mmol/L	＋20	
血糖≥14 mmol/L(250 mg/dl)	＋10	
Hct<30%	＋10	
PaO$_2$<60 mmHg 或 SaO$_2$<90%	＋10	
胸水	＋10	
合计		
风险分级	**PSI 积分**	**临床决策推荐**
Ⅰ 级		门诊治疗

（续表）

风险分级	PSI 积分	临床决策推荐
Ⅱ级	≤70	门诊治疗
Ⅲ级	71～90	短期住院观察
Ⅳ级	91～130	住院管理
Ⅴ级	>130	住院管理

表 21 - 2　CURB - 65 评分

临 床 指 标	分　值
意识障碍	1
血尿素氮>7 mmol/L(20 mg/dL)	1
呼吸频率≥30 次/min	1
收缩压<90 mmHg 或舒张压≤60 mmHg	1
年龄≥65 岁	1
CURB - 65 积分	临床决策推荐
0～1 分	门诊治疗
2～3 分	住院治疗
4～5 分	入住 ICU

表 21 - 3　ATS 重症社区获得性肺炎的诊断标准

主要标准
需要进行有创机械通气
脓毒性休克需要使用血管活性药物
次要标准
呼吸频率≥30 次/min
氧合指数≤250
多叶肺浸润
意识障碍
氮质血症(BUN≥20 mg/dl)
白细胞计数减少(WBC<4×10⁹/L)
血小板计数减少(PLT<100×10⁹/L)
低体温(核心温度<36℃)
低血压需要液体复苏

　　大量的流行病学研究结果证实，导致 CAP 的病原体仍以细菌为主，如肺炎链球菌、流感嗜血杆菌等，其次为非典型病原体，如肺炎支原体、肺炎衣原体、军团菌和病毒。ATS/IDSA 2007 年 CAP 诊治指南推荐抗感染治疗方案如表 21 - 4 所示，《指南》主张根据患者的病情严重程度、基础状态或特定的发病环境对 CAP 患者进行分组，并针对不同患者分组选择不同的初始抗菌药物治疗方案，疗程以 7～10 天

为宜。当然,病原体不同,基础情况不一,疗程也可有所差异。部分患者可适用短程治疗,但疗程也至少
5天,并且需满足体温正常2~3天、没有临床不稳定因素等条件。需要指出的是不同国家或地区虽然
CAP病原谱构成略同,但耐药情况却存在显著差异。因此,基于当地的流行病学资料及患者的临床特
征制订个体化治疗方案才是临床医师的最佳选择。

表 21-4　ATS/IDSA 2007 年 CAP 诊治指南推荐的患者分组及起始治疗方案

患者分组	推荐的起始治疗方案
门诊患者	
① 既往健康且3月内未使用过抗菌药物	大环内酯类或多西环素
② 存在慢性心、肺、肝、肾基础疾病;糖尿病;酗酒;恶性疾病;脾切除;免疫抑制状态或使用免疫抑制剂;3月内使用过抗菌药物	呼吸喹诺酮或 β-内酰胺抗生素＋大环内酯类
③ 在肺炎链球菌中高耐药菌株(MIC≥16 μg/ml)比例超过25%的地区的无合并症门诊 CAP 患者	呼吸喹诺酮或 β-内酰胺抗生素＋大环内酯类
非 ICU 的住院患者	呼吸喹诺酮或 β-内酰胺抗生素＋大环内酯类
ICU 住院患者	β-内酰胺抗生素(头孢噻肟,头孢曲松或氨苄西林/舒巴坦)＋阿奇霉素或呼吸喹诺酮 对青霉素过敏者,推荐使用呼吸喹诺酮＋氨曲南
特殊问题	
① 考虑假单胞菌感染可能	抗肺炎链球菌、抗假单胞菌 β-内酰胺抗生素(哌拉西林他唑巴坦,或头孢吡肟,或亚胺培南,或美洛培南)＋环丙沙星或左氧氟沙星(750 mg) 或以上 β-内酰胺抗生素＋氨基糖苷类抗生素＋阿奇霉素 或以上 β-内酰胺抗生素＋氨基糖苷类抗生素＋抗肺炎链球菌氟喹诺酮类药物(青霉素过敏者,可以氨曲南替换以上 β-内酰胺抗生素)
② 考虑 CA-MRSA 感染可能	万古霉素或利奈唑胺

五、思考题

(1) 简述 CURB-65 的评分标准。

(2) SCAP 的评估标准是什么?

(3) CAP 经验性抗感染治疗的药物选择是什么?

(樊　帆　施东伟)

案例 *22*
呼吸衰竭

一、病历资料

1. 现病史

患者,男,80岁,因"反复咳嗽、咳痰、气急10年,再发胸闷伴气促半天"于2015年5月19日入院。患者10年前始出现阵发性的咳嗽、咳痰、气喘,冬春季节易发,每次发作时间超过3个月以上,发作后经过对症治疗症状可明显好转。近2年来间断在家氧疗,活动轻度受限。5月19日上午8时无明显诱因突发胸闷气促、呼吸困难,无胸痛、头晕等其他伴随症状。自测经皮氧饱和度(SpO_2)在未吸氧的情况下SpO_2 90%左右。经休息、吸氧后胸闷、气促症状无明显缓解,遂至我院急诊。来院时查体:HR 120次/min,R 25次/min,BP 140 mmHg/100 mmHg,SpO_2 90%(鼻导管吸氧4 L/min)。神志清,精神萎,气促明显,轻度三凹征,两肺听诊呼吸音低;心脏听诊未及明显的杂音,腹部查体无异常,双下肢Ⅰ度水肿。实验室检查:动脉血气分析(鼻导管吸氧4 L/min):pH 7.36,$PaCO_2$ 71.5 mmHg,PaO_2 68 mmHg,SaO_2 92.5%,BE 12.9 mmol/L;D-二聚体1.46 mg/L;血常规:WBC $8.73×10^9$/L,N 83%;CRP 32.1 mg/L;cTnT 0.025 ng/ml,NT-proBNP 2 708 pg/ml。辅助检查:胸部CT检查提示肺气肿,左侧少量气胸(压缩小于10%),两肺散在慢性炎症;两侧胸腔积液;右下肺节段性不张可能,肺动脉高压"(见图22-1)。心电图检查示:①窦性心动过速;②完全性右束支阻滞;③右心室肥大伴ST-T改变;④Ⅱ、Ⅲ、aVF导联异常Q波,V_4、V_5、V_6导联R波递增不良。为进一步治疗,收入急诊ICU。

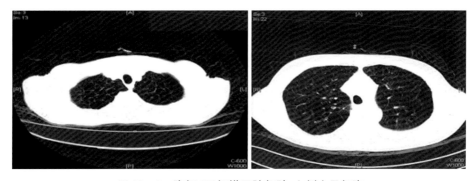

图22-1 胸部CT扫描示肺气肿、左侧少量气胸

2. 既往史

有慢性阻塞性肺病(Chronic obstructive pulmonary disease,COPD)史10年,10年前肺功能提示:FEV_1/FVC<70%,平素长期吸入:沙美特罗替卡松(舒利迭)500 μg(1吸bid),噻托溴铵(思力华)18 μg

93

(1 吸 qd),并于家中长期无创机械通气和氧疗。有阵发性房颤病史。长期抽烟史 20 年,每天 30 支,已经戒烟 10 年。否认酗酒史。无药物和食物过敏史。

3. 体格检查

T 36.7℃,P 70 次/min,R 22 次/min,BP 112 mmHg/65 mmHg,SpO_2 90%。无创机械通气治疗(S/T 模式,IPAP/EPAP 14 cmH_2O/4 cmH_2O),神志清,呼吸平稳,自主体位,应答流畅。气管居中,桶状胸,双肺叩诊过清音,听诊呼吸音低,未及干、湿啰音。心界不大,HR 70 次/min,律齐。腹部平软,肝脾肋下未及,肝肾区无叩击痛,肠鸣 3 次/min。双下肢凹陷性水肿(Ⅰ度),足背动脉可及。神经系统检查(一)。

4. 实验室和影像学检查

血气分析(2015 - 5 - 19):pH 7.30,$PaCO_2$ 76.7 mmHg,PaO_2 190 mmHg,SaO_2 100%,BE 9.9 mmol/L(BiPAP 14/4,供氧 5 L/min)。

血气分析(2015 - 5 - 25):pH 7.42,$PaCO_2$ 57 mmHg,PaO_2 95 mmHg,SaO_2 98.3%,BE 11.5 mmol/L(BiPAP 16/4,供氧 2 L/min)。

血常规检查(2015 - 5 - 20):WBC $8.71×10^9$/L,N 77.6%,Hb 126 g/L,PLT $121×10^9$/L。

血生化分析:NT - proBNP 2 823 pg/ml;PCT 0.05 ng/ml;D-二聚体 1.09 mg/L。

胸部 CT 平扫(2015 - 5 - 21):左侧微量气胸,较前片(2015 - 05 - 19)稍减少;肺气肿,两肺散在慢性炎症,两侧胸腔积液,右下肺节段性不张可能;肺动脉高压。

经胸超声心动图检查(2015 - 5 - 21):①主动脉瓣钙化;②重度肺动脉高压伴中度三尖瓣反流;③继发性右房室增大,右室壁增厚。

下肢静脉超声检查(2015 - 5 - 29):双下肢深静脉血流通畅。

二、诊治经过

1. 初步诊断

慢性阻塞性肺病急性发作(AECOPD),Ⅱ型呼吸衰竭,肺源性心脏病,右心功能不全;左侧气胸。

2. 诊治经过

患者入院后完善相关检查,胸部 CT 扫描提示左侧少量气胸(压缩小于 10%),肺气肿。血气分析提示存在Ⅱ型呼吸衰竭,给予低流量氧疗,小潮气量、低支持压力的间断无创机械通气(IPAP/EPAP 不超过 16/5 cmH_2O)联合尼可刹米兴奋呼吸中枢改善 CO_2 潴留;莫西沙星(400 mg/d)抗感染治疗、甲泼尼龙(40 mg/d)抗炎、沙美特罗替卡松及噻托溴铵改善气道痉挛以及祛痰、加强利尿等对症治疗,后随访胸部检查气胸较前明显吸收,患者胸闷气促症状明显缓解,双下肢水肿明显消退后出院。

三、病例分析

1. 病史特点

(1)老年男性,因"反复咳嗽、咳痰、气急 10 年,再发胸闷伴气促半天"入院。既往有慢性阻塞性肺病 10 年,平素长期使用沙美特罗替卡松(舒利迭)和噻托溴铵等吸入性的支气管扩张剂,并于家中长期无创机械通气和氧疗。有阵发性房颤病史。

(2)患者存在慢性呼吸衰竭,长期依赖呼吸机通气,此次起病急,呼衰加重急需呼吸机支持,但同时合并气胸,治疗存在矛盾。

(3)体格检查:神志清,精神萎,桶状胸,双肺叩诊过清音,双肺听诊呼吸音低,未及明显的干、湿啰音。双下肢对称性、凹陷性水肿。

（4）实验室和影像学检查：动脉血气提示Ⅱ型呼吸衰竭；胸部CT扫描提示左侧气胸、肺不张、两肺慢性炎症及肺动脉高压并存；心超及心电图检查提示肺动脉高压及继发性右心室肥大。

2. 诊断与诊断依据

（1）诊断：①AECOPD；②Ⅱ型呼吸衰竭；③肺源性心脏病，右心功能不全，左侧气胸。

（2）诊断依据：

① AECOPD：患者有COPD史10年，临床体征、胸部CT扫描提示肺气肿符合慢阻肺改变，此次由于气胸的诱因导致患者短期内气短、喘息加重，符合COPD急性发作。

② Ⅱ型呼吸衰竭：根据多次动脉血气分析结果，诊断明确。

③ 肺源性心脏病，右心功能不全：患者有COPD史10年，心超及心电图检查均提示肺动脉高压及继发性右心肥大的改变，血清NT - proBNP明显升高；胸部CT检查见双侧胸腔积液，双下肢存在凹陷性水肿，此诊断成立。

3. 处理方案及理由

（1）氧疗及机械通气：患者入院时存在明显Ⅱ型呼吸衰竭，结合其长期呼吸机依赖，急需呼吸机支持治疗。考虑到患者存在少量气胸，给予小潮气量低气道支持压力间断无创机械通气，并积极随访X现检查了解气胸转归。

（2）改善通气：给予解除支气管痉挛、祛除痰液、减轻气道的炎症反应及兴奋呼吸的相关药物。

（3）控制感染：给予广谱的抗生素莫西沙星抗感染治疗。

（4）改善右心功能：限制钠盐摄入，加强利尿治疗。

四、要点与讨论

呼吸衰竭是由于肺内外各种原因引起的肺通气和（或）换气功能严重障碍，以致不能进行有效的气体交换，导致缺氧伴或不伴二氧化碳潴留，从而引起一系列生理功能和代谢紊乱的临床综合征。损害呼吸功能的各种因素都会导致呼衰，包括呼吸中枢、运动神经、呼吸肌、胸廓、胸膜、肺和呼吸道的病变。

急性呼吸衰竭常能危及患者生命，需要紧急处理。呼吸衰竭的总治疗原则是在保持气道通畅前提下，改善肺泡通气、纠正缺氧和二氧化碳潴留、控制感染、防治多器官功能不全、纠正酸碱失衡和水电解质紊乱等并发症。Ⅰ型呼吸衰竭的治疗重点是充分的氧疗和适当的通气支持；Ⅱ型呼吸衰竭则是足够的通气支持和适当浓度的氧疗。

呼吸衰竭的病因众多，其病理生理学变化也有较大差异，随着无创通气（non-invasive ventilation，NIV）的广泛运用，发现其在不同基础疾病的患者中应用的价值和依据也有较大的差异。研究发现对AECOPD患者NIV，气管插管率可降低60%，病死率降低了50%。目前，如没有NIV治疗的禁忌证，NIV已作为AECOPD的常规治疗手段。对于心源性肺水肿（cardiogenic pulmonary edema，CPE）引起的急性呼吸衰竭，NIV可以迅速改善气促症状及代谢紊乱，降低气管插管率。肥胖、哮喘等其他引起急性呼吸衰竭的患者，以及Ⅰ型呼吸衰竭（尤其是急性肺损伤或急性呼吸窘迫综合征）的患者，NIV可能会减少气管插管率。但是，无论何种病因导致的急性呼吸衰竭，给予NIV治疗时，需严密观察1~2 h，如症状无改善，及时改为有创通气。

对于未引流的气胸患者，给予机械通气时需要特别认真权衡利弊，因为正压通气本身就可引起气胸，尤其是张力性气胸，可危及患者生命。为避免和减少气压伤的发生，机械通气时应避免高VT和高平台压，吸气末平台压不超过30~35 cmH$_2$O。

此病例突发少量气胸导致COPD急性发作，加之长期家庭NIV运用，入院后pH 7.30，至少为中度呼吸性酸中毒。目前对中度呼吸性酸中毒患者临床应用NIV的研究依据最为充分，可以改善通气，降低气管插管率,降低病死率并缩短住院时间。但本例患者存在少量气胸,于是在严密监测和定期随访胸部影像学检查、严格控制潮气量和气道支持压的前提下,给予无创正压通气治疗。应用 NIV 1 h 后随访血气,提示二氧化碳潴留明显改善,其后随访 CT 扫描提示气胸较前稍减少。可见只要对病情的评估和监测得当,未引流的气胸并非无创正压通气的绝对禁忌证。

关于糖皮质激素的在急性呼吸衰竭中使用目前仍存在争议。对于 AECOPD 患者主张短疗程运用激素。不推荐常规静脉应用激素预防和治疗 COPD,必要时可给予吸入治疗。本例患者长期吸入支气管解痉药物,此次病情符合 AECOPD 导致急性呼吸衰竭,有必要运用糖皮质激素治疗,在连续 5 天给予甲泼尼龙 40 mg/d 后,患者的气促症状明显缓解。患者症状明显改善后,停用静脉激素治疗,改为吸入治疗。

五、思考题

(1) 呼吸衰竭的常见原因及分类有哪些?

(2) 呼吸衰竭的治疗方案是什么?

(3) 无创机械通气的应用指征及禁忌证有哪些?

（张　瑾　宋振举）

案例 23

上呼吸道感染

一、病历资料

1. 现病史

患者,男性,44 岁,因"发热伴鼻塞、流涕、咽痛 2 天"来院急诊。患者 2 天前受凉后出现发热,伴鼻塞、流清水样涕和咽痛,体温最高达 39℃,期间未服用任何药物,来院急诊。发病以来,患者无咳嗽咳痰,无胸痛气急,无腹痛腹泻,无尿频尿急等症状。

2. 既往史

患者否认高血压、糖尿病等病史;否认药物过敏史;否认结核等传染病病史;否认吸烟饮酒史;否认家族遗传病史,父母兄弟均体健。

3. 体格检查

T 38.8℃, P 100 次/min, R 20 次/min, BP 125 mmHg/75 mmHg。神志清,一般情况可,无气急,口唇无发绀,浅表淋巴结无肿大,无皮疹。颈软、咽部充血,双侧扁桃体无明显肿大,未见脓性渗出。胸廓无畸形,双侧肺部呼吸音对称,未及干湿啰音。心脏浊音界临界大小,HR 90 次/min,律齐,各心脏瓣膜听诊区未及病理杂音。腹部平软,无压痛反跳痛,肝脾肋下未及。双下肢无水肿。

4. 实验室和影像学检查

血常规检查:WBC 8.25×10^9/L, N 50.5%, Hb 150 g/L, BPC 205×10^9/L。

二、诊疗经过

1. 初步诊断

急性上呼吸道感染。

2. 诊治经过

患者为中年男性,既往身体健康,本次因发热伴鼻塞、咽痛等上呼吸道感染症状就诊,体格检查一般情况好,无严重脓毒症、脓毒症休克等表现,无中枢感染等依据,结合血白细胞计数和中性粒细胞比例均正常,考虑病毒感染所致,嘱患者休息,多饮水,予解热镇痛药(泰诺感冒片)对症处理,3 天后体温恢复正常,1 周后症状完全消失。

三、病例分析

1. 病史特点

（1）男性，44 岁，因"发热伴鼻塞、流涕、咽痛 2 天"来院急诊。

（2）既往体健；否认药物过敏史；否认结核等传染病病史；否认吸烟饮酒史。

（3）体格检查发现神清、一般情况好、颈软、咽部充血，双侧扁桃体无明显肿大，未见脓性渗出，余无阳性体征。

（4）实验室和影像学检查：血常规检查正常。

2. 诊断及诊断依据

（1）诊断：急性上呼吸道感染。

（2）诊断依据：患者发热来院，伴有鼻塞、流涕及咽痛，体格检查发现咽部充血，扁桃体不大，无脓性渗出，无其他感染伴随症状及体征，如咳嗽咳痰、腹痛腹泻、尿频尿急等，上呼吸道感染诊断可以成立。

3. 处理方案及理由

（1）对症治疗为主，可服用解热镇痛药，如泰诺、日夜百服宁等。

（2）上呼吸道感染多由病毒感染引起，患者白细胞计数不高，伴有上呼吸道卡他症状，病毒感染可能大，可不必使用抗生素。

（3）嘱患者休息，多饮水。

四、要点与讨论

发热是急诊最常见的症状，而上呼吸道感染是发热最常见的原因之一。急性上呼吸道感染俗称上感，是鼻腔、咽喉部或喉部急性炎症的总称。本病患者无年龄、性别、职业及地区差异，某些病种具有传染性，有时在一些特殊人群可引起严重并发症，如流感。

本病全年均可发病，冬春季好发，主要通过带病毒的飞沫传播。由于病毒表面抗原易发生变异，产生新的亚型，不同亚型之间无交叉免疫，故同一个人可在 1 年内多次患病。

急性上呼吸道感染 70%～80% 由病毒引起，其中包括鼻病毒、流感病毒、副流感病毒、呼吸道合胞病毒、腺病毒等，细菌感染占 20%～30%，以溶血性链球菌最多见，其次为流感嗜血杆菌，肺炎链球菌和葡萄球菌等。

根据不同的临床表现，急性上呼吸道感染可以分为：普通感冒，急性病毒性咽炎喉炎，疱疹性咽颊炎，咽结膜热及细菌性咽-扁桃体炎。普通感冒以鼻部卡他症状为主；急性病毒性咽炎症状以咽部发痒或灼热不适为主，少有咳嗽；急性病毒性喉炎则可有咽喉痛，声音嘶哑等表现；疱疹性咽颊炎有明显的发热，咽喉痛，体检时软腭、腭垂、咽部、扁桃体表面有灰色疱疹和浅表溃疡，溃疡周围有红晕；咽结膜热则有发热咽痛及畏光流泪等表现；细菌性咽-扁桃体炎常表现畏寒，高热，咽痛明显，咽部及扁桃体红肿并见脓性分泌物。

根据发热及上呼吸道卡他症状，上呼吸道感染的诊断不难确立。伴有咽痛的患者，应注意观察扁桃体有无红肿及脓性渗出，与急性化脓性扁桃体炎相鉴别；发热伴有咳嗽咳痰或体检发现肺部啰音的患者，应注意与社区获得性肺炎相鉴别。与病毒导致的上呼吸道感染不同的是，急性化脓性扁桃体炎和社区获得性肺炎有抗生素治疗的指征。

病毒导致的上呼吸道感染通常为自限性疾病，无使用抗生素指征，病程通常 7～10 天。治疗上以使用解热镇痛药改善症状为主，但并不能缩短病程。高热患者建议多饮水、多休息，对缓解症状会有所帮助。如病程迁延,伴随脓性分泌物,则有合并细菌感染的可能,可酌情使用抗生素。抗病毒药物,如广谱的利巴韦林、针对流感病毒的奥司他韦,可能有一定的疗效。其他治疗如中医中药治疗也会有一定的帮助。

五、思考题

(1)上呼吸道感染的诊断要点是什么?

(2)上呼吸道感染的病原体构成有哪些?

(3)上呼吸道感染的治疗原则是什么?

(奚百顺　施东伟)

案例 24

急性心肌梗死

一、病史资料

1. 现病史

男性,55岁,因"胸骨后压榨性痛,伴恶心、呕吐2h"就诊。患者于2h前搬重物时突然感到胸骨后压榨样疼痛,疼痛呈持续性,伴有濒死感,患者休息和含服硝酸甘油后胸痛均不能缓解,伴全身大汗、恶心,呕吐过两次,为胃内容物,为进一步诊治,来本院急诊。患者本次发病以来,大小便正常,无晕厥黑矇,无呼吸困难,无咯血。

2. 既往史

患者既往体健,否认高血压和心绞痛及高脂血症史,无药物过敏史,有吸烟20余年,每天1包。否认有糖尿病史。

3. 体格检查

T 36.8℃, P 100次/min, R 20次/min, BP 100 mmHg/60 mmHg。神清,急性痛苦病容,平卧位,呼吸平稳,全身皮肤黏膜无黄染,发绀浅表淋巴结未触及,唇不绀,颈软,颈静脉无怒张,心界不大,HR 100次分,有期前收缩5~6次/min,心尖部有S4,双肺呼吸音清,未闻及啰音,腹平软,无压痛和反跳痛,肝脾未触及,双下肢不肿。

4. 实验室检查

血常规检查:WBC 9.4 ×10^9/L, N 77.6%, Hb 11.4 g/L, PLT 180×10^9/L。血糖:7.2 mmol/L。

肾功能检查:BUN 5 μmol/L, Cr 79 μmol/L。

电解质和凝血功能正常。

心肌酶谱:血肌钙蛋白I 0.126 μg/l, CK - MB 12.5 μg/l,肌红蛋白152 μg/l。

胸部CT扫描:心肺未见明显异常。

心电图检查示:V_1 - V_5 ST段升高,QRSV_1~5呈Qr型,T波倒置(见图24-1)。

二、诊治经过

1. 初步诊断

冠心病、急性前壁心肌梗死。

2. 诊治经过

患者入院后予吸氧、心电、血压、指脉氧监测,诊断明确后予以吗啡缓解疼痛,立即口服阿司匹林

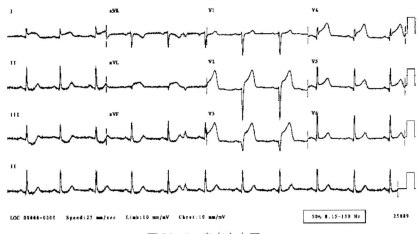

图 24 - 1　患者心电图

300 mg 和氯吡格雷 600 mg,紧急进行急症 PCI 手术,术后入 CCU 吸氧,进行心电图、血压和呼吸的监测,监测心肌酶的动态变化。术后绝对卧床休息,低脂半流食,保持大便通畅;双联抗血小板治疗(氯吡格雷,阿司匹林),抗凝治疗(低分子肝素),β-受体阻滞剂关托洛尔(倍他乐克)抗心肌缺血,培哚普利改善心肌重构,同时口服他汀类药物阿托伐他汀钙(立普妥)。

三、病例分析

1. 病史特点

(1) 男性,55 岁,因"胸骨后压榨性痛,伴恶心、呕吐 2 h"就诊。

(2) 既往史:否认高血压和心绞痛及高脂血症史,否认糖尿病史,有吸烟 20 余年,每天 1 包。

(3) 体格检查:HR 100 次/min, R 20 次/min, BP 100 mmHg/60 mmHg,急性痛苦病容,平卧位,无皮疹和发绀,浅表淋巴结未触及,巩膜不黄,颈软,颈静脉无怒张,心界不大,HR 100 次/min,有期前收缩 5～6 次/min,心尖部有 S4,肺清无啰音,腹平软,肝脾未触及,下肢不肿。

(4) 辅助检查:心电图检查示急性前壁心肌梗死,心肌蛋白升高。

2. 诊断及诊断依据

(1) 诊断:冠心病,急性前壁心肌梗死。

(2) 诊断依据:患者为中年男性,有长期吸烟史,本次因胸痛就诊,胸痛呈典型心绞痛表现,但持续时间长,休息与口含硝酸甘油均无效,心电图检查示急性前壁心肌梗死,心肌酶谱示肌钙蛋白、肌红蛋白、CK - MB 均升高诊断为急性前壁心肌梗死。

3. 处理方案及理由

(1) 绝对卧床休息,吸氧、心电血压监护、止痛、保持大便通畅等。

(2) 抗血栓治疗。

(3) 抗心肌缺血治疗。

(4) 血运重建治疗,行急症 PCI。

四、要点及讨论

1. 急性心肌梗死定义

急性心肌梗死指由于心肌缺血导致心肌细胞死亡。心肌梗死标准为:血清心肌标志物(主要是肌钙蛋白)升高(至少超过 99％参考值上限),并至少伴有以下一项临床指标:①缺血症状;②新发生的缺血性 ECG 改变[新的 ST－T 改变或左束支传导阻滞(LBBB)];③ECG 病理性 Q 波形成;④影像学证据显示有新的心肌活性丧失或新发的局部室壁运动异常;⑤冠脉造影或尸检证实冠状动脉内有血栓。第⑤条的意义是强调一旦发生心肌梗死后在救治的过程中,应积极行冠状动脉造影来验证心肌梗死的原因,并尽早开始冠脉再通的治疗。

2. 急性心肌梗死分类

1 型:自发性心肌梗死。由于动脉粥样斑块破裂、溃疡、裂纹、糜烂或夹层,引起一支或多支冠状动脉血栓形成,导致心肌血流减少或远端血小板栓塞伴心肌坏死。患者大多有严重的冠状动脉病变,少数患者冠状动脉仅有轻度狭窄甚至正常。

2 型:继发于心肌氧供需失衡的心肌梗死。除冠状动脉病变外的其他情形引起心肌需氧与供氧失平衡,导致心肌损伤和坏死。例如,冠状动脉内皮功能异常、冠状动脉痉挛或栓塞、心动过速/过缓性心律失常、贫血、呼吸衰竭、低血压、高血压伴或不伴左心室肥厚。

3 型:心脏性猝死。心脏性死亡伴心肌缺血症状和新的缺血性心电图改变或左束支阻滞,但无心肌损伤标志物检测结果。

4a 型:经皮冠状动脉介入治疗(PCI)相关心肌梗死。基线心脏肌钙蛋白(CTN)正常的患者在 PCI 后 CTN 升高超过正常上限 5 倍;或基线 CTN 增高的患者,PCI 术后 CTN 升高≥20％,然后稳定下降。同时发生:①心肌缺血症状;②心电图缺血性改变或新发左束支阻滞;③造影示冠状动脉主支或分支阻塞或持续性慢血流或无复流或栓塞;④新的存活心肌丧失或节段性室壁运动异常的影像学表现。

4b 型:支架血栓形成引起的心肌梗死。冠状动脉造影或尸检发现支架植入处血栓性阻塞,患者有心肌缺血症状和(或)至少 1 次心肌损伤标志物高于正常上限。

5 型:外科冠状动脉旁路移植术(CABG)相关心肌梗死基线 CTN 正常患者,CABG 后 CTN 升高超过正常上限 10 倍,同时发生:①新的病理性 Q 波或左束支阻滞;②血管造影提示新的桥血管或自身冠状动脉阻塞;③新的存活心肌丧失或节段性室壁运动异常的影像学证据。

3. 急性心梗的诊断与危险分层

(1) 病史采集:重点询问胸痛和相关症状。典型症状为胸骨后或心前区剧烈的压榨性疼痛(通常超过 10～20 min),可向左下臂、下颌、颈部、背或肩部放射;常伴有恶心、呕吐、大汗和呼吸困难等,含硝酸甘油不能完全缓解。应注意不典型疼痛部位和表现及无痛性心肌梗死(特别是女性、老年、糖尿病及高血压患者)。既往史需要了解包括冠心病史(心绞痛、心肌梗死、CABG 或 PCI),高血压,糖尿病,外科手术史或拔牙史,出血性疾病(包括消化性溃疡、脑血管意外、大出血、不明原因贫血或黑便),脑血管疾病(缺血性卒中、颅内出血或蛛网膜下腔出血),以及抗血小板、抗凝和溶栓药物应用史等。

(2) 体格检查:应密切注意生命体征。观察患者的一般状态,有无皮肤湿冷、面色苍白、烦躁不安、颈静脉怒张等;听诊有无肺部啰音、心律不齐、心脏杂音和奔马律;评估神经系统体征。建议采用 Killip 分级法评估新功能(见表 24-1)。

表 24-1 Killip 心功能分级法

分级	症 状 与 体 征
Ⅰ级	无明显的心力衰竭
Ⅱ级	有左心衰竭,肺部啰音<50％肺野,奔马律,窦性心动过速或其他心律失常,静脉压升高,有肺淤血的 X 线表现
Ⅲ级	肺部啰音>50％肺野,可出现急性肺水肿
Ⅳ级	心原性休克,有不同阶段和程度的血液动力学障碍

（3）实验室检查：

① 心电图：对疑似急性心梗的胸痛患者，应立刻记录 12 导联心电图［下壁和（或）正后壁心肌梗死时需加做 V_3R～V_5R 和 V_7～V_9 导联］。典型的 STEMI 早期心电图表现为 ST 段弓背向上抬高（呈单向曲线）伴或不伴病理性 Q 波、R 波减低（正后壁心肌梗死时，ST 段变化可以不明显）。超急期心电图可表现为异常高大且两支不对称的 T 波。首次心电图不能明确诊断时，需在 10～30 min 后复查。与既往心电图进行比较有助于诊断。左束支阻滞患者发生心肌梗死时，心电图诊断困难，需结合临床情况仔细判断。建议尽早开始心电监测，以发现恶性心律失常。

② 清心肌损伤标志物：肌钙蛋白 CTN 是诊断心肌坏死最特异和敏感的首选心肌损伤标志物，通常在 STEMI 症状发生后 2～4 h 开始升高，10～24 h 达到峰值，并可持续升高 7～14 d。肌酸激酶同工酶（CK-MB）对判断心肌坏死的临床特异性较高，STEMI 时其测值超过正常上限并有动态变化。溶栓治疗后梗死相关动脉开通时 CK-MB 峰值前移（14 h 以内）。CK-MB 测定也适于诊断再发心肌梗死。肌红蛋白测定有助于 STEMI 早期诊断，但特异性较差。心肌肌钙蛋白 T(cTnT)：0.02～0.13 $\mu g/L$，大于 0.2 $\mu g/L$ 为临界值，大于 0.5 $\mu g/L$ 可以诊断为 AMI（第 8 版诊断学）。必须指出，症状和心电图能够明确诊断 STEMI 的患者不需等待心肌损伤标志物和（或）影像学检查结果，而应尽早给予再灌注及其他相关治疗。

（4）危险分层：危险分层是一个连续的过程，需根据临床情况不断更新最初的评估。高龄、女性、Killip 分级Ⅱ～Ⅳ级、既往心肌梗死史、心房颤动（房颤）、前壁心肌梗死、肺部啰音、收缩压＜100 mmHg、HR＞100 次/min、糖尿病、CTN 明显升高等是 STEMI 患者死亡风险增加的独立危险因素。溶栓治疗失败、伴有右心室梗死和血液动力学异常的下壁 STEMI 患者病死率增高。合并机械性并发症的 STEMI 患者死亡风险增大。冠状动脉造影可为 STEMI 风险分层提供重要信息。

4. 入院后处理

（1）所有 STEMI 患者应立即给予吸氧和心电、血压和血氧饱和度监测，及时发现和处理心律失常、血液动力学异常和低氧血症。

（2）合并左心衰竭（肺水肿）和（或）机械并发症的患者常伴严重低氧血症，需面罩加压给氧或气管插管并机械通气。

（3）STEMI 伴剧烈胸痛患者应迅速给予有效镇痛剂，如静脉注射吗啡 3 mg，必要时间隔 5 min 重复 1 次，总量不宜超过 15 mg。但吗啡可引起低血压和呼吸抑制，并降低 P_2Y_{12} 受体拮抗剂的抗血小板作用。

（4）注意保持患者大便通畅，必要时使用缓泻剂，避免用力排便导致心脏破裂、心律失常或心力衰竭。

5. 再灌注治疗

1）溶栓治疗

快速、简便，在不具备 PCI 条件的医院或因各种原因使 FMC 至 PCI 时间明显延迟时，对有适应证的 STEMI 患者，静脉内溶栓仍是较好的选择。院前溶栓效果优于入院后溶栓。对发病 3 h 内的患者，溶栓治疗的即刻疗效与直接 PCI 基本相似；有条件时可在救护车上开始溶栓治疗。

（1）适应证：①发病 12 h 以内，预期 FMC 至 PCI 时间延迟大于 120 min，无溶栓禁忌证；②发病 12～24 h 仍有进行性缺血性胸痛和至少 2 个胸前导联或肢体导联 ST 段抬高＞0.1 mV，或血液动力学不稳定的患者，若无直接 PCI 条件，溶栓治疗是合理的；③计划进行直接 PCI 前不推荐溶栓治疗；④ST 段压低的患者（除正后壁心肌梗死或合并 aVR 导联 ST 段抬高）不应采取溶栓治疗；⑤STEMI 发病超过 12 h，症状已缓解或消失的患者不应给予溶栓治疗。

（2）禁忌证：

绝对禁忌证包括：①既往脑出血史或不明原因的卒中；②已知脑血管结构异常；③颅内恶性肿瘤；

④3个月内缺血性卒中(不包括4.5 h内急性缺血性卒中);⑤可疑主动脉夹层;⑥活动性出血或出血素质(不包括月经来潮);⑦3个月内严重头部闭合伤或面部创伤;⑧2个月内颅内或脊柱内外科手术;⑨严重未控制的高血压(收缩压>180 mmHg和(或)舒张压>110 mmHg,对紧急治疗无反应)。

相对禁忌证包括:①年龄≥75岁;②3个月前有缺血性卒中;③创伤(3周内)或持续>10 min心肺复苏;④3周内接受过大手术;⑤4周内有内脏出血;⑥近期(2周内)不能压迫止血部位的大血管穿刺;⑦妊娠;⑧不符合绝对禁忌证的已知其他颅内病变;⑨活动性消化性溃疡;⑩正在使用抗凝药物[国际标准化比值(INR)水平越高,出血风险越大]。

(3) 溶栓剂选择:建议优先采用特异性纤溶酶原激活剂。重组组织型纤溶酶原激活剂阿替普酶可选择性激活纤溶酶原,对全身纤溶活性影响较小,无抗原性,是目前最常用的溶栓剂。但其半衰期短,为防止梗死相关动脉再阻塞需联合应用肝素(24～48 h)。其他特异性纤溶酶原激活剂还有兰替普酶、瑞替普酶和替奈普酶等。非特异性纤溶酶原激活剂包括尿激酶和尿激酶原,可直接将循环血液中的纤溶酶原转变为有活性的纤溶酶,无抗原性和病态反应(见表24-2)。

(4) 疗效评估:溶栓开始后60～180 min内应密切监测临床症状、心电图ST段变化及心律失常。血管再通的间接判定指标包括:①60～90 min内心电图抬高的ST段至少回落50%;②CTN峰值提前至发病12 h内,CK-MB酶峰提前到14 h内;③2 h内胸痛症状明显缓解;④2～3 h内出现再灌注心律失常,如加速性室性自主心律、房室传导阻滞(AVB)、束支阻滞突然改善或消失,或下壁心肌梗死患者出现一过性窦性心动过缓、窦房传导阻滞,伴或不伴低血压。上述4项中,心电图变化和心肌损伤标志物峰值前移最重要。

(5) 溶栓后处理:对于溶栓后患者,无论临床判断是否再通,均应早期(3～24 h内)进行旨在介入治疗的冠状动脉造影;溶栓后PCI的最佳时机仍有待进一步研究。无冠状动脉造影和(或)PCI条件的医院,在溶栓治疗后应将患者转运到有PCI条件的医院。

2) 介入治疗

(1) 直接PCI:①发病12～24 h内具有临床和(或)心电图进行性缺血证据;②除心源性休克或梗死相关动脉PCI后仍有持续性缺血外,应仅对梗死相关动脉病变行直接PCI;③冠状动脉内血栓负荷大时建议应用导管血栓抽吸;④直接PCI时首选药物洗脱支架。

(2) 溶栓后PCI:溶栓后尽早将患者转运到有PCI条件的医院,溶栓成功者于3～24 h进行冠状动脉造影和血运重建治疗;溶栓失败者尽早实施挽救性PCI。溶栓治疗后无心肌缺血症状或血液动力学稳定者不推荐紧急行PCI。

(3) 未接受早期再灌注治疗STEMI患者的PCI(症状发病>24 h):病变适宜PCI且有再发心肌梗死、自发或诱发心肌缺血或心源性休克或血液动力学不稳定的患者建议行PCI治疗;左心室射血分数(LVEF)<0.40,有心力衰竭、严重室性心律失常者应常规行PCI;STEMI急性发作时有临床心力衰竭的证据,但发作后左心室功能尚可(LVEF>0.40)的患者也应考虑行PCI;对无自发或诱发心肌缺血证据,但梗死相关动脉有严重狭窄者可于发病24 h后行PCI;对梗死相关动脉完全闭塞、无症状的1～2支血管病变,无心肌缺血表现,血液动力学和心电稳定患者,不推荐发病24 h后常规行PCI。

6. CABG

当STEMI患者出现持续或反复缺血、心源性休克、严重心力衰竭,而冠状动脉解剖特点不适合行PCI或出现心肌梗死机械并发症需外科手术修复时可选择急症CABG。

7. 抗栓治疗

STEMI的主要原因是冠状动脉内斑块破裂诱发血栓性阻塞。因此,抗栓治疗(包括抗血小板和抗凝)十分必要。

8. 其他药物治疗

(1) β-受体阻滞剂:无禁忌证的 STEMI 患者应在发病后 24 h 内常规口服 β-受体阻滞剂。建议口服美托洛尔,从低剂量开始,逐渐加量。若患者耐受良好,2～3 d 后换用相应剂量的长效控释制剂。以下情况时需暂缓或减量使用 β-受体阻滞剂:①心力衰竭或低心输出量;②心源性休克高危患者(年龄>70 岁、收缩压<120 mmHg、窦性心率>110 次/min);③其他相对禁忌证:P-R 间期>0.24 s,二度或三度 AVB、活动性哮喘或反应性气道疾病。

(2) 硝酸酯类:静脉滴注硝酸酯类药物用于缓解缺血性胸痛、控制高血压或减轻肺水肿。如患者收缩压<90 mmHg 或较基础血压降低>30%、严重心动过缓(<50 次/min)或心动过速(>100 次/min)、拟诊右心室梗死的 STEMI 患者不应使用硝酸酯类药物。静脉滴注硝酸甘油应从低剂量(5～10 μg/min)开始,酌情逐渐增加剂量(每 5～10 min 增加 5～10 μg),直至症状控制、收缩压降低 10 mmHg(血压正常者)或 30 mmHg(高血压患者)的有效治疗剂量。在静脉滴注硝酸甘油过程中应密切监测血压(尤其是大剂量应用时),如出现心率明显加快或收缩压≤90 mmHg,应降低剂量或暂停使用。静脉用药后可过渡到口服药物维持。使用硝酸酯类药物时可能出现头痛、反射性心动过速和低血压等不良反应。如硝酸酯类药物造成血压下降而限制 β-受体阻滞剂的应用时,则不应使用硝酸酯类药物。此外,硝酸酯类药物会引起青光眼患者眼压升高;24 h 内曾应用磷酸二酯酶抑制剂(治疗勃起功能障碍)的患者易发生低血压,应避免使用。

(3) 钙拮抗剂:不推荐 STEMI 患者使用短效二氢吡啶类钙拮抗剂;适应证:①对无左心室收缩功能不全或 AVB 的患者,为缓解心肌缺血、控制房颤或心房扑动的快速心室率,如果 β-受体阻滞剂无效或禁忌使用(如支气管哮喘),则可应用非二氢吡啶类钙拮抗剂。②STEMI 后合并难以控制的心绞痛时,在使用 β-受体阻滞剂的基础上可应用地尔硫䓬。③STEMI 合并难以控制的高血压患者,可在血管紧张素转换酶抑制剂(ACEI)或血管紧张素受体阻滞剂(ARB)和 β-受体阻滞剂的基础上应用长效二氢吡啶类钙拮抗剂。

五、思考题

(1) 急性心肌梗死的临床表现有哪些?

(2) 急性心肌梗死的诊疗规范有哪些?

(3) 急诊 PCI 的治疗指征有哪些?

(周　伟　封启明)

案例 25

房 颤

一、病历资料

1. 现病史

患者,男性,57 岁,因"头晕乏力 2 周"于 2015 年 7 月 25 日来急诊就诊。患者 2 周前无明显诱因下出现头晕伴四肢乏力,无胸闷胸痛,无恶心呕吐,无黑朦晕厥,无意识丧失,无肢体抽搐,无腹痛腹泻,无心悸气促,就诊当地医院,查头颅 MRI 扫描提示左侧背侧丘脑急性梗死,双侧基底节区、脑室周边白质小缺血灶,老年脑改变。心电图检查提示心房颤动,HR 77 次/min,T 波改变(低平 $V_4 \sim V_6$),Ⅱ,Ⅲ,avF。2 月前做的动态心电图提示心房颤动伴室内差异性传导,交界性逸搏,Ⅱ度房室传导阻滞可能。

2. 既往史

有高血压病史 1 年余,最高血压 160 mmHg/100 mmHg,平时服用美托洛尔(倍他乐克)等药物,血压控制可。既往活动后否认有气急胸闷表现,平时生活自理。有持续性房颤病史两月余,曾多次使用胺碘酮(可达龙)药物复律,效果欠佳。有脑卒中病史,未有后遗症。否认糖尿病病史,否认高脂血症,否认药物过敏史,否认手术外伤史,否认输血史。预防接种史不详。有吸烟史,每日约 10 支。否认饮酒史,否认疫水接触史,否认疫区久居史。已婚已育。父母兄弟姐妹及子女身体均健康。

3. 体格检查

T 36.5℃,P 86 次/min,R 19 次/min,BP 146 mmHg/93 mmHg。神志清醒,营养良好,体型适中,自主体位,对答切题,查体合作。皮肤黏膜无黄染,无瘀点、瘀斑,无贫血貌。全身浅表淋巴结无肿大。头颅无畸形,双侧眼睑正常,无巩膜黄染,双侧瞳孔等圆,对光反射灵敏。口唇无发绀,伸舌居中,扁桃体无肿大。颈无抵抗,气管居中,颈动脉搏动正常,颈静脉无充盈,甲状腺无肿大。胸廓无畸形,触觉语颤对称,无胸膜摩擦音,叩诊呈清音,双肺听诊呼吸音低,肺底未及干啰音。心前区无隆起,无震颤,无抬举性搏动,心尖搏动正常,心浊音界大致正常,心音有力。HR 105 次/min,律绝对不齐,各瓣膜区未闻及病理性杂音。无水冲脉,无奇脉,无股动脉枪击音,无毛细血管搏动征。腹壁柔软,无腹部压痛及反跳痛,肝脾肋下未触及。无移动性浊音,无肝、肾区叩击痛。肠鸣音正常。双下肢无水肿,四肢肌力、肌张力正常对称。生理反射存在,病理反射未引出。

4. 实验室及影像学检查

1) 实验室检查

血常规检查:WBC 6.3 ×10^9/L, RBC 4.95 ×10^{12}/L, Hb 147 g/L, N 51.4 %。

血生化分析:ALT 30 IU/L, AST 26 IU/L, BUN 8.5 mmol/L ↑, Gr 85 μmol/L, TC 3.53 mmol/L, TG 1.65 mmol/L, HDL 0.75 mmol/L ↓,LDL 2.03 mmol/L ↓,载脂蛋白 A-1 0.99 g/L ↓,脂蛋白

(a) 43. 50 mg/dl ↑，APOA/APOB 1. 24 ↓，Ca^{2+} 2. 27 mmol/L，Mg^{2+} 0. 90 mmol/L。血糖 6. 58 mmol/L↑。肌钙蛋白- I 0. 000，CK - MB 0. 7 μg/L。脑钠肽前体(proBNP) 641. 10 ng/L↑。凝血指标：PT 11. 4 s，INR 1. 04，APTT 25. 5 秒，Fib 1. 728 g/L↓，TT 20. 0 s，D-二聚体 0. 08 mg/L，FDP 1. 2 mg/L。

甲状腺功能：游离 T_3 5. 53 pmol/L，游离 T_4 16. 00 pmol/L，促甲状腺激素 1. 93 mIU/l。降钙素原＜0. 020ng/ml。

肿瘤指标：甲胎蛋白(AFP)1. 41 ng/ml，癌胚抗原(CEA)3. 20 ng/ml，糖类抗原(CA125)3. 43 IU/ml。

2) 影像学检查

X 线胸片检查：两肺野纹理增多，心影增大。

食道造影：食管吞钡未见明显异常

心电图检查：心房颤动；V_5，V_6ST 段压低(呈水平型≥0. 05 mV)。

24 h Holter：持续性心房颤动(最长 $R - R_1$ 间期达 3. 2 s，时伴差异传导)；室性早搏(双源性，时呈成对)；ST 段下移(持续性改变，第一通道导联，呈水平型)；T 波改变(持续性改变，第一、三通道导联，呈低平、倒置改变)。超声心动图检查：左心房左心耳壁光滑未见附壁血栓，左心房扩大，二尖瓣反流(轻度)，未见节段性室壁运动异常。

双下肢动静脉彩超检查：两下肢动脉轻度硬化；两下肢深静脉未见栓塞表现。

肾动脉彩超检查：未见明显狭窄声像图表现。

肺静脉 CTV 检查：未见明显异常。双侧颈动脉轻度硬化，双侧颈静脉未见明显异常，双侧椎动脉显示段未见明显异常。

二、诊治经过

初步诊断：心律失常(持续性房颤)，心功能不全，纽约心脏协会(NYHA)评级 I 级，腔隙性脑梗死，高血压病 2 级。

治疗措施：

1. 药物抗心律失常

入院后给予患者口服美托洛尔(倍他乐克)(12. 5 mg bid)，华法林(2. 5 mg qn)，胺碘酮(可达龙)(150 mg tid)药物抗心律失常。

2. 房颤射频消融术(环肺静脉电隔离＋左房顶部线消融)

在 Carto3 系统指导下行房颤射频消融术(环肺静脉电隔离＋左房顶部线消融)经穿刺左锁骨下静脉，放置冠脉窦 10 极电极，穿刺左股静脉两次，经过起搏电极进行保护并作为 ACT 监测用，穿刺右股静脉 2 次，经过 2 次房间隔穿刺，分别送入 SL_1，SL_2 鞘管于左心房。以 MPA2 造影选择行肺静脉造影，以 ASOCUS 环状电极及 NAV STAR 冷盐水中弯消融导管行左房解剖结构重建，以 30 W、43℃行左右侧肺静脉电隔离术＋房顶部线性消融，消融终点为肺静脉电位完全消失，术中以芬太尼镇痛，胺碘酮 300 mg。ACT 维持 250～350 s，术中肝素单位 6 500 IU，术毕予 200 J 同步电复律转为窦律，拔鞘，穿刺处加压包扎。

三、病例分析

1. 病史特点

(1) 男性，57 岁，头晕乏力 2 周。

(2) 既往有高血压病史 1 年余，最高血压 160 mmHg/100 mmHg，平时服用美托洛尔等药物，血压控制可。有持续性房颤病史2月余,曾多次使用胺碘酮药物复律,效果欠佳。有脑卒中病史,未有后遗症。既往活动后否认有气急胸闷表现,平时生活自理。

(3) 体格检查:P 86次/min,BP 146 mmHg/93 mmHg。心尖搏动正常,心浊音界大致正常,心音有力。HR105次/min,律绝对不齐,各瓣膜区未闻及病理性杂音。无水冲脉,无奇脉,无股动脉枪击音,无毛细血管搏动征。

(4) 实验室及影像学检查:①心电图检查:心房颤动;V_5、V_6ST段压低(呈水平型≥0.05 mV)。②24 h Holter检查:持续性心房颤动;室性早搏(双源性,时呈成对);ST段下移;脑钠肽前体(proBNP) 641.10 ng/L↑。

2. 诊断与诊断依据

(1) 诊断:①心律失常(持续性房颤),心功能不全纽约心脏协会(NYHA)Ⅰ级;②腔隙性脑梗死;③高血压病2级。

(2) 诊断依据:

① 心律失常(阵发性房颤),心功能不全纽约心脏协会(NYHA)Ⅰ级:患者因"头晕乏力2周"入院。体格检查提示脉率与心率不符,听诊房颤心律。心电图及动态心电图检查提示心房颤动。根据平时活动后否认有气急胸闷表现,平时生活自理,考虑此诊断。

② 腔隙性脑梗死:患者既往有脑卒中病史,头颅MRI扫描提示左侧背侧丘脑急性梗死,双侧基底节区、脑室周边白质小缺血灶,老年脑改变,诊断明确。

③ 高血压病2级(很高危):患者有高血压史1年余,最高血压160 mmHg/100 mmHg,属于高血压2极,并有腔隙性脑梗死。

3. 处理方案及理由

持续性房颤指的是房颤发作时间＞48 h。此类型房颤不会自行恢复为窦性心律,多需要药物及(或)电复律治疗。此类患者在治疗前一定要详细了解患者房颤发生时间,有无甲状腺功能亢进征象,有无心功能不全,行超声心动图检查(最好应做食管超声心动图)以了解房室大小、心功能状态等以判断患者可否行房颤复律治疗。有下列情况之一者不宜进行房颤复律治疗:①左房直径≥50 mm;②房颤心室率慢,60次/min左右;③心功能于Ⅱ级以上;④房颤的f波普遍导联都小;⑤有血栓及甲状腺功能亢进征象;⑥风湿性心脏瓣膜病史＞半年或有风湿活动史,其他原因房颤病史＞1年;⑦怀疑有病窦综合征或传导障碍者;⑧有急性感染及电解质紊乱。一般来讲,持续性房颤如时间超过1年,就不适于复律治疗。

如符合药物复律者,应选用奎尼丁、普罗帕酮、莫雷西嗪、胺碘酮、索它洛尔及氟卡尼等药物。由于上述抗心律失常药物均有转复和维持窦性心律的作用,在药物选择上要慎重考虑患者以下情况:①无器质性心脏病,心功能正常者,可选用普罗帕酮(心律平)、莫雷西嗪、索他洛尔;②有器质性心脏病,尤其是缺血性心脏病,心功能正常者,应选用胺碘酮、索他洛尔;③有心功能不全者,应选用胺碘酮。必须强调的是对持续性房颤者,房颤时间＞48 h,心房血栓形成的概率已存在,故不论行药物或电复律时都要进行抗凝治疗,一般需进行抗凝治疗3～14周后复律,复律后仍要进行抗凝治疗3～4周。一般来讲,药物行房颤转复效果并不优于电击复律,但是依我国情况,由于一些传统观念等因素,药物转复更易于被患者接受。

该患者房颤病史2月余,无心功能不全,无射频消融禁忌证,药物复律效果不理想。所以给予电复律。

四、要点与讨论

心房颤动(AF)是常见的心律失常,每年因房颤住院的患者占心律失常的34.5%,非瓣膜性AF患者缺血性脑卒中发生率为每年 5%,是无 AF 者的 2~7 倍。AF 发生时由于心房丧失了有效的收缩功能,不能承担起增加心室舒张末容量的功能,尤其是伴有快速心律失常时,严重影响心脏功能,可导致心功能不全,并可致血栓栓塞的危险。尽管房颤的发生机制目前仍未完全阐明,但随着局灶驱动学说的不断研究,射频消融术的开展,使部分房颤患者得到彻底治愈。近年来,中国、欧洲和美国在《房颤治疗指南》中相继将药物难以控制的阵发性房颤经导管射频消融治疗提升至一线治疗。

房颤分类目前国际上尚未统一。迄今为止尚无普遍满意的分类方法和标准,临床上普遍参考的是 2006 年 ACC/ANA/EsC 制定的《房颤诊疗指南》的相关内容,分为初发房颤、阵发性房颤、持续性房颤、永久性房颤。药物作为治疗房颤的手段,其局限性主要在于药物有效性不能长期维持或因相关不良反应而停药。近年,经导管射频消融治疗心房颤动发展迅速,越来越多的药物控制效果不佳的房颤患者接受了消融治疗。目前,适应证已经拓展到包括高龄、左心房明显增大、有器质性心脏病甚至心力衰竭的房颤患者。

消融作为房颤治疗的常规方法之一,已成为专家共识。《ESC/ACCF2011 指南》建议,对症状严重、抗心律失常药物无效者,若左心房大小正常或轻度增大、左心室功能正常或轻度减低并且未合并严重肺部疾病,其阵发性房颤在有经验的医疗中心(每年>50 例)行消融(指肺静脉隔离)为Ⅰ类适应证(证据级别 A)。《2012 年 HRS/EHRA/ECAS 房颤诊治指南》则进一步推荐消融对症状严重的阵发性房颤是合理的一线选择。症状性房颤,不能耐受抗心律失常药物,《指南》建议:阵发性房颤,推荐进行消融(Ⅰ);持续性房颤,消融治疗是合理的(Ⅱa);长期持续房颤,可行消融(Ⅱb)。症状性房颤,抗心律失常药物治疗之前,《指南》建议:阵发性房颤,消融治疗是合理的(Ⅱa);持续性房颤,可行消融(Ⅱb);长期持续房颤,可行消融(Ⅱb)。迄今为止,有关房颤消融与抗心律失常药物的随机对照试验已有多项,其结论为:在房颤节律控制方面,消融的疗效远远优于抗心律失常药物,但多数大样本研究均为单中心回顾性研究。

目前,消融术是房颤最前沿的治疗方法。对治疗阵发性房颤,重大挑战是建立持久的肺静脉隔离。而对持续性房颤患者,更好地了解心律失常的机制是必要的,只有明确机制的消融才可有针对性。技术的进步发挥了重要作用,进一步改善导管的设计和建模功能,无疑会更好地破解发病途径和提高消融这些心律失常的能力。通过适当的病例选择、细心的手术过程规划、严格的术后管理及适当的康复要求,可以使房颤消融成功率提高。相信未来房颤消融会取得更多的进展,更好地治疗广大房颤患者。

五、思考题

(1) 房颤患者只要心房内无血栓,又无心功能不全是否均可行房颤复律治疗?

(2) 是否对持续性房颤及永久性房颤的抗凝治疗,常选用阿司匹林?

(姜家梅 封启明)

案例 26

阵发性室上性心动过速

一、病历资料

1. 现病史

患者,男性,57岁,因"持续性心悸半小时"来院就诊。患者心悸呈持续性,不伴有胸闷胸痛、呼吸困难,无发热,无冷汗,无意识障碍,无抽搐,无黑蒙晕厥。否认近期消瘦、失眠、焦虑等症状。

2. 既往史

近两年有类似心悸发作史2次,持续2h可自行缓解,未就诊进一步检查。否认高血压、糖尿病、甲亢、贫血、心脏病等病史,否认长期大量吸烟饮酒史,否认家族遗传性疾病史。

3. 体格检查

T 37℃,P 180次/min,R 24次/min,BP 125 mmHg/70 mmHg,SpO_2 98%。神志清,呼吸平稳,口唇无发绀,颈静脉无怒张,甲状腺未及肿大,双肺呼吸音粗,未闻及干湿啰音。HR 180次/min,律齐,各瓣膜听诊区未闻及杂音,心界不大,腹部平软,肝脾肋下未及,腹部无压痛,无反跳痛,移动性浊音(一),双下肢不肿。

4. 实验室及影像学检查

心肌酶谱示:肌钙蛋白-I 0.00 μg/L,CK-MB 0.7 μg/L,肌红蛋白13.5 μg/L。

电解质分析:K^+ 3.9 mmol/L,Na^+ 144 mmol/L,Cl^- 106 mmol/L。

胸片检查:心肺未见明显异常。

心电图检查:阵发性室上性心动过速(见图26-1)。

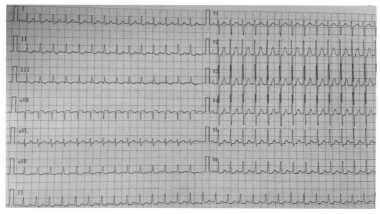

图 26-1 心电图

二、诊治经过

1. 初步诊断

阵发性室上性心动过速。

2. 诊治经过

该患者心电图显示室上性心动过速。因患者不存在休克、剧烈胸痛等血流动力学不稳定因素,因此未给予同步电复律,入院后予心电血压监护,吸氧,制动后予催吐,患者仍为室上性心动过速,与普罗帕酮(心律平)70 mg 稀释后静脉推至,普罗帕酮 140 mg 加入生理盐水 250 ml 中静滴,治疗约 20 min 患者转后窦性心律。停用普罗帕酮,观察 0.5 h 后患者未再发室上性心动过速。由于患者无电解质紊乱等其他情况和并发症予以出院,嘱心内科门诊进一步就诊随访。

三、病历分析

1. 病史特点

(1) 患者,男性,持续性心悸半小时。

(2) 近两年来有类似发作史 2 次,每次持续 2 h 左右可自行缓解,否认高血压、糖尿病、甲亢、贫血、心脏病等病史。

(3) 体格检查:T 37℃,P 180 次/min,BP 125 mmHg/70 mmHg。神志清醒,呼吸平稳,口唇无发绀,颈静脉无怒张,甲状腺未及肿大,双肺呼吸音粗,未闻及干湿啰音。HR 180 次/min,律齐,各瓣膜听诊区未闻及杂音,心界不大,腹部平软,肝脾肋下未及,腹部无压痛,无反跳痛,移动性浊音(一),双下肢不肿。

(4) 实验室及影像学检查:患者心电图检查示阵发性室上性心动过速,血常规检查,电解质分析,胸片检查未见明显异常。

2. 诊断与诊断依据

(1) 诊断:阵发性室上性心动过速。

(2) 诊断依据:①症状及体征:患者因"持续性心悸 6.5 h"入院,既往有类似发作史,持续 2 h 可自行缓解。②患者体格检查示:HR 180 次/min,余无异常体征。③辅助检查:心电图检查示阵发性室上性心动过速。④无甲亢、贫血、心脏病等可导致心悸的原因。

3. 处理方案及理由

(1) 予安静状态下吸氧、心电血压监护。

(2) 予催吐,患者仍未恢复窦性心率。

(3) 予普罗帕酮转律,20 min 患者转为窦性心率。观察 0.5 h 无再发阵发性室上性心动过速。

(4) 患者辅助检查未见低钾、急性心肌梗死等阵发性室上性心动过速病因,因此予以出院,心内科门诊随访。

四、要点与讨论

1. 室上性心动过速的定义

传统的室上性心动过速定义是起源于希氏束分支以上部位的心动过速。随着现代电生理的研究进展,认识到其折返途径设计心房、方式交界处、希氏束、心室。因此新的定义应为:起源和传导途径不局限于心室内的心动过速。临床工作中所称的室上性心动过速通常是狭义的,主要是指房室结折返性心动过速和房室折返性心动过速。在心脏电生理学的分类中广义上的室上性心动过速则包括：窦房结区域折返性心动过速(sinus node reentrant tachycardia，SNRT)，自律性房性心动过速(auto-matic atrial tachycardia，AAT)，心房内折返性心动过速(intra-atrial reentrant tachycardia，IART)，房室结折返性心动过速(atrial-ventricular node reentrant tachycardia，AVNRT)，房室折返性心动过速(atrial-ventricular reentrant tachycardia，AVRT)，持续性交界性心动过速(permanent junctional reentrant tachycardia，PJRT)。临床心动过速形式表现为突发突止者，称之为阵发性心动过速；表现为非突发突止者，称之为非阵发性心动过速；心动过塑持续时间小于半分钟为非持续性心动过速；心动过速持续时间大于半分钟为持续性心动过速；如果心动过速连发偶有少许窦律者则称之为无休止性心动过速。

2. 病因

室上性心动过速较多见于无器质性心脏病患者，如较常见的 AVRT 和 AVNRT 等；也可见于器质性心脏病者，如瓣膜病、冠心病、高血压心脏病、肺心病和心肌病及心包疾病等所致心房病变和(或)负荷过度，易致房性心动过速；也见于甲状腺功能亢进、酒精作用(醉酒或戒酒)、药物毒性反应、心力衰竭和开胸手术后；伴有房室传导阻滞的房性心动过速发作是洋地黄毒性表现伴低血钾的典型快速性心律失常之一。

3. 治疗

(1) 首先针对病因治疗，如充血性心力衰竭、心肌梗死、缺氧、电解质紊乱、药物中毒等原因。如无任何诱因，则可使患者安静、休息，有条件者给予吸氧和镇静剂，部分患者可自行恢复窦性心律。

(2) 经过上述处理心动过速仍存在，则可采用物理的方法——兴奋迷走神经的方法，如 Valsalva 动作、咳嗽、呕吐反射、按压眼球(按压时应用力适当)和按摩颈动脉窦(对老年人应慎用)，按压和按摩均应仅按单侧，切忌两侧同时按压。

(3) 药物治疗：上述处理后心动过速仍存在，可选择药物治疗、三磷酸腺苷可静脉推注，由于该药有抑制窦房结的作用，在老年人中应用要小心。维拉帕米稀释后静脉缓慢推注有较好的疗效，该药对旁道疗效欠佳，如 20 min 后仍不能终止，可追加一次，总量不超过 15 mg 为安全。严禁在短时间内与 β-受体阻滞剂联合应用。如以上药物仍无效，可改用普罗帕酮、奎尼丁、普鲁卡因胺或胺碘酮等(见表 26-1)。

表 26-1　阵发性室上性心动过速的治疗

药物名称	作用机制	用药方法	常用剂量
依酚氯铵(腾喜龙)	抑制窦房及房室结内折返	迅速静注	10 mg
去氧肾上腺素(新福林，Neo-Syne-phrine)	抑制结内折返	持续静滴/静推	5～10 mg
腺苷(adenosine)	抑制房室结内折返	迅速静注	5～10 mg
美托洛尔(metoprolol)	抑制房室结及窦房内折返	静注或口服	0.02 mg/kg 或 12.5～25 mg
维拉帕米(verapamil)	抑制房室结及窦房内折返	缓慢静注	5～10 mg
地尔硫䓬(diltiazem)	抑制房室结及窦房内折返	缓慢静注	0.15～0.45 mg/kg
普罗帕酮(propafenone)	减慢多数心脏组织的传导	静滴/静注	1.0～1.5 mg/kg
胺碘酮(amiodarone)	延长多数心脏组织的复极时间	静滴/静注	1～2 mg/kg
奎尼丁(quinidine)	减慢旁路传导，降低自律性	口服	100～200 mg
毛花苷 C(西地兰，cedilanid)	抑制房室结内折返	缓慢静注	0.2～0.4 mg

(4) 电复律：如药物治疗无效或患者出现血流动力学改变(血压下降或出现心力衰竭或合并有心绞痛等)可选择或直接进行同步直流电复律。如条件和技术水平许可，也可选择进行食管调搏复律。

(5) 射频消融治疗。

五、思考题

（1）心悸的鉴别诊断要点有哪些？

（2）阵发性室上性心动过速的治疗原则有哪些？

（徐　卿　封启明）

案例 27

急性左心衰

一、病史资料

1. 现病史

患者，男性，65 岁，因"反复胸闷气急 6 年，加重一天"入抢救室。患者 6 年前开始出现反复胸闷气急，夜间阵发性呼吸困难。心超检查提示左心室扩大伴收缩活动减弱，EF 40%，心电图检查提示为房颤。平素长期口服盐酸贝那普利 10 mg qd，美托洛尔 12.5 mg bid，地高辛 0.125 mg qd，呋塞米 20 mg qd，螺内酯(安体舒通)20 mg bid，阿司匹林 100 mg qd 等治疗，患者平时有时会有夜间端坐呼吸，轻微活动还能够耐受。一天前因感冒后出现胸闷气急加重，不能平卧，伴咳粉红色泡沫样痰。

2. 既往史

既往有高血压史，否认糖尿病史，否认吸烟饮酒史，否认家族遗传史。

3. 体格检查

T 38℃；P 155 次/min；R 35 次/min；BP 180 mmHg/115 mmHg，SpO_2 90%(无吸氧)。神志清，精神差，端坐位，呼吸急促，口唇稍发绀，皮肤巩膜轻度黄染，颈静脉充盈，双肺呼吸音粗，可以闻及干、湿啰音，心尖搏动弥散，心界左下扩大，HR 155 次/min，律不齐，心尖部可以闻及Ⅲ级 SM，腹平软，无压痛、反跳痛，肝缘肋下 3 横指，脾肋下 2 横指，移动性浊音阳性，双下肢水肿。

4. 实验室及影像学检查

血常规检查：WBC 13.4×10^9/L，N 81%，Hb 155 g/L，BPC 130×10^9/L。

凝血功能检查：D-二聚体 0.85 mg/L。

肝肾功能、电解质：ALT 75 IU/L，AST 56 IU/L，ALB 31 g/L，TB 33 μmol/L，Cr 113 μmol/L，K^+ 4.5 mmol/L，Na^+ 135 mmol/L，Cl^- 97 mmol/L。

血糖：7.6 mmol/L。

心肌酶：肌钙蛋白 I 0.278 μg/L，CK-MB 6.5 μg/L，肌红蛋白 139.9 μg/L。

氨基末端脑钠肽前体(NT-proBNP)：7 798 ng/L。

血气分析：pH 7.33，PaO_2 55 mmHg，$PaCO_2$ 31 mmHg，SaO_2 87%，BE −3.5 mmol/L。

心电图检查：房颤。

胸片检查：心影增大，两肺渗出性改变。

腹部 B 超检查：肝淤血，少量腹腔积液。

二、诊治经过

1. 初步诊断

高血压病 3 级、高血压性心脏病,心功能不全纽约心脏协会(NYHA)Ⅳ级,急性左心衰,Ⅰ型呼吸衰竭,代谢性酸中毒。

2. 诊治经过

患者为老年男性,有长期高血压病史,平时心功能纽约心脏协会(NYHA)Ⅳ级,本次因呼吸道感染后因气急胸闷就诊。体检发现患者呼吸急促,心率增快,血压明显升高,双肺干湿啰音,考虑为急性高血压、呼吸道感染诱发的急性左心衰,急诊立即给予吸氧、心电血压指脉氧监护,高坡卧位,双下肢下垂,BiPAP 辅助通气(S/T 模式,IPAP 20 cmH$_2$O,EPAP 8 cmH$_2$O,监测潮气量 500 ml 左右),托拉塞米 40 mg 静推,毛花苷丙(西地兰)0.4 mg 静推,硝酸异山梨酯(异舒吉)20 mg 扩冠,头孢替安 1.0 ivgtt bid 抗感染等治疗。治疗后 2 h,患者血压降至 140 mmHg/95 mmHg,HR 降至 110 次/min,患者胸闷气急明显好转,复查血气分析:pH 7.41,PaO$_2$ 86 mmHg,PaCO$_2$ 36 mmHg,SaO$_2$ 99%,BE −0.3 mmol/L。治疗 2 天后,逐步降低 IPAP 到 12 cmH$_2$O,EPAP 到 5 cmH$_2$O,停止 BiPAP 通气后转入急诊观察室进一步巩固治疗。

三、病例分析

1. 病史特点

(1) 男性,65 岁,因"反复胸闷气急 6 年,加重一天"入抢救室。

(2) 既往有高血压史,否认糖尿病史,否认吸烟饮酒史。

(3) 体格检查:T 38℃;P 155 次/min;R 35 次/min;BP 180 mmHg/115 mmHg,SpO$_2$ 90%。神志清楚,急性病容,端坐位,呼吸急促,口唇稍发绀,颈静脉充盈,双肺呼吸音粗,可以闻及干、湿啰音,心尖搏动弥散,心界左下扩大,HR 155 次/min,律不齐,心尖部可以闻及Ⅲ级 SM,腹平软,无压痛、反跳痛,肝缘肋下 3 横指,脾肋下 2 横指,移动性浊音阳性,双下肢水肿。

(4) 实验室检查:白细胞及中性粒细胞计数升高,氨基末端脑钠肽前体(NT - proBNP)升高,血气分析提示Ⅰ型呼衰、代谢性酸中毒。心电图检查:房颤。胸片检查:心影增大,两肺渗出性改变。

2. 诊断与诊断依据

(1) 诊断:高血压病 3 级、高血压性心脏病,心功能不全纽约心脏协会(NYHA)Ⅳ级,急性左心衰,Ⅰ型呼吸衰竭,代谢性酸中毒。肺部感染?

(2) 诊断依据:患者为老年男性,有长期的高血压病史,平时血压控制不理想,心功能较差。本次因上呼吸道感染以后患者胸闷气促加重,急诊查体患者血压高达 180 mmHg/115 mmHg,HR 为 155 次/min,快房颤,肺部可闻及明显的干湿性啰音,辅助检查提示血常规白细胞和中性明显升高,NT - proBNP 升高,胸片检查提示心影增大,两肺渗出性改变,因此考虑为长期高血压、高血压性心脏病基础上,本次因呼吸道感染和血压控制不佳而诱发的急性左心衰。

3. 处理方案及理由

(1) 急诊完善检查,行心电、血压、指脉氧监护。

(2) 高坡卧位,双下肢下垂床边,减少回心血量。

(3) 无创通气(S/T 模式,IPAP 20 cmH$_2$O,EPAP 8 cmH$_2$O,监测潮气量 500 ml 左右)。

(4) 利尿剂:加强利尿,给予静脉推注利尿剂,对已服用利尿剂患者,如效果不佳,排除患者的用药依从性后,可考虑增加利尿剂用量;使用利尿剂期间,应密切监测患者肾功能和尿量。

（5）硝酸酯类药物：不建议对急性心衰患者常规给予硝酸酯类药物。合并心肌梗死、严重高血压、严重主动脉瓣或二尖瓣反流等，可静脉输注硝酸酯类药物，同时严密监测血压。该患者合并严重高血压，予以硝酸异山梨酯（异舒吉）20 mg 静脉滴注。

（6）洋地黄类：如患者表现为快房颤合并急性左心衰，有指征使用。予毛花苷丙（西地兰）0.4 mg 静推。

（7）其他：吗啡，扩张静脉，减少回心血量。

四、要点与讨论

突发急性心力衰竭（HF），也称急性肺水肿（APE），常见诱因包括心肌缺血或梗死、不遵医嘱用药或药物毒性、心律失常、饮食不当、急性缺氧、严重高血压、心脏瓣膜急性功能障碍和创伤或感染引起的高血流动力学状态。此外，要考虑医源性 HF 的可能，如近期有静脉输液。肾功能不全患者常因盐和液体摄入过多而出现肺水肿，此时可能需要对患者迅速进行血液透析治疗。

许多突发急性左心衰患者伴血压升高然而系统灌注却可以正常，这是因为机体激活了多种代偿机制。如收缩压高于 160 mmHg 时提示左心室心肌储备功能良好。应该迅速鉴别肺水肿伴血压升高及系统灌注正常者与肺水肿伴低灌注者。高血压肺水肿较易处理，血管扩张药能明显减轻后负荷。

许多急性 APE 患者因交感神经兴奋而出大汗，50％患者可出现颈静脉怒张，1/3 出现外周水肿，高达 25％出现第三音奔马律，很多都有弥漫干、湿啰音，70％患者可出现心影增大。严重肺水肿患者有低氧血症，混合性酸碱平衡紊乱，乳酸酸中毒。这些患者通气不足或严重缺氧时，需立即予以面罩吸氧乃至无创机械通气。对呼吸暂停、呼吸窘迫、躁动和低氧血症不能纠正的行气管内插管。

无创通气通过可调式面罩紧贴装置给予持续气道正压通气（CPAP）、双水平气道正压通气和 CPAP 加吸气压力支持（NIPPV）等可增加功能残气量，改善氧合，减少呼吸做功，通过增加胸膜腔内压降低左心室前、后负荷。一个大规模的多中心实验表明，对于 APE 患者，无创通气较单纯给氧更易改善呼吸困难及相关异常，但不能改善短期病死率。

对于灌注正常的 APE，药物治疗可使用硝酸盐、硫酸吗啡、襻利尿药、奈西立肽（重组人脑钠肽）、硝普钠等，APE 伴低血压患者，则必须用儿茶酚胺类正性肌力药、洋地黄及其他强心药。

五、思考题

（1）急性左心衰的病理生理、诊断和治疗是什么？

（2）急性左心衰与支气管哮喘急性发作如何进行鉴别诊断？

（3）无创通气在急性左心衰治疗中的应用有哪些？

（4）急性左心衰的综合管理有哪些？

（许　兵　封启明　陆一鸣）

案例 28
主动脉夹层

一、病历资料

1. 现病史

患者,男性,58 岁,因"突发剧烈胸痛 1 h"急诊就诊。

患者于入院前 1 h 在无明显诱因下突发剧烈胸痛,呈持续性,伴全身大汗淋漓,焦虑不安、面色苍白,恶心呕吐 1 次,吐出胃内容物,为进一步治疗来本院急诊。患者本次发病以来,无呼吸困难,无晕厥,无咯血等。患者否认既往有类此发作史。

2. 既往史

有高血压病史,平时间断服药。否认糖尿病病史,有 30 年大量吸烟史,约每天 10～20 支/天。否认饮酒史,否认其他家族性遗传疾病史,父母兄弟子女均体健。

3. 体格检查

T 36.8℃,P 105 次/min,R 19 次/min,BP 160 mmHg/90 mmHg(右上肢),BP 120 mmHg/70 mmHg(左上肢)。神志清,急性痛苦病容,呼吸略急促,口唇无发绀,甲状腺未及肿大。两肺呼吸音粗,未闻及干湿啰音。心界无明显扩大,HR 105 次/min,律齐,各瓣膜区未闻及病理性杂音。腹部平软,肝脾肋下未及,移动性浊音阴性,双下肢无水肿。

4. 实验室及影像学检查

血常规检查:WBC 6.75×10⁹/L,N 80%,Hb 12 6 g/L,PLT 1 310×10⁹/L。

生化检查示:肝肾功能及电解质均正常。

D-二聚体:1.39 mg/L。

心电图检查:正常范围。

胸部 CT 增强扫描示:主动脉夹层(见图 28-1、图 28-2)。

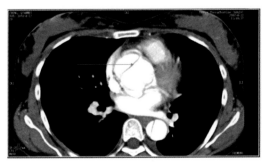

图 28-1　升主动脉夹层

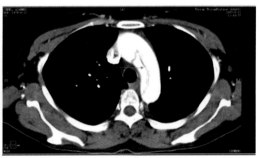

图 28-2　主动脉弓夹层

二、诊治经过

1. 初步诊断

主动夹层(Debakey Ⅰ 型),高血压病 3 级。

2. 诊治经过

患者有长期高血压病史,本次因突发剧烈胸痛 1 h 急诊就诊,患者心电图无急性心肌梗死表现,但患者血压高,双上肢脉血压不等,D-二聚体增高,需考虑主动脉夹层,经胸部 CT 增强扫描后明确。明确诊断后立即卧床、心电监护、吸氧、保持大便通畅、肌注吗啡 5 mg 缓解疼痛等一般治疗,同时静脉使用地尔硫草控制收缩压在 90～100 mmHg;使用口服美托洛尔(倍他乐克)控制心室率在 60～80 次/min,请心外科会诊后转入心脏外科手术治疗。

三、病例分析

1. 病史特点

(1) 男性,58 岁,突发剧烈胸痛 1 h。

(2) 有高血压史,否认糖尿病病史,有长期大量吸烟史。

(3) 体格检查:右上肢 BP 160 mmHg/90 mmHg,左上肢 BP 120 mmHg/70 mmHg。急性痛苦病容,呼吸略急促,口唇无发绀。两肺呼吸音粗,未闻及干湿啰音。心界无明显扩大,HR 105 次/min。

(4) 实验室和影像学检查:心电图检查:正常范围。胸部 CT 增强扫描示:Ⅰ 型主动脉夹层。

2. 诊断与诊断依据

(1) 诊断:主动夹层(Debakey Ⅰ 型);高血压病 3 级,极高危组。

(2) 诊断依据:患者为中年男性,有长期高血压病史,本次突发剧烈胸痛 1 h,查体双上肢血压不等,结合胸部 CT 增强扫描考虑主动脉夹层。患者还有长期高血压,平时控制不好。

3. 处理方案及理由

(1) 绝对卧床、心电血压监护。

(2)控制疼痛,保持大便通畅。

(3) 控制血压:减轻血流搏动波对主动脉壁的冲击和减少左室收缩力,阻止夹层的进展和主动脉破裂,降低病死率。建议将收缩压降至 100～120 mmHg。

(4) 控制心室率:减少心肌收缩力,阻止夹层进展。使用 β-受体阻滞剂将心率必要时控制在 60 次/min 以下。

(5) 请心脏外科急会诊,决定是否立即手术治疗。

四、要点与讨论

主动脉夹层(aortic dissection,AD)的定义是在主动脉中膜层已有病变的基础上,由于管腔内压力升高使主动脉内膜和中膜之间的急剧破裂、纵向分离,血液通过裂口进入主动脉壁内导致血管分层,进而发生顺行、逆行或者双向性的夹层动脉瘤或夹层动脉瘤破裂。AD 的病因学研究还不完全清楚。多项研究表明与以下因素有关:高血压、主动脉中膜变性、动脉粥样硬化、Marfan 综合征、主动脉缩窄、妊娠、性别、吸烟、年龄、糖尿病、高血脂、主动脉炎性疾病、其他结缔组织遗传性疾病、先天性主动脉瓣膜病、血管损伤、感染、血管营养不良、遗传等。但公认最主要的发病因素是主动脉中膜病变和高血压。

临床上 AD 有两种分型方法：

（1）DeBakey 根据主动脉内膜撕裂口和 AD 的分离范围分为 Debakey Ⅰ、Ⅱ、Ⅲ型。Ⅰ型夹层起自升主动脉，累及主动脉弓或以远；Ⅱ型夹层仅累及升主动脉；Ⅲ型夹层起自降主动脉，并向远端扩展，罕有逆行累及主动脉弓。

（2）另一类为 Daily 和 Miller（还是 Stanford 分类法）分类法，将 AD 分成两型，即 A 型：所有累及升主动脉的夹层（包括 Debakey Ⅰ型和Ⅱ型）；B 型：局限于降主动脉的夹层（即 Debakey Ⅲ型）。

磁共振成像（MRI）目前被认为是诊断 AD 的"金标准"。其优点是能明确夹层的破口、范围、大动脉分支是否受累等，且不需要碘造影剂，成像速度快。其对各型 AD 的敏感度和特异度及准确度几乎100%，其缺点是扫描时间较长，用于循环状态不稳定的急诊患者有一定限制。但 MRI 不能显示血管壁或内膜片钙化。另外，多层螺旋 CT 血管成像对本病诊断也有重要价值，其主要缺点是不利于撕裂口的位置及动脉分支血管情况的判断，对主动脉是否存在反流也不能做出判定。在急诊 AD 诊断主要依靠CT 增强扫描，部分患者经食管超声也可以诊断，但其准确性有时取决于操作者的经验。

目前 AD 的内科药物治疗目的包括：控制疼痛、降低血压、控制心室率。内科药物保守治疗的指征：①无并发症的 DeBakeyⅢ型 AD；②孤立稳定的主动脉弓夹层；③稳定的慢性夹层；④病情已不允许手术者。

外科治疗的指征：①急性近侧夹层分离即 DeBakey Ⅰ、Ⅱ型或 Stanford A 型，因病变累及主动脉瓣、冠状动脉或主动脉弓各分支，出现严重心脑并发症，或因夹层动脉瘤破裂而死亡，其手术治疗的效果好于药物治疗，对这类患者应果断施行急症手术；②对于 DeBakeyⅢ型或 Stanford B 型 AD，多见于年龄较大合并高血压患者。多伴有严重动脉粥样硬化、周围血管疾病和其他器官功能不良，且内科治疗效果较好，而手术治疗其病死率和术后并发症发生率很高。因此，多主张对无并发症的 DeBakey Ⅲ型 AD 进行非手术治疗，有并发症则手术治疗。另外，近年来介入技术的发展为 AD 的治疗提供了一条新的途径。

五、思考题

（1）简述主动脉夹层的定义和分型。
（2）简述主动脉夹层内科治疗指征和原则。
（3）简述主动脉夹层外科治疗指征。

（张立萍　封启明）

案例 29

高血压急症

一、病历资料

1. 现病史

患者,男性,69岁,因"胸闷气促4天,加重伴大汗1h"急诊就诊。患者4天前受凉后出现胸闷气促,自己口服感冒冲剂治疗未见好转,1h前睡眠中突感胸闷加重,不能平卧,烦躁不安,端坐呼吸伴大汗,伴头晕,无恶心呕吐,无视物旋转,由"120"送入我院急诊就诊。测血压为220 mmHg/140 mmHg,心律142次/min。急诊头颅CT检查:脑室周边少许腔隙灶;心电图检查:窦性心动过速,左心室肥大ST段下斜型压低,T波倒置(Ⅱ Ⅲ aVF $V_5 \sim V_6$)。急诊给予含服硝苯地平10 mg,硝酸异山梨酯(异舒吉)静脉点滴以减轻心脏负荷,呋塞米静注以利尿,患者胸闷、气促好转,血压降至160 mmHg/95 mmHg,HR 109次,转入急诊病房。

2. 既往史

有高血压病史10余年,最高时为179 mmHg/100 mmHg,规律口服氨氯地平(络活喜)控制血压;平时控制在140 mmHg/80 mmHg。近4天服感冒药,停服降压药,并未监测血压。3年前明确诊断高血压性心脏病。否认糖尿病、冠心病脑卒中病史,否认慢性支气管炎,否认结核病、麻疹传染病史。否认药物过敏史和手术外伤史。无烟酒嗜好,父母、兄弟、姐妹健康,否认患者类似疾病以及家族遗传倾向的疾病。

3. 体格检查

T 36.8℃,P 142次/min,R 38次/min,BP 220 mmHg/140 mmHg。一般状况:神志清醒,呼吸急促,发育正常,营养良好,高枕卧位。皮肤黏膜:无瘀点、瘀斑,无贫血貌,肝掌无,蜘蛛痣无,无全身浅表淋巴结肿大。无头颅畸形,无巩膜黄染,无结膜苍白,乳突无压痛。口唇微发绀,无扁桃体肿大,颈软,无抵抗感,气管位置居中,无甲状腺肿大,无颈静脉怒张,肝颈静脉回流征阴性。胸廓:正常。呼吸:呼吸音粗,双肺可及湿啰音,哮鸣音;心界叩诊稍偏大;HR 142次/min,节律齐,心尖区及其内侧可及舒张期奔马律;肺动脉区第二心音亢进;腹部平坦,无腹式呼吸,无腹部反跳痛,未触及肝,未触及脾脏,无腹部包块,无移动性浊音,无肝区叩痛,无肾区叩击痛,肠鸣音正常。双下肢无水肿。生理反射正常,病理反射未引出。

4. 实验室和影像学检查

血常规检查:WBC 13.5×10^9/L, RBC 4.62×10^{12}/L, Hb 132 g/L,PLT176 $\times 10^9$/L。

CRP(快速超敏):35.25。

尿常规检查:正常。

电解质分析:K$^+$ 3.3 mmol/L，Na$^+$ 146 mmol/L，Cl$^-$ 104 mmol/L。

肾功能检查:BUN(干式)6.1 mmol/L，Cr(干式)72 μmol/L。

血气分析:pH 7.23，PaO$_2$ 48 mmHg，PaCO$_2$ 43 mmHg，SaO$_2$ 81% ;

心肌酶:肌钙蛋白-I 0.143，CK-MB 1.4 μg/L，肌红蛋白 65.8 μg/L;脑钠肽前体(proBNP) 5 306.00 ng/L↑ 脑钠肽(BNP) 317.00 ng/L。

肝功能检查:正常。

血脂正常。

心电图检查:窦性心动过速，左心室肥大 ST 段下斜型压低，T 波倒置(II III aVF V$_5$～V$_6$)。

胸部 CT 扫描:①慢性支气管炎，两肺散在感染，建议抗炎治疗后复查;②右侧胸腔积液，心包少量积液。

心脏超声检查:左室壁增厚，左室舒张功能轻度减退，EF 44%。

二、诊治经过

初步诊断:①高血压急症;②高血压 3 级(极高危)，高血压心脏病，急性左心功能不全，肺部感染，I 型呼吸衰竭。

在急诊立即给予吸氧，接着行无创呼吸机辅助通气改善低氧血症，控制血压(氨氯地平、美托洛尔)，减轻心脏负荷(硝酸异山梨酯、呋塞米)，平喘(二羟丙茶碱)化痰(沐舒坦)，患者气促胸闷逐渐好转，血压逐渐下降至 145 mmHg/85 mmHg。同时抗生素治疗肺部炎症(14 天后复查胸部 CT:感染较前吸收减轻)。治疗后患者脑钠肽前体(proBNP:806.00 ng/L)较前明显降低。

三、病例分析

1. 病史特点

(1) 患者，男性，69 岁，因"胸闷气促 4 天，加重伴大汗 1 h"入院。有诱发高血压急症发作诱因:4 天未服降压药，受凉史，发作时有夜间阵发性呼吸困难，既往有高血压病史十余年;3 年前明确诊断高血压性心脏病;近 4 天服感冒药，停服降压药、未监测血压。

(2) 体格检查:R 38 次/min，BP 220 mmHg/140 mmHg;神志清醒，呼吸急促，推入病区，高枕卧位。呼吸:呼吸音粗，双肺可及湿啰音，哮鸣音;心界叩诊稍偏大;HR 109 次/min，节律齐，心尖区及其内侧可及舒张期奔马律;肺动脉区第二心音亢进;双下肢无水肿。

(3) 实验室和影像学检查血常规:WBC 13.5×10^9/L，快速超敏(CRP)35.25。血气:pH 7.23，PaO$_2$:48 mmHg，PaCO$_2$ 43 mmHg，SaO$_2$ 81%;脑钠肽前体(proBNP)5 306.00 ng/L↑ 脑钠肽(BNP) 317.00 ng/L↑。心电图检查:窦性心动过速，左心室肥大 ST 段下斜型压低，T 波倒置(II III aVF V$_5$～V$_6$)。胸部 CT 扫描:两肺散在感染，右侧胸腔积液。心脏超声检查:左室壁增厚，左室舒张功能轻度减退，EF 44%。

2. 诊断与诊断依据

(1) 诊断:①高血压急症:原发性高血压 3 级(极高危)高血压心脏病，急性左心功能不全。②肺部感染，I 型呼吸衰。

(2) 高血压急症诊断依据:血压为 220 mmHg/140 mmHg，有高血压心脏病史，急性左心衰竭症状。体征:患者为老年有高血压病史十余;发病前有诱发高血压急症发作诱因:4 天未服降压药，受凉史，发作时有夜间阵发性呼吸困难，查体见口唇发绀，呼吸急促，端坐位，双肺可及湿啰音，哮鸣音;心界叩诊稍偏大;HR 142 次/min，节律齐，心尖区及其内侧可及舒张期奔马律;脑钠肽前体(proBNP)5 306.00 ng/L↑

脑钠肽(BNP)317.00 ng/L↑。心电图检查:窦性心动过速,左心室肥大 ST 段下斜型压低,T 波倒置(Ⅱ Ⅲ aVF V$_5$~V$_6$)。心脏超声检查:左室壁增厚,左室舒张功能轻度减退,EF 44%。

肺部感染,Ⅰ型呼吸衰的诊断依据:患者有受凉病史,有胸闷气促症状,查体双肺可及湿啰音;实验室检查:WBC 13.5 ×10^9/L,快速超敏(CRP)35.25。血气:pH 7.23,PaO$_2$ 48 mmHg,PaCO$_2$ 43 mmHg,SaO$_2$ 81%;胸部 CT 扫描:慢性支气管炎,两肺散在感染,建议抗炎治疗后复查。

3. 处理方案及理由

该患者在慢性高血压的基础上,因停服降压药,肺部感染诱发高血压急症,有急性左心功能不全,给予含服硝苯地平、给予呋塞米利尿,硝酸异山梨酯减轻心脏负荷,逐渐使血压降下来。同时给予无创呼吸机辅助通气改善低氧血症,消炎、平喘、化痰控制肺部感染消除诱发心衰因素等。

四、要点与讨论

高血压急症是指在原发性或继发性高血压患者,在某些诱因作用下,血压突然和显著升高(一般超过 180 mmHg/120 mmHg),同时伴有进行性心、脑、肾等重要靶器官功能急性损害的一种严重危及生命的临床综合征。严重时需要静脉给药,在 30~60 min 内将动脉压降至正常适当水平防止靶器官进一步损害。一般情况下,初始阶段(数分钟到 1 h 内)血压控制的目标为平均动脉压的降低幅度不超过治疗前水平的 25%。在随后的 2~6 h 内将血压降至较安全水平,一般为 160 mmHg/100 mmHg 左右,如果可耐受这样的血压水平,临床情况稳定,在此后 24~48 h 逐步降低血压达到正常水平。降压时需充分考虑到患者的年龄、病程、血压升高的程度、靶器官损害和合并的临床状况,因人而异地制订具体的方案。而该患者没有立即给予静脉降压药物快速降压,而关注对症治疗,并发症治疗,最好患者也可以平稳度过这次急性发作。

常见的高血压急症有和处理原则:

(1) 高血压脑病:多发生于原有脑动脉硬化的患者,表现血压升高,舒张压超过 16.0 kPa(120 mmHg),有头痛,呕吐,烦躁不安,心动过缓,视力模糊,酒醉貌等。处理:现将血压降至接近正常水平 160 mmHg/100 mmHg,此后应减慢降压速度。尽量避免使用减少脑灌注类降压药,如有明显颅内高压症状,应用甘露醇,迅速降压可以选用尼卡地平 5 mg/h,15 min 后可增加至 2.5 mg/h,最高剂量 15 mg/h;拉贝洛尔,艾司洛尔也为优选药物。

(2) 高血压合并颅内出血/蛛网膜下腔出血:如果有颅内压升高,24 h 内平均动脉压维持在 125 mmHg(SBP<180 mmHg)以下;在降压之前应镇痛、镇静,重新评估后可选用尼卡地平或拉贝洛尔。

(3) 高血压合并缺血性脑卒:收缩压高于 220 mmHg 或舒张压在 120~140 mmHg,可选用尼卡地平或拉贝洛尔,在 24 h 内将血压降低 10%~15%。如舒张压>140 mmHg,可用硝普钠。

(4) 高血压合并不稳定性心绞痛/急性心肌梗死:精神创伤、疲劳、寒冷等诱发,胸闷、胸痛,心悸,手足发抖,面色苍白。治疗目的是减轻心肌缺血,降压目标是基线血压的 20%~30%;硝酸甘油为首选药,血压>185 mmHg/100 mmHg 为溶栓禁忌。持续缺血症状可用艾司洛尔。

(5) 高血压合并急性左心衰/肺水肿:治疗重点去除诱发因素,减轻心脏前后负荷,首选硝普钠,利尿剂、纠正低氧、电解质紊乱。

(6) 主动脉夹层动脉瘤:高血压患者出现胸痛,除了心绞痛、心肌梗死外,应考虑为本病症。患高血压并发主动脉夹层动脉瘤的患者,多见于中老年男性,有突然发作性剧痛,以胸部或肩背部为主,也可沿脊柱下移至腹部,放射至上肢及颈部,有面色苍白、大汗淋漓,甚至休克、猝死。建议将收缩压 20 min 内降至 100~120 mmHg,心率维持在 60~80 次/min,可联合使用麻醉、镇痛药,可选用艾司洛尔、拉贝洛尔。

（7）妊娠高血压综合征：妊娠期出现高血压容易发生先兆子痫、子痫等，危及母子生命。治疗：有抽搐选用地西泮（安定）控制，可静脉给予 25% 硫酸镁 20 ml 加入 5% 葡萄糖 250 ml 解痉，降压可选用尼卡地平，拉贝洛尔。

（8）嗜铬细胞瘤危象：由于肾上腺部位长有肿瘤而致高血压，多见于年轻人，有阵发性或持续性血压升高，伴发作性头痛，出汗，心悸，面色苍白，发抖，瞳孔散大，视力模糊等症状。一般为精神刺激，剧烈运动，体位改变等诱因有关。可选用酚妥拉明、乌拉地尔（亚宁定）等。

五、思考题

（1）高血压急症中出血性脑卒中与缺血性脑卒中处理原则有何不同，其原因是什么？

（2）高血压急症如何评估靶器官损伤？

（格日勒　封启明）

案例 30

急性胃肠炎

一、病历资料

1. 现病史

患者,男性,39 岁,因"腹部阵发性疼痛伴腹泻半天"到急诊就诊。患者诉从昨晚起出现腹部阵发性绞痛,疼痛位于脐周,无肩背部放射,伴腹泻,大便呈黄色水样,共 8 次,无黏液脓血,无里急后重,解便后腹痛缓解。昨夜呕吐 2 次,为胃内容物,伴有全身乏力,无头痛,无发热等。患者诉发病前 3 h 曾在路边摊进食夜宵。

2. 既往史

追问病史,患者否认特殊疾病和手术史,无任何药物服用史。否认吸烟、饮酒等病史。否认外出旅行史,其他同时进食人是否有腹泻不详。

3. 体格检查

T 37.2℃,P 102 次/min,R 16 次/min,BP 95 mmHg/45 mmHg。神志清晰,一般情况可,无急性呼吸困难,皮肤黏膜干燥,HR 102 次/min,心肺无其他阳性体征,肠鸣音极度活跃,10 次/min,脐周轻压痛,但无反跳痛和肌紧张。

4. 实验室检查

血常规检查:WBC 8.25×10⁹/L, N 75.5%, Hb 150 g/L; BPC 205×10⁹/L。

电解质分析:Na$^+$ 139 mmol/L, K$^+$ 3.0 mmol/L, Cl$^-$ 133 mmol/L。

肾功能检查:正常。

粪常规检查:白细胞 0~3 个/HP,红细胞(一),隐血(一)。

二、诊治经过

1. 初步诊断

急性胃肠炎。

2. 诊治经过

该名 39 岁男性患者表现为严重的腹泻、恶心和呕吐。他目前最严重的问题是液体丢失,黏膜干燥、心率增快就是水分丢失的表现。首要措施就是补充丢失的容量,通常是给予静脉补充生理盐水。同时了解有无电解质紊乱,并及时纠正。在纠正和预防进一步脱水的同时,需明确导致腹泻的病因。超过 90％的腹泻是由感染引起。慢性腹泻的病因包括克罗恩病、溃疡性结肠炎、肠易激综合征和寄生虫等,该患者否认慢性腹泻病史。患者发病前有 3 h 有进食不洁食物史,使腹泻病因倾向于考虑其他病原体感染,如金黄色葡萄球菌等,若同餐者中多人发病,则高度怀疑。患者无血便,大便常规阴性,意味着侵袭性细菌感染,如大肠杆菌 O157：H7,沙门菌,志贺菌属等感染可能性低。粪便培养无助于该患者诊断,也无实验室检查可用于确诊葡萄球菌胃肠炎。因为葡萄球菌食物中毒是由肠毒素而不是活的微生物所致,因此抗生素治疗无效。本病呈自限性、该患者扩容对症治疗即可。

三、病例分析

1. 病史特点

(1) 男性,39 岁,因腹部阵发性疼痛伴腹泻半天就诊。

(2) 否认既往有慢性腹泻史,本次发病前 3 h 有进食不洁食物病史。

(3) 体格检查:T 37.2℃, P 102 次/min,BP 95 mmHg/45 mmHg,皮肤黏膜干燥,肠鸣音极度活跃,全腹轻压痛,无反跳痛和肌紧张。

(4) 实验室检查:大便常规检查阴性。

2. 诊断和诊断依据

(1) 诊断:急性胃肠炎。

(2) 诊断依据:患者为年青男性,否认慢性腹泻史。本次因进食不洁食物 3 h 后出现呕吐 2 次,阵发性腹痛伴腹泻 8 次,腹痛位于脐周,呈阵发性,解便后缓解,腹泻呈黄色水样,无血便、无里急后重。体检有轻度脱水表现,脐周轻压痛。大便常规检查阴性。故诊断为急性胃肠炎。

3. 处理方案及理由

(1) 口服补液,病情改善后选择清淡、易消化饮食。

(2) 扩容:选择生理盐水进行静脉补液扩容,如果有低钾血症,给予补钾。

(3) 对症治疗:可给予蒙脱石(思密达)、培菲康等改善肠道菌群对症治疗。

四、要点与讨论

成人一生中可发生多次腹泻,腹泻是导致医院急诊和缺勤的常见原因。尽管绝大多数腹泻患者被证实其症状是由感染性因素引起的,但临床医生必须考虑引起呕吐和腹泻的非感染性病因,如药物、中毒、缺血等。

数十种病原体可以引起感染性胃肠炎,这些微生物中的大多数引起自限性疾病,只有在少数情况下可引起较高的病死率,需要迅速诊断和治疗。临床医生需要根据获得的病史,将胃肠炎分为急性/慢性、侵袭性/非侵袭性胃肠炎。

急性胃肠炎持续时间一般不超过 2 周。绝大多数就诊的急性胃肠炎患者主要需要鉴别病原体是病毒还是细菌。对于持续时间超过 2 周的慢性患者,还需要考虑寄生虫感染和其他非感染性疾病的可能。

侵袭性胃肠炎是根据肠黏膜受损的症状和体征所做的临床诊断,如有发热、便血、里急后重等。此时,需要做大便培养等进一步检查。非侵袭性胃肠炎常提示病毒或产毒素性细菌感染。此类患者病程常呈自限性,诊断性检查可能无益。

急性胃肠炎患者的病史询问需要包括服药史、不洁饮食史、旅游史及同事、同学或家庭成员有无同样的症状等。不洁饮食通常是导致急性胃肠炎的罪魁祸首。未煮熟的鸡肉中会有沙门菌或志贺菌,未烤熟的汉堡中会有出血性大肠埃希菌,蛋黄酱中有葡萄球菌或沙门菌。生猛海鲜中可能会有弧菌,沙门菌或甲型肝炎病毒等。某些情况下,进食后开始腹泻的时间对疾病诊断很有帮助,如进食含有蛋黄酱的沙拉后 6 h 内出现腹泻意味着金葡菌感染,8~12 h 内意味着产气荚膜梭菌感染,12~14 h 意味着大肠埃希菌感染。

体检时需注意生命体征、容量状态评估和腹部体征。通过观察黏膜是潮湿还是干燥,皮肤是否脱水,以及毛细血管再灌注是正常还是延迟,了解患者的容量状态。

大便常规检查是一个简单、便捷的检查,有助于不同感染性腹泻的鉴别。如果有白细胞,感染病原体更疑似沙门菌、志贺菌、出血性或侵袭性大肠埃希菌等侵袭性肠炎。粪便显微镜检查找病原体是基本的检查,通常要送大便培养,但这一检查几天后才出结果,除非考虑患者是侵袭性胃肠炎,对一般患者的急诊处理没什么帮助。寄生虫及虫卵的检查一般没有必要,除非有疫区接触史高度怀疑者。使用抗生素后出现的腹泻,该类患者粪便中常可找到艰难梭菌。虽然最常见的是克林霉素相关性腹泻,但任何抗生素的使用都有可能引起伪膜性肠炎。有时候很有必要进行全套的血化验、电解质和肾功能的检查。

由于大多数的腹泻都是病毒性、自限性的,不需要进一步的评估,可不经治疗自行好转。禁食可加重腹泻症状并引发严重脱水,因此现已不采用肠道休息疗法。应根据患者脱水程度和基础健康状况选择扩容方法。平素健康、因腹泻导致轻、中度脱水的患者可行口服补液治疗,如世界卫生组织的口服补液方案。对于严重脱水,老年和婴儿患者通常需要静脉补液治疗。其首选治疗方案以生理盐水或乳酸林格液进行静脉液体复苏,注意低钾血症的纠正。

在门急诊,很难确定感染性腹泻的病原学,粪便培养的结果常在数天后有结果,因此可根据感染性腹泻常见病因经验性治疗。病毒和非侵袭性细菌性胃肠炎仅需支持治疗。当患者有严重腹泻、发热、腹痛及中毒表现,怀疑侵袭性细菌感染者,可经验性抗生素治疗。目前推荐经验性治疗方案为口服环丙沙星或左氧氟沙星,疗程 3~5 天。抑制胃肠动力和分泌的非处方药可能有助于减少腹泻次数,缓解症状,减少液体丢失,但并不能促进疾病康复。因为这些药物可抑制机体排除病菌,可能会加重某些感染性腹泻,而恰恰是这些病原体引起了腹泻。益生菌,如乳酸菌等已被证实可有效恢复腹泻病程中受损的正常胃肠道菌群,目前已成为腹泻传统抗生素治疗的替代选择,可减少抗生素相关腹泻的发生率,对旅行者腹泻和儿童的腹泻最为有效。

洗手是一个预防病毒感染性腹泻传播的简单又有效的途径。成年人、儿童、医院内的工作人员均要鼓励勤洗手。病毒感染性腹泻很容易传染,腹泻的儿童在疾病康复前不能去学校或托儿所。为预防不洁饮食引起的腹泻,需饮用经过消毒的奶制品,不进食路边摊贩的不洁食物。煮熟的食物即食或冷藏。不要将食物放置在室温下,这会加快细菌的生长。以上这些都能预防急性胃肠炎的发生。

五、思考题

(1) 急性胃肠炎患者如何区分侵袭性或非侵袭性?
(2) 急性胃肠炎患者的治疗原则是什么?

(童建菁)

消化性溃疡出血

一、病历资料

1. 现病史

患者,男性,26 岁,因"反复中上腹痛 3 天,呕血 1 次"急诊就诊。患者于 3 天前出现空腹后中上腹部疼痛,疼痛呈烧灼样,不放射,进食后可好转,伴恶心、嗳气、反酸。1 h 前无明显原因出现呕血,量约 1 000 ml,色鲜红,伴冷汗、心慌、乏力,无意识丧失,无发热,为进一步治疗至急诊就诊。发病前 2 日大便呈黄色,今日暂未解大便。

2. 既往史

患者既往生活不规律,经常熬夜,有慢性上腹痛病史 3 年,常为空腹痛,进食后可缓解。否认肝炎病史,否认高血压、糖尿病等慢性疾病史,否认手术外伤史,否认药物、食物过敏史,否认家族遗传性疾病史。否认长期服用非类固醇药物史。否认吸烟、饮酒史。无输血史。

3. 体格检查

T 36.5℃,P 120 次/min,R 16 次/min,BP 80 mmHg/52 mmHg。神清,稍烦躁,皮肤湿冷,口唇苍白,巩膜皮肤无黄染,未见蜘蛛痣及肝掌。双肺未闻及明显干、湿啰音,HR 120 次/min,各瓣膜听诊区未闻及明显病理性杂音。腹平软,腹壁未见瘢痕及腹壁静脉曲张,上腹轻压痛,无反跳痛及肌卫,肝脾肋下未及,移动性浊音阴性,肠鸣音活跃,10 次/min。双下肢无水肿。

4. 实验室检查

血常规检查:WBC $11.2×10^9$/L,N 78%,Hb 69 g/L,PLT $132×10^9$/L。

肾功能检查:BUN 8.1 mmol/L,Cr 96 μmol/L。

肝功能检查:TB 13 mmol/L,DB 8 mmol/L,ALT 34 IU/L,ALB 34 g/L。

急诊 B 超检查:肝胆胰脾未见异常。

二、诊治经过

1. 初步诊断

十二指肠球部溃疡出血,失血性休克。

2. 诊治经过

患者为青年男性,此次因呕血 1 次,量约 1 000 ml 就诊,由于患者是呕血,因此考虑为上消化道出血,患者年轻、无肝炎等基础疾病史,近 3 年来有反复中上腹饥饿痛,进食可缓解,因此考虑十二指肠球

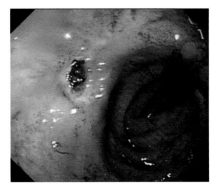

图 31 - 1　胃镜检查

部溃疡伴出血可能性大。患者本次就诊出血量较多,伴有皮肤湿冷、血压降低、心率增快等容量不足、休克等表现。因此,治疗上首先给予扩容,立即留置深静脉导管、静脉输注琥珀酰明胶等液体复苏,同时给予质子泵抑制剂(PPI)抑酸,凝血酶粉口服、酚磺乙胺及氨甲苯酸静脉滴注等止血措施,患者血压恢复至 110 mmHg/75 mmHg,未再次呕血,2 天后行胃镜检查提示十二指肠球部溃疡(见图 31 - 1),幽门螺杆菌(Hp)阳性,给予四联疗法:奥美拉唑 20 mg bid po,胶体果胶铋 200 mg tid po,阿莫西林 0.5 g bid po;克拉霉素 0.5 g bid po;服用 2 周后复查 Hp;嘱半流质饮食和软食,避免辛辣、过咸食物及浓茶、咖啡等饮料。消化科门诊随访。

三、病例分析

1. 病史特点

(1) 患者,男性,26 岁,因"反复中上腹痛 3 天,呕血 1 次"急诊就诊。

(2) 患者近 3 年来有反复中上腹痛病史,以空腹时为主,进食后可缓解,否认肝炎、酗酒等病史。

(3) 体格检查:P 120 次/min, BP 80 mmHg/52 mmHg,烦躁,皮肤湿冷,口唇苍白。上腹轻压痛,肝脾肋下未及,肠鸣音活跃 10 次/min,皮肤、黏膜无黄染,未见蜘蛛痣及肝掌,四肢不肿。

(4) 实验室检查:中度贫血,轻度氮质血症,肝功能无明显异常,肝胆超声检查阴性。

2. 诊断和诊断依据

(1)诊断:十二指肠球部溃疡出血,失血性休克。

(2) 诊断依据:患者为青年男性,慢性上腹部空腹痛病史 3 年,本次因"反复空腹疼痛 3 天,呕血 1 次"就诊,呕血量约 1 000 ml;体格检查 HR 120 次/min,BP 80 mmHg/52 mmHg,烦躁、皮肤湿冷、口唇苍白,肠鸣音活跃;结合患者实验室检查有贫血、无肝硬化等表现,因此考虑为十二指肠球部溃疡伴出血,失血性休克。

3. 鉴别诊断

(1) 肝硬化:肝硬化是一种由不同病因长期作用于肝脏引起的慢性、进行性、弥漫性肝病的终末阶段。常引起一系列的并发症,其中食管胃静脉破裂出血是肝硬化较为常见和严重的并发症,往往表现为呕血、黑便,食道-胃-十二指肠镜检查可明确诊断。

(2) 胃癌:早期多无症状,进展期可有上腹痛、餐后加重、纳差、体重减轻;可有呕血或黑便;胃镜或超声内镜检查可诊断明确。

4. 处理方案及基本原则

(1) 卧位休息,保持呼吸道通畅,同时予以心电监护、吸氧、禁食处理,注意尿量。

(2) 留置深静脉导管、液体复苏:可先给予琥珀酰明胶等扩容,同时申请输注红细胞等扩容,补液过程中注意晶体和胶体的比例。

(3) 抑制胃酸治疗:质子泵抑制剂(PPI)。

(4) 止血:①口服止血药:凝血酶粉;②静脉止血药:酚磺乙胺及氨甲苯酸静脉滴注;③必要时可留置胃管,既可观察有无活动性出血,同时也可予以冰盐水肾上腺素冲洗止血治疗。

(5) 胃镜检查,以明确诊断。

(6) 内镜治疗:注射药物,电凝及使用止血钳等。

(7) 介入治疗。

(8) 手术治疗:一旦止血不佳,持续出血将危及生命时,考虑手术。

四、要点与讨论

消化道出血可发生于从口腔至肛门的任何部位;呕血常提示上消化道出血,多为急性出血,通常来源于动脉血管或曲张静脉。便血提示下消化道出血,也可因活动性上消化道出血迅速经肠道排除所致。黑便通常提示上消化道出血,但小肠或右半结肠的出血也可有黑便。上消化道出血的常见原因如表 31-1 所示。

表 31-1 上消化道出血的常见原因

疾　病	百分比	疾　病	百分比
十二指肠溃疡	20%～30%	Mallory-Weiss 撕裂	5%～10%
胃和十二指肠糜烂	20%～30%	腐蚀性食管炎	5%～10%
静脉曲张	15%～20%	血管瘤	5%～10%
胃溃疡	10%～20%	动静脉畸形	<5%

1. 确立上消化道出血诊断

消化性溃疡出血是上消化道出血最常见的病因之一。有与进食有关或服用抑酸剂可缓解的上腹部疼痛史的患者,提示消化性溃疡病,然而也有许多溃疡病出血的患者并无疼痛史。消化性溃疡出血的表现与失血速度及原发病或伴发病有关,其主要症状包括呕血(呕鲜血或咖啡样物),解血样便或柏油样黑便,和由于失血所致的贫血、乏力、直立性低血压、晕厥、口渴、出汗等。大量出血时常出现循环功能不全的表现,表现为脉率>110 次/min,收缩压<90 mmHg,直立位血压下降≥16 mmHg,少尿,四肢湿冷和由于脑血流灌注减少所致的精神状态改变(精神混乱、定向力障碍、嗜睡、意识丧失、昏迷),甚至休克。

根据典型的临床表现和辅助检查可做出上消化道出血的诊断。应注意以下问题:

(1) 呕血与黑便首先应与鼻、咽、喉、口腔等部位出血(如拔牙、扁桃体切除术等)吞下血液或进食禽畜血液所致者区别;口服骨炭、铁或铋剂,某些中药等出现黑色粪便,应与黑便区别。呕血须与咯血鉴别,黑便应与下消化道出血鉴别。

(2) 少数上消化道出血患者首发症状为晕倒、冷汗、心慌、四肢发冷等休克或休克前期的表现,此时尚未出现呕血或黑便,易被误诊和漏诊。应在排除了急性感染、过敏、宫外孕破裂或肝脾破裂等后想到上消化道出血的可能。体检有肠鸣音过度活跃常提示有消化道出血,直肠指检有助于早期诊断。

2. 失血量的估计

大便隐血试验阳性提示每日失血量在 5 ml 以上,通常上消化道出血量达 50～100 ml 时才会出现黑便,严重的上消化道出血后可持续存在黑便,但不一定表示持续出血;如短期内出血量在 250～300 ml,多可导致呕血。出血量小于 400～500 ml 时,血容量轻度减少,可由组织液及脾储血所补偿,循环血量在 1 h 内即得补充改善,故可无自觉症状。出现头晕、心慌、冷汗、乏力、口干等症状时,表示急性失血在 500 ml 以上。若有晕厥,或患者由平卧位改为半卧位时出现头晕、冷汗,甚至晕厥,表示出血量较大,可达 1 000 ml 以上。上消化道出血病情严重程度分级如表 31-2 所示。

表 31 - 2 上消化道出血病情严重程度分级

分级	失血量/ml	血压/mmHg	心率/(次/min)	血红蛋白/g/L	症状	休克指数
轻度	<500	基本正常	正常	无变化	头昏	0.5
中度	500~1 000	下降	>100	70~100	晕厥、口渴、少尿	1.0
重度	>1 000	收缩压<80	>1 200	<70	肢冷、少尿、意识模糊	>1.5

注:休克指数=心率/收缩压;1 mmHg=0.133 kPa

3. 出血是否停止的判断

应对有无活动性出血或再出血进行判断。消化性溃疡出血约 80% 不经特殊处理可自行止血,部分患者则会持续性出血或再出血。临床上不能单凭血红蛋白的下降或黑便来判断出血是否停止或持续。有下列表现者,应认为有持续出血或再出血,须积极处理。

(1)呕血或黑便次数及量增多,质稀薄,甚至排出暗红或鲜红色血便,伴肠鸣音亢进。

(2)胃管抽出物有较多新鲜血。

(3)周围循环衰竭的表现经积极补充血容量仍未见改善,或一度好转又很快恶化。

(4)在补液量和排尿量足够的情况下,原无肾脏病变患者的尿素氮持续或再次升高。

(5)血红蛋白、红细胞计数与血细胞比容持续下降,血中网织红细胞持续增高。

4. 治疗

(1)治疗原则:及早补充血容量,防止继续出血及病因治疗。

(2)一般治疗:卧床休息,严密观察心率、脉搏、血压等生命体征。吸氧,烦躁不安者可给予适量镇静剂,呕血病例应保持呼吸道通畅以防窒息。呕血者应暂禁食,呕血停止后 12 h 可试着进冷或温流质饮食。出血量大时应放置胃管,既可抽取胃液,判断出血停止与否,又可直接灌注止血药物。

(3)补充血容量:迅速补充血容量是处理上消化道大出血的首要措施。休克患者应立即快速补液,一般可输注乳酸林格液,同时立即准备输血。输血指征:①Hb<70 g/L 或血细胞比容<25%;②收缩压<90mmHg,脉率>120 次/min;③大量呕血或便血。原则上输血量应接近出血量。避免输血、输液过多、过快,导致急性肺水肿,尤其是对有心、肺、肾疾患及老年患者。一般每输血 600~900 ml,可静注 10% 葡萄糖酸钙 10 ml,以防发生低钙血症。

(4)止血措施:

① 抑制胃酸分泌:体液及血小板诱导的止血作用在 pH>6 时才发挥作用,而当 pH<5 时,新形成的凝血块迅速被消化,pH<3 时,血小板凝集效应丧失。因此,抑制胃酸分泌、提高胃液 pH 值对控制上消化道出血具有重要意义。临床上常用法莫替丁 20~40 mg,每日 2 次静脉滴注。质子泵抑制剂(PPI):奥美拉唑、泮托拉唑等 40 mg,每日 2 次静脉注射,也可选用其他 PPI 制剂。

② 胃黏膜保护药物:前列腺素由于能抑制胃酸分泌、增加胃黏膜血流量、促进 HCO_3^- 和黏液的分泌,普遍认为对胃黏膜有保护作用;硫糖铝由于其确切的作用机制及较少的不良反应,使用价值较大。

③ 止血药物:a. 口服止血药:采用血管收缩剂如去甲肾上腺素 8 mg 加于生理盐水或冰盐水 100 ml 分次口服,可使出血的小动脉收缩而止血。凝血酶也有直接止血作用,但会形成血凝块,给病情观察带来困难。b. 静脉止血药:可使用酚磺乙胺、氨甲苯酸、血凝酶(立止血)等促凝或抗纤溶止血药物。

④ 内镜直视下止血:凝血酶 500~1 000 IU 或 5% MonSell 液(碱式硫酸铁溶液)或去甲肾上腺素液于内镜直视下喷洒在出血灶上,每次 30~50 ml。或在内镜直视下向出血灶及其周围注射 1% 乙氧硬化醇或鱼肝油酸钠、乙醇、利多卡因高渗盐水肾上腺素混合液(LHE - S)等,可达止血目的。其他还有高频电凝、热探头、激光、微波、止血夹等。

⑤ 选择性动脉栓塞疗法:适用于内科治疗无效,又不能耐受手术治疗的患者,可在选择性动脉造影

确定出血血管后,行高选择性栓塞止血。如出血局限在某一小动脉时可取得良好的止血效果。

⑥ 手术治疗:当上消化道持续出血超过 48 h 仍不能停止;24 h 内输血 1 500 ml 仍不能纠正血容量、血压不稳定;保守治疗期间发生再次出血者;内镜下发现有动脉活动出血而止血无效者;中老年患者原有高血压、动脉粥样硬化,出血不易控制者应尽早行外科手术。

5. 关于 Hp 治疗的进展

在 Hp 高耐药率背景下,铋剂四联方案再次受到重视:经典的铋剂四联方案(铋剂＋PPI＋四环素＋甲硝唑)的疗效再次得到确认。2012 年最新 Maastricht‐4 共识指出,在克拉霉素高耐药率(＞15%～20%)地区,一线方案首先推荐铋剂四联方案,如无铋剂,则推荐序贯疗法或伴同疗法;在克拉霉素低耐药率地区,除推荐标准三联疗法外,也推荐铋剂四联疗法作为一线方案。

推荐铋剂＋PPI＋2 种抗菌药物组成的四联疗法,抗菌药物组成方案有 4 种:①阿莫西林＋克拉霉素;②阿莫西林＋左氧氟沙星;③阿莫西林＋呋喃唑酮;④四环素＋甲硝唑或呋喃唑酮。

青霉素过敏者推荐的抗菌药物组成方案为:①克拉霉素＋左氧氟沙星;②克拉霉素＋呋喃唑酮;③四环素＋甲硝唑或呋喃唑酮;④克拉霉素＋甲硝唑。组成方案中抗菌药物的剂量和用法同含有阿莫西林的方案(见表 31‐3)。需注意的是,青霉素过敏者初次治疗失败后,抗菌药物选择余地小,应尽可能提高初次治疗根除率。

表 31‐3　推荐的四联方案中抗菌药物的剂量和用法*

方案	抗菌药物 1	抗菌药物 2
1	阿莫西林 1 000 mg,2 次/d	克拉霉素 500 mg,2 次/d
2	阿莫西林 1 000 mg,2 次/d	左氧氟沙星 500 mg,1 次/d 或 200 mg/d,2 次/d
3	阿莫西林 1 000 mg,2 次/d	呋喃唑酮 100 mg,2 次/d
4a	四环素 750 mg,2 次/d	甲硝唑 400 mg,2 次/d 或 3 次/d
4b	四环素 750 mg,2 次/d	呋喃唑酮 100 mg,2 次/d

＊推荐的四联方案为:标准剂量 PPI＋标准剂量铋剂(2 次/d,均为餐前 0.5 h 服用)＋2 种抗菌药物(餐后即服);标准剂量 PPI:埃索美拉唑 20 mg、雷贝拉唑 10 mg(Maastricht 共识推荐 20 mg)、奥美拉唑 20 mg、兰索拉唑 30 mg、泮托拉唑 40 mg,2 次/d;标准剂量铋剂:枸橼酸铋钾 220 mg,2 次/d

对铋剂有禁忌者或经证实 HP 耐药率仍较低的地区,可选用非铋剂方案,包括标准三联方案、序贯疗法或伴同疗法。

鉴于铋剂四联疗法延长疗程可在一定程度上提高疗效,故推荐的疗程为 10 天或 14 天。根除治疗前停服 PPI 不少于 2 周,停服抗菌药物、铋剂等不少于 4 周。如为补救治疗,建议间隔 2～3 个月。

6. 诊疗流程

急性非静脉曲张性消化道出血诊治流程如图 31‐2 所示。

五、思考题

(1) 消化性溃疡持续出血的临床表现有哪些?

(2) 上消化道出血严重程度如何判断?

(3) 急性非静脉曲张性上消化道出血诊治流程如何?

(4) HP 的治疗方案是什么?

(刘月娥　梅　冰　许硕贵)

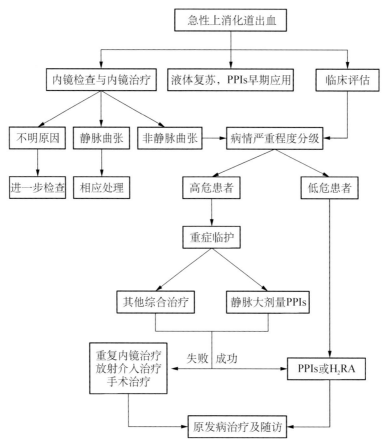

图 31 - 2   急性非静脉曲张性上消化道出血诊治流程

PPIs:质子泵抑制剂;H₂RA:受体拮抗剂

案例 32

肠 梗 阻

一、病史资料

1. 现病史

患者,男性,73 岁,因"间断腹泻 1 月伴腹痛腹胀停止排便 3 天"急诊就诊。患者 1 月前出现腹泻,大便每日 4～7 次,为稀便,量少,偶带有黏液血丝,无里急后重,未予重视,后症状逐渐加重,3 天前无明显诱因下突发呕吐,呕吐为胃内容物,停止排便,有少量排气,右上腹部胀痛明显,无发热,为求进一步诊治遂至急诊就诊。

2. 既往史

既往体健,否认慢性疾病史,患者 15 前因阑尾炎曾行剖腹探查＋阑尾切除术,否认家族遗传性疾病史。否认吸烟、饮酒史。否认食物药物过敏史。

3. 体格检查

T 36.2℃, P 103 次/min, R 14 次/min, BP 96 mmHg/40 mmHg。神清,精神软,体型消瘦,无皮肤黏膜湿冷,HR 103 次/min,窦性心律,心肺无其他阳性体征,右上腹部略膨隆,未见胃肠型及胃肠蠕动波,于脐旁右侧腹直肌可见 10 cm 既往手术瘢痕,腹部柔软,右上腹压痛,无反跳痛,未扪及腹腔包块,肝脾肋下未及,Murphy 征阴性。肝肾区无叩击痛,听诊肠鸣音亢进 11 次/min。双侧足踝区轻度凹陷性水肿。膝胸位,肛门外观未见异常。直肠指诊:肛管括约肌功能正常,未触及肿物,指套退出无暗红色血迹。

4. 辅助检查

血常规:WBC 8.9 × 10^9/L, N 79.7%, Hb 113 g/L, PLT 220×10^9/L。

肝功生化:TP 50 g/L, ALB 28 g/L, Na^+ 131 mmol/L, K^+ 3.8 mmol/L,血淀粉酶 45 IU/L。

腹部立位平片(见图 32-1):中上腹部结肠肠管扩张积气,并发多发阶梯状液气面,膈下未见游离气体影,考虑结肠低位梗阻可能。

腹部 CT 平扫(见图 32-2):小肠明显扩张、结肠低位梗阻,降结肠脾曲肠管可疑增厚,腹盆腔少量积液。

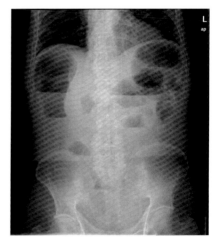

图 32-1 腹部立位平片提示结肠低位梗阻

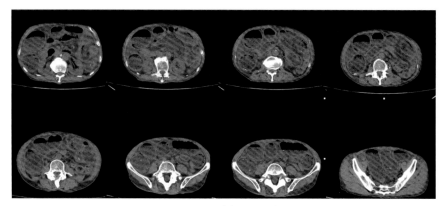

图 32 - 2　腹部 CT 平扫

二、诊治经过

1. 初步诊断

（1）肠梗阻，脾曲占位？粘连性肠梗阻？

（2）阑尾切除术后。

2. 诊治经过

患者老年男性，以大便性状改变起病，1 月前出现腹泻，大便每日 4～7 次，为稀便、量少，偶带有黏液血丝，无里急后重，后症状逐渐加重，3 天前突发"痛、呕、胀、停"症状，停止排便，有少量排气，无发热，右上腹部胀痛明显，无发热，入院时神清，精神软，体型消瘦，无皮肤黏膜湿冷，HR 103 次/min，BP 96 mmHg/40 mmHg，右上腹部略膨隆，未见胃肠型及胃肠蠕动波，于脐旁右侧腹直肌可见 10 cm 既往手术瘢痕，腹部柔软，右上腹压痛，无反跳痛，听诊肠鸣音亢进 11 次/min。双侧足踝区轻度凹陷性水肿。直肠指诊：肛管括约肌功能正常，未触及肿物，指套退出无暗红色血迹。初步诊断为低位结肠梗阻，结肠占位可能性大，由于既往有剖腹探查手术史，不能排除粘连性肠梗阻及腹腔内疝嵌顿肠管引起肠梗阻可能。同时，患者营养状态差、低蛋白血症、心率快、血压低，考虑肠梗阻后容量不足，因此在急症给予禁食水、胃肠减压、静脉补液扩容，急查全腹部 CT，提示小肠明显扩张、结肠低位梗阻，降结肠脾曲肠管可疑增厚，腹盆腔少量积液。由于患者腹部症状表现为右上腹部压痛，无腹肌紧张、反跳痛的腹膜炎体征，根据 CT 扫描结果及腹部体征排除腹腔内疝、绞窄性肠梗阻。再予以禁食包括水、抗感染、补液、补充白蛋白、输血浆、奥曲肽抑制肠液分泌等支持治疗。在调整全身情况好转后，予温盐水不保留低压灌肠，行急诊肠镜检查备肠镜下支架植入术，肠镜检查提示降结肠进镜 40 cm 处有一菜花样肿块，表面有坏死，质脆，占肠腔一周，肠腔狭窄，肠镜不能通过，斑马导丝无法通过无法植入结肠支架，遂病变局部取活检后，于病灶远端正常黏膜上金属钛夹定位，并行腹部立、卧位片精确定位肿瘤部位。至此患者诊断结肠癌伴结肠梗阻明确，但患者高龄、全身情况差，行肿瘤切除风险高，故予以行横结肠造口术，待全身营养状态纠正后二期行肠癌根治术，术后恢复良好。

三、病例分析

1. 病史特点

（1）老年男性，因"间断腹泻 1 月伴腹痛腹胀停止排便 3 天"急诊就诊。

（2）患者既往有因阑尾炎曾行剖腹探查＋阑尾切除术。

（3）体格检查：T 36.2℃，P 103 次/min，R 14 次/min，BP 96 mmHg/40 mmHg。神清，精神软，

体型消瘦,右上腹部略膨隆,未见胃肠型及胃肠蠕动波,于脐旁右侧腹直肌可见 10 cm 既往手术瘢痕,腹部柔软,右上腹压痛,无反跳痛,未扪及腹腔包块,听诊肠鸣音亢进,11 次/min。双侧足踝区轻度凹陷性水肿。直肠指诊:肛管括约肌功能正常,未触及肿物,指套退出无暗红色血迹。

(4) 辅助检查:①血常规检查:WBC 8.9×10^9/L, N 79.7%, Hb 113 g/L, PLT 220×10^9/L。②肝功生化:TP 50 g/L, ALB 28 g/L, Na^+ 131 mmol/L, K^+ 3.8 mmol/L,血淀粉酶 45 IU/L。③腹部立位平片检查:结肠低位梗阻可能。④腹部 CT 平扫:小肠明显扩张、结肠低位梗阻,降结肠脾曲肠管可疑增厚,腹盆腔少量积液。

2. 诊断和诊断依据

(1) 诊断:肠梗阻,脾曲占位? 粘连性肠梗阻? 阑尾切除术后。

(2) 诊断依据:患者为老年男性,15 年前曾因阑尾炎行剖腹探查＋阑尾切除术。本次因"间断腹泻1 月伴腹痛腹胀停止排便 3 天"就诊,间断腹泻每日 4～7 次,为稀便,量少,偶带有黏液血丝,无里急后重,3 天前突发"痛、呕、胀、停"症状,停止排便,有少量排气,查体 HR 103 次/min,BP 96 mmHg/40 mmHg,右上腹部略膨隆,未见胃肠型及胃肠蠕动波,腹软,右上腹压痛,无反跳痛,听诊肠鸣音亢进,11 次/min。直肠指诊未见异常,腹部 CT 扫描提示结肠低位梗阻伴小肠明显扩张,降结肠脾曲肠管可疑增厚,腹盆腔少量积液。考虑为肠梗阻。

3. 处理方案及基本原则

肠梗阻的治疗原则是纠正因肠梗阻所引起的全身生理紊乱、解除梗阻。

(1) 基础治疗:胃肠减压、补液扩容、纠正水电解质紊乱和酸碱失衡、输血、抗感染、抗休克是治疗肠梗阻的基本方法,也是提高疗效和保证手术安全的重要措施。通过胃肠减压,吸出胃肠道内的气体和液体,可以减轻腹胀,降低肠腔内压力,减少肠腔内的细菌和毒素,改善肠壁血循环,有利于改善局部病变和全身情况。补液、纠正水电平衡时所需容量和种类须根据呕吐情况、缺水体征、血液浓缩程度、尿排出量和比重,并结合血清钾、钠、氯和二氧化碳结合力监测结果而定。

(2) 病因治疗:解除梗阻。由于回盲瓣的作用,左半结肠完全性梗阻时多形成闭襻性梗阻,肠腔内压远较小肠梗阻时为高,结肠的血液供应也不如小肠丰富,容易引起肠壁血运障碍,且结肠内细菌多,肠管水肿明显,无法进行有效的肠道准备,术中易导致术区污染,如行一期肠切除、肠吻合,常不易顺利愈合。因此,对肿瘤引起的单纯性结肠梗阻,一般采用肠镜下结肠支架置入减压或梗阻近侧(盲肠或横结肠)造瘘,以解除梗阻。如已有肠坏死,则宜切除坏死肠段并将断端外置作造瘘以达到减压目的,二期手术处理结肠病变。

四、要点与讨论

肠梗阻是一种常见的外科急腹症,由于其病情变化快、病死率较高,需要早期做出诊断和处理,诊治延误可能使病情发展加重,甚至出现肠坏死、腹膜炎等严重情况。在肠梗阻发生后,患者均会经历"管腔梗阻——内容物淤滞——继发感染"的病理过程,肠梗阻后早起肠蠕动增强导致肠鸣音亢进,病情演变进展随之出现呕吐、腹胀和停止排便排气症状。

1. 肠梗阻分类

肠梗阻按发病原因一般可分为机械性、神经性和血运性三大类;按梗阻性质则可分为单纯性和绞窄性两种,其病理变化既有肠腔局部,又有全身的;除了肠梗阻的病因和性质不同梗阻症状表现有差别外,还因肠梗阻是急性或慢性、完全性或不完全性、高位或低位等因素而有不同表现。

2. 肠梗阻的诊断

肠梗阻的诊断一般要求逐步明确以下几个问题作为后续治疗的依据:

（1）明确是否存在肠梗阻：肠梗阻患者一般都有"痛、呕、胀、停"4个主要症状,但是由于肠梗阻的性质、部位、程度和时间各不相同,上述症状不一定完全具有或在严重程度上会有所不同,因此只要患者有反复呕吐或明显腹胀,不论是否同时伴有阵发性腹痛或停止排便、排气症状,均应考虑肠梗阻可能,行影像学检查明确。

（2）肠梗阻是什么性质：在诊断肠梗阻时,最根本的是要区别肠梗阻是单纯性还是绞窄性梗阻,因为这涉及治疗原则的抉择。但鉴别单纯性还是绞窄性有时并非易事,由于绞窄性肠梗阻有发生肠坏死穿孔并发腹膜炎的危险,因此需动态评估病情。

（3）什么原因导致的肠梗阻：在肠梗阻的性质确定以后,一般来说通过病史分析、体格检查和腹部CT扫描等影像学检查等资料,诊断病因并不难。肠梗阻最常见原因为粘连。因此,凡有腹部手术史、腹部外伤史及腹腔与盆腔炎史者,均有发生粘连性肠梗阻的可能;如结核病者有患肠结核及结核性腹膜炎所致粘连梗阻的可能;腹外疝、肠扭转肠套叠、先天性肠道畸形也是肠梗阻常见病因。凡有机械性肠梗阻应常规检查腹壁疝好发部位,尤其是肥胖女性患者注意有无股疝,对于高龄消瘦的患者应排除闭孔疝可能;新生儿肠梗阻多为肠道先天性狭窄或闭锁;2岁以下幼儿以肠套叠多见;青壮年饱餐后做剧烈活动以肠扭转常见;老年人以结肠癌或粪便阻塞多见;腹内复发癌或转移癌伴肠梗阻,大多是癌肿所致;如有心房纤颤、心瓣膜病变,可能出现由于血管栓塞所致的血管性肠梗阻。但是值得一提的是,除了癌性梗阻外,是否明确病因对于处理的方法、方式指导意义不大,主要还是取决于肠梗阻的性质。

（4）肠梗阻已造成了何种局部或全身变化：局部变化即局部病理解剖方面的变化。肠道梗阻近端的肠襻扩张程度,是否已有坏死或穿孔等情况,这对手术方式的判断有决定意义。全身变化指全身病理生理方面的变化,即肠梗阻之后继发的机体水、电解质和酸碱平衡失调的程度和营养失调的严重性。这对于如何进行术前准备和选择手术的有利时机有重要参考价值。

肠梗阻的急诊影像学检查首选腹部CT检查,必要时行增强CT检查,能诊断出明显的实质性肿块或肠腔外有积液,有时腹部CT检查还能发现造成肠梗阻的病因和病变部位,为手术提供重要的信息。对于有腹腔积液的患者可在B超引导下行诊断性腹穿,如抽到不凝血液或肠液,对判断手术时机具有指导意义。

3. 肠梗阻的治疗

肠梗阻的治疗原则：①纠正水、电解质、酸碱平衡失调;②补充循环血量;③降低肠内张力;④使用抗生素,防治感染;⑤解除梗阻原因,恢复肠道通畅;⑥手术处理肠绞窄。治疗方法包括非手术治疗和手术治疗。

1）非手术治疗方法

包括：

（1）胃肠减压治疗：通过胃管或小肠减压管抽出积聚在梗阻上端的气体和液体,降低肠内张力,有利于改善肠壁血循环,减轻全身中毒症状,改善呼吸、循环功能。

（2）液体治疗：重点在纠正水、电解质、酸碱平衡失调,肠绞窄时因丢失大量血浆和血液,故在适当补液后应输全血或血浆。

（3）营养支持治疗：肠梗阻时手术或非手术治疗都有相当一段时间不能进食,可通过外周静脉输液支持,必要时采用全胃肠外营养通过静脉途径输注身体所需营养液。肠梗阻时采用全胃肠外营养,一旦肠梗阻解除和肠功能恢复,尽早恢复口服。不能正常饮食的患者,可予要素膳食。

（4）抗生素治疗：肠梗阻时,在梗阻上端肠腔内细菌可迅速繁殖,肠梗阻患者应使用针对需氧和厌氧的抗生素。

2）手术治疗方法

肠梗阻的手术目的是解除梗阻原因,恢复肠道通畅,但具体手术方式应根据梗阻的原因、部位、性质、病程早晚以及全身状况来决定。如粘连性肠梗阻手术松解束带或一条纤维束带、切除肠襻、短路吻合或作肠造口减压术以求缓解梗阻症状,腹壁疝嵌顿者还纳修补疝气,肠坏死者及时行肠切除吻合术。

　　治疗方法的选择根据梗阻的原因、性质、部位以及全身情况和病情严重程度而定。不论采用何种治疗,首先要纠正梗阻带来的水、电解质与酸碱紊乱,改善患者的全身情况后,再进行手术治疗也是可行和必要的。

　　总之,肠梗阻诊断的成立,除了对梗阻部位、病因诊断外,必须对病情进行分析,即对梗阻的程度和性质做出诊断,提出处理对策。对于诊断肠梗阻的患者,首先宜区分它是单纯性肠梗阻或是绞窄性,即先确定一个肠梗阻患者的肠襻有无血运梗阻或肠坏死的风险。因为无血运障碍的单纯梗阻即使是由于机械性原因引起的梗阻,一般也可先作保守治疗。而有肠坏死危险的绞窄性肠梗阻则无例外地需要急症手术治疗;而一般的所谓"机械性肠梗阻"有的可能是单纯性梗阻,有的可能是绞窄性梗阻。原则上麻痹性肠梗阻不需手术治疗,机械性完全性肠梗阻需手术治疗,绞窄性肠梗阻更需急症手术治疗。但是在诊治肠梗阻过程中,务必注意到肠梗阻是处在不断的发展之中,在一定条件下可以转化,肠梗阻不能得到及时适当的处理,病情可迅速发展、加重,单纯性可变为绞窄性,不完全可变成完全性,机械性可变为麻痹性。单纯性肠梗阻予保守治疗多数患者能够治愈,对于在保守治疗 12～24 h,患者症状改善不明显甚至加重者,应抓紧进行手术。对于保守治疗有一定的效果,但长期不缓解或反复发作,应采取手术治疗。对诊断或怀疑为绞窄性肠梗阻的患者应立即进行手术治疗,对肿瘤导致的完全性肠梗阻患者,应立即寻找有效的减压方式:一期支架置入、急症手术造口减压,二期手术切除肿瘤;急症手术切除肿瘤肠一期吻合术＋预防性造口术;急症手术切除肿瘤肠一期吻合术。

　　4. 诊疗流程

　　急性肠梗阻患者的诊疗流程如图 32 - 3 所示。

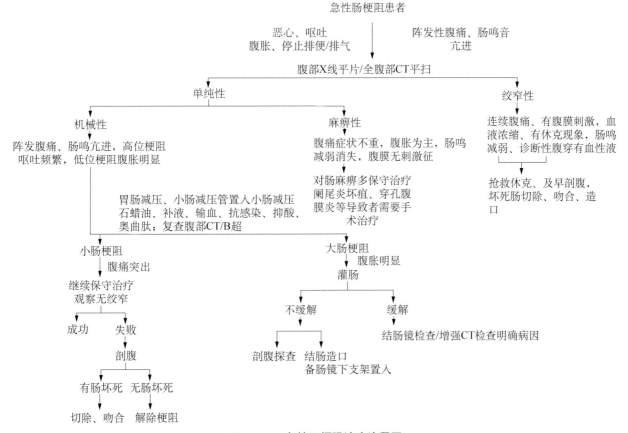

图 32 - 3　急性肠梗阻诊疗流程图

五、思考题

（1）肠梗阻的原因有哪些？

（2）肠梗阻的治疗原则是什么？

（3）如何诊断肠梗阻？

（4）肠梗阻何时采取手术治疗？

（魏小龙　何　建）

案例 33

肾衰导致的高钾血症

一、病史资料

1. 现病史

患者,男性,52岁,因"乏力2天,加重3h"就诊。2天前,患者无明显诱因感全身乏力,精神差,纳差。乏力不明显影响体力活动,四肢无明显活动障碍。3h前患者晨起时感觉症状明显加重,由家属送至急诊科。病程中否认发热、意识障碍、恶心、呕吐、咳嗽、黄疸。患者诊断"多囊肾"30余年,5年前发现"肌酐升高",1月前肾内科门诊随诊时查"血肌酐777 μmol/L",口服 α-酮酸治疗,小便量约500 ml/天,肾内科建议血液透析治疗,患者拒绝。

2. 既往史

既往身体状况一般,否认高血压、糖尿病史,否认肝炎、结核等传染病史,否认药品、食品过敏史。除现病史介绍服用的药物外,否认其他毒物、药物接触史。

3. 体格检查

T 36.8 ℃, P 45 次/min, R 16 次/min, BP 110 mmHg/78 mmHg。神志清楚,精神差,慢性病容,轻度贫血貌。呼吸深大,双侧瞳孔直径3 mm,对光反射灵敏。双肺呼吸音清,未闻及明显干湿啰音。心界不大,HR 45 次/min,节律整齐,各瓣膜听诊区未闻及明显杂音。腹部平、软,肝脾未及,无明显压痛、反跳痛,肠鸣音稍弱,2 次/min。全身皮肤轻度凹陷性水肿。神经系统查体:四肢肌力(++++),双侧对称,病理征(一)。

4. 实验室检查

血常规检查:WBC 6.5×10^9/L, N 70%, Hb 85 g/L, PLT 90×10^9/L。

生化检查:BUN 34.5 mmol/L, Cr 1 093 μmol/L, K^+ 7.0 mmol/L, Na^+ 139 mmol/L, Cl^- 115 mmol/L。

血气分析:pH 7.112, $PaCO_2$ 28 mmHg, PaO_2 82 mmHg, HCO_3^- 12 mmol/L。

床边心电图检查:交界性心率45 次/min,T 波高尖。

二、诊治经过

1. 初步诊断

多囊肾,慢性肾病5期,高钾血症,代谢性酸中毒,中度贫血。

2. 诊治经过

患者中年男性,既往多囊肾、慢性肾病病史,本次以"乏力"就诊。乏力缺乏特异性,鉴别诊断非常多,可涉及全身各个器官系统。但患者查体发现心率慢,呼吸深大,结合患者慢性肾病病史,考虑患者电解质紊乱高钾血症的可能性大。因为高钾血症是危及生命的急症,需要尽早明确诊断并开始治疗,所以立即为患者查动脉血气,同时送血常规、生化检查,另外立即为患者行床边心电图检查。2 min后生化检查结果提示血钾 7.0 mmol/L,血气分析提示代谢性酸中毒,心电图检查提示交界性心律,HR 45次/min,至此高钾血症诊断明确。因为患者已经出现严重的心电活动紊乱,发生心跳骤停的风险极大,所以立即给予患者心电监护,并开始降钾治疗。治疗上给予葡萄糖酸钙缓慢静推、碳酸氢钠纠酸、呋塞米利尿、葡萄糖水、胰岛素按比例静滴、降钾树脂口服。考虑患者慢性肾病基础,药物降钾治疗效果有限,立即为患者联系床边血液净化治疗。患者血常规提示贫血,考虑肾性贫血,这也可能为导致患者乏力的原因之一,但是患者血红蛋白浓度为 85 g/L,暂不考虑由此导致患者本次发病,暂不予急症处理。

三、病例分析

1. 病史特点

(1)中年男性,多囊肾,慢性肾病病史,平素少尿,血肌酐高。本次亚急性起病。

(2)具体表现为2天前无明显诱因感全身乏力,精神差,伴纳差。乏力明显影响体力活动,四肢无明显活动障碍。3 h前患者晨起时感觉症状明显加重,无发热、意识障碍、恶心、呕吐、咳嗽、黄疸。

(3)查体:P 45次/min,慢性病容,轻度贫血貌。心界不大,HR 45次/min,节律整齐,各瓣膜听诊区未闻及明显杂音。神经系统查体:四肢肌力($+++$),双侧对称,病理征($-$)。

(4)辅助检查:动脉血气分析:pH 7.112,$PaCO_2$ 23 mmHg,PaO_2 82 mmHg,HCO_3^- 8 mmol/L。生化:BUN 34.5 mmol/L,Cr 1 093 μmol/L,K^+ 7.0 mmol/L,血糖 8.0 mmol/L。血常规:Hb 85 g/L。床边心电图检查:交界性心率45次/min,T波高尖。

2. 诊断和诊断依据

(1)诊断:多囊肾,慢性肾病5期,高钾血症,代谢性酸中毒,中度贫血。

(2)诊断依据:①既往多囊肾所致慢性肾病(5期)病史,本次以乏力起病;②查体有心动过缓及贫血表现;③实验室检查血 K^+ 7.0 mmol/L,BUN 34.5 mmol/L,Cr 1 093 μmol/L;④心电图检查提示交界性心律,T波高尖。综上所述诊断明确。

3. 处理方案及基本原则

当血钾升高大于 6.0 mmol/L,或无论血钾浓度多少,心电图已经出现高钾血症的表现或者出现典型的神经肌肉症状的时候,必须行紧急的降钾处理,降低血钾至安全范围,具体治疗措施如下:

(1)心电监护。

(2)静脉注射葡萄糖酸钙拮抗高钾对于细胞膜极化状态的影响。

(3)一般降血钾措施,包括:葡萄糖加胰岛素(极化液)、β_2-受体激动剂如沙丁胺醇等、碳酸氢钠、襻利尿剂以及阳离子交换树脂等。

(4)血液透析:能够迅速纠正高钾血症,是最为确定的治疗方式,但是因为只能清除血液中的血钾,注意可能出现血液透析后的血钾反跳。

(5)积极寻找导致高钾血症的原因,对因治疗。

四、要点与讨论

1. 高钾血症的原因

(1)钾的过多摄入。

单纯钾的过多摄入不是导致高钾血症的主要原因,因为正常机体有着非常强大的排钾机制,但是如果肾脏排钾受损,过量的钾摄入就有可能是导致高钾的原因。就像本病例,追问患者病史,患者近期进食较多香蕉,所以在肾功能不全基础上发生了高钾血症。

(2) 钾从细胞的释放:如表33-1所示。

表33-1 常见高钾血症的病理机制

酸中毒	代谢性酸中毒常见
胰岛素缺乏,高血糖,高渗透压	糖尿病酮症酸中毒　糖尿病高渗综合征
组织分解	外伤、挤压综合征、肿瘤溶解综合征
β-受体阻滞剂应用	非选择性药物多见如:普萘洛尔、拉贝洛尔
剧烈运动	血钾升高的程度与运动剧烈程度有关
高钾性周期性麻痹	遗传性疾病与离子通道有关
其他少见原因	洋地黄过量、肌松剂琥珀酰胆碱、输血等

(3) 肾脏排钾受损:如表33-2所示。

表33-2 常见肾原性高钾血症的病因

醛固酮分泌减少	肾小管酸中毒、肾上腺皮质功能不全药物
醛固酮反应性减弱	保钾利尿药
远曲小管水钠的减少	低血容量
急慢性肾功能不全	多因素

2. 高钾血症的治疗

(1) 严密监测循环功能,包括心电及血压监测。

(2) 葡萄糖酸钙:可拮抗高血钾对于细胞膜极化状态的影响,通常用于出现传导异常的患者。常用10%葡萄糖酸钙10~20 ml,直接或与等量糖水稀释后在心电监护下缓慢(2~3 min)静脉注射,通常1~3 min起效,效果维持30~60 min,需要时可重复给药。葡萄糖酸钙不影响钾离子浓度,仅拮抗高钾对于心脏电活动影响,需要同时给予其他降钾措施。

(3) 降血钾措施:

① 葡萄糖加胰岛素(极化液):可以通过加强骨骼肌细胞中 Na^+-K^+-ATP 泵的作用,促进 K^+ 向细胞内转移,从而减低血钾浓度。通常在10%葡萄糖注射液500 ml中加入10~12个单位胰岛素,1 h滴完。10~20 min起效,30~60 min达作用高峰,持续4~6 h,通常可以使血钾下降0.5~1.2 mmol/L。或者给予10 IU胰岛素静推紧接着50%糖水50 ml静推,因为此方法胰岛素浓度较高,所以降钾的效果好,但容易出现低血糖,需要持续静滴10%葡萄糖注射液50~75 ml/h,并监测血糖。

② $β_2$-受体激动剂:通过加强骨骼肌细胞中 Na^+-K^+-ATP 泵以及 $Na^+-K^+-Cl^-$ 泵的作用,促进 K^+ 向细胞内转移,从而减低血钾浓度。可以给予沙丁胺醇10~20 mg(支气管舒张治疗剂量的4~8倍)加入4 ml生理盐水雾化,10 min内完成。也可以0.5 mg沙丁胺醇缓慢静滴,或特布他林皮下注射。雾化后90 min,静脉注射后30 min降血钾作用达高峰,可以使血钾下降0.5~1.5 mmol/L。如果与葡萄糖加胰岛素联用可以使血钾下降1.2~1.5 mmol/L。但应注意 $β_2$-受体激动剂可能导致心动过速,尤其是对于冠心病的患者存在风险,另外可引起反跳性钾升高。

③ 碳酸氢钠:通过提高体液pH,氢离子从细胞内向细胞外转移,从而使 K^+ 从细胞外向细胞内转

移,促使血钾降低。此法效果存在争议,不建议在不合并酸中毒的高钾血症中使用。建议在仅在严重的酸中毒时,使用等张的碳酸氢钠缓慢静滴。

④ 祥利尿剂:呋塞米可以增加正常肾功能或轻到中度肾脏损害患者的尿钾的排出,特别是水化治疗后效果更好。

⑤ 阳离子交换树脂:可以用降钾树脂 25 g 口服,每日 2～3 次;如不能口服可予以灌肠。可与山梨醇混合后使用,减少便秘。离子交换树脂起效慢,可引起肠坏死、肠梗阻,肠道手术或肠梗阻患者禁用。

（4）血液透析:能够迅速纠正高钾血症,是最为确定的治疗方式,但是只能清除血液中的钾,注意可能出现血液透析后的血钾反跳。

（5）积极的对因治疗,寻找导致高钾血症的原因,比如过多的摄入钾、药物、其他。

五、思考题

（1）简述高血钾合并症状性心动过缓的处理。
（2）简述高血钾的心电图表现。

（杨　光　梅　冰　许硕贵）

2. 诊治经过

监护生命体征，大量快速补液同时予碳酸氢钠碱化尿液，并行床边血液透析治疗，每天 8 h，持续 1 周。经治疗后患者症状明显好转，后肾功能完全恢复正常，出院后随访正常。

三、诊断和诊断依据

1. 病史特点

(1) 患者，男性，32 岁，因"全身肌肉酸痛 1 天"入院。入院前有持续 1 周的长时间剧烈运动史。

(2) 既往体健，无任何慢性病史。

(3) 体格检查：神志清晰，T 38℃，R 20 次/min，BP 120 mmHg/70 mmHg，双肺呼吸音粗，未及明显啰音，HR 76 次/min，律齐。腹软，未及包块，肝脾肋下未及，全身皮肤触痛明显，以双下肢近端更为明显。

(4) 辅助检查。①尿常规：pH 5.0，蛋白质(+)，红细胞 24 个/μl，亚硝酸盐(+)，Glu(−)，尿胆原(+)，胆红素(−)。②血常规：WBC 17.3×10^9/L，N 87.9%，PLT 244×10^9/L，Hb 144 g/L。③急诊生化分析：CK 3 172 IU/L，BUN 7.2 mmol/L，Cr 199 μmol/L，UA 868 μmol/L，K^+ 5.8 mmol/L，Mb 8 417 ng/ml，cTn 0.02 ng/ml。

2. 诊断及诊断依据

横纹肌溶解综合征，急性肾功能损伤：患者有近期剧烈锻炼运动史，本次运动后出现全身肌肉酸痛伴有酱油样尿液，辅助检查提示肌酸激酶、肌红蛋白升高，伴有肌酐、尿酸、血钾升高，乳酸性酸中毒。同时患者合并有发热，白细胞计数升高，经大量补液、碱化尿液等治疗后症状好转，诊断明确。

3. 处理方案及理由

(1) 横纹肌溶解综合征治疗首先须大量补液，以晶体补液为主，每日入量 5 000～6 000 ml，维持肾脏血供，稀释已经达到肾脏的肌红蛋白，防止肾功能进一步恶化；

(2) 输注碳酸氢钠碱化尿液，动态监测尿常规，使尿液 pH>6.5，促进肌红蛋白从肾脏排出。

(3) 肌红蛋白相对分子质量 17 000，不能通过透析膜，因此早期行持续肾脏替代治疗(CRRT)，在清除肌红蛋白同时也能清除氧自由基及大量的炎症因子，促进肾功能恢复，减少其他脏器功能损伤。

(4) 动态监测肌酸激酶、肌红蛋白等生化指标，同时维持水电解质酸碱平衡。

四、要点与讨论

1. 定义

横纹肌溶解症(rhabdomyolysis，RM)是指由各种原因引起的横纹肌(骨骼肌)细胞受损、溶解，肌细胞内容物(包括钾、磷酸盐、肌红蛋白、肌酸激酶和尿酸)释放进入细胞外液及血液循环并可致死的一组临床综合征。横纹肌溶解症的病因多种多样，各种病因的致病机制可能相互重叠，故要进行严格的分类比较困难，大致可分为创伤性和非创伤性两大类。创伤性原因主要包括电休克、挤压伤、局部缺血、大面积烧伤等，非创伤性原因包括酗酒、滥用药物、运动负荷、中暑、感染、炎症、代谢性或内分泌性疾病、遗传性疾病等。近年来非创伤性 RM 病因受到越来越多的关注，并且几种病因可同时存在、共同诱发 RM。一般情况下，RM 发生后 12 h 左右血清肌酸激酶开始升高，1～3 天内达高峰，肌损伤停止 3～5 天后随着病情恢复逐渐下降，如果肌酸激酶持续保持高水平，则应考虑 RM 诱因未完全根除；肌红蛋白半衰期较短(2～3 h)，通常在肌肉停止损伤后 6～8 h 血液中浓度可至正常范围。迄今为止，RM 尚无统一的诊断标准，常常综合发病危险因素、肌肉症状及典型并发症、实验室检查及病理结果做出诊断，其中血生化指标和肌肉活检病理改变是 RM 诊断的重要依据。

2. 临床表现

RM 患者临床可表现为不同程度的肌肉肿胀和肢体无力、茶色尿(即肌红蛋白尿)、电解质紊乱和酸碱失衡等,可能出现的并发症有低血容量性休克、急性肾损伤(AKI)、DIC 等,严重时危及生命;实验室检查常表现为血清肌酸激酶及其他肌酶(转氨酶、乳酸脱氢酶等)、血尿肌红蛋白的升高,其中排除急性心脑疾病后血清肌酸激酶升高达正常值 5 倍以上是被普遍接受的诊断界值;肌肉活检可见横纹肌组织部分肌纤维消失和细胞核减少;当合并肾损伤时可见远端肾小管肌红蛋白管型形成,近端肾小管坏死,上皮细胞脱落,肌红蛋白管型在 HE 染色下肾小管管腔内呈浅褐色的、不规则的颗粒管型,Masson 三色染色管型呈鲜红色,免疫组化肌红蛋白染色阳性。

3. 并发症

急性肾损伤(acute kidney injury, AKI)是 RM 常见并且重要的并发症之一,有报道称其发生率在 RM 患者中可高达 13%～50%,严重时可危及生命。肌红蛋白尿是 RM 导致 AKI 的特征性表现。AKI 可能的机制有:①受损伤的肌肉组织坏死,产生大量肌红蛋白阻塞肾小管,肾小球滤过率下降。②肌红蛋白在酸性环境中转换成羟高铁血红素,具有直接肾毒性。③肌肉受损后,血浆水分进入受损部位,血管内容量缺失,肾血流减少。④大量肌红蛋白增加异前列腺素的产生,引起肾血管收缩。另外,横纹肌溶解,引起机体细胞和免疫系统过度活化,从而产生一些可溶性炎症介质。它们参与了急性肾功能损伤的病理过程。RM 临床常表现为不同部位肌肉疼痛,棕色尿,体格检查可以发现不同部位肌肉触痛明显,临床症状越重,部位越广泛,病情越重。实验室检查可发现尿常规中尿蛋白阳性,隐血阳性,高钾血症,血清肌酶明显升高,肾功能指标明显升高。诊断横纹肌溶解的敏感而特异的指标是血清肌酶显著升高,可超过正常值上限 10 倍。血清肌酶越高,肌肉损伤程度越重,肾功能损害越重,患者的预后越差。

4. 治疗

治疗上去除病因的同时,大量补液、碱化尿液、早期 CRRT,需要注意的是因急性横纹肌溶解症患者因应激性高血糖状态,不推荐早期输注葡萄糖液,目前主张使用晶体液,大剂量晶体液有利于维持有效循环血容量,提高肾脏灌注,有利于经肾小管排出。同时补碱以碱化尿液,纠正细胞酸中毒,可减轻肾小管上皮细胞肿胀,减轻肾小管和血管塌陷,可减轻高钾血症,还可减少肌红蛋白管型形成和增加管型的排出,促进肾小管的恢复预防急性肾功能损伤的发生。甘露醇可脱水利尿防止形成管型,清除氧自由基,减轻肾脏的损害,减轻肾小管上皮细胞肿胀和损伤,其在血液中形成的渗透梯度能减少坏死组织中滞留的液体、增加血容量,另可增加心脏收缩力和减轻骨骼肌细胞水肿。

五、思考题

(1) 横纹肌溶解的临床表现有哪些?
(2) 横纹肌溶解的诊断依据有哪些?
(3) 横纹肌溶解综合征的治疗原则有哪些?

(张海霞　戴国兴　吴先正)

案例 44

急性胆囊炎

一、病历资料

1. 现病史

患者,男性,45岁,因"反复发作性右上腹痛两年,再发伴发热3天"来急诊就诊。患者于2年前开始无明显诱因出现右上腹痛,呈持续性胀痛,放射至右肩部疼痛,伴恶心呕吐,2年来症状反复发作,曾多次于当地医院查CT、B超检查提示胆石症,进行抗炎治疗后缓解,未进一步治疗。3天前再次出现进食后右上腹胀痛,伴反复恶心呕吐,呕吐物为胃内容物,有发热,自测体温最高达39℃。自服胆宁片未见明显好转,且右上腹疼痛加剧。遂至我院急诊就诊。

2. 既往史

患者否认结核、肝炎、高血压及糖尿病病史,否认有手术及外伤史。有吸烟史20年,有饮酒史,每日喝2两黄酒。否认家族遗传疾病史,父母兄弟子女均体健。

3. 体格检查

T 38.7℃,HR 128次/min,BP 108/44 mmHg,P 108次/min,R 22次/min。神清,精神萎靡,急性病容。全身皮肤及巩膜中度黄染。全身未见出血点,无肝掌、蜘蛛痣。双侧瞳孔等大等圆,对光反射正常。呼吸急促,口唇无发绀。气管居中。双肺听诊呼吸音清,未闻及干、湿啰音。心界无扩大,HR 128次/min,心音有力,律齐,未闻及心脏杂音。腹部平,右上腹压痛明显,伴反跳痛,Murphys征阳性,肝脾肋下未及,麦氏点压痛阴性,肾区叩痛阴性,移动性注音阴性,肠鸣音1~2次/min。双下肢无凹陷性水肿。四肢检查阴性。神经检查阴性。

4. 实验室和影像学检查

血常规检查:WBC 17.1×10^9/L,N 91%,Hb 124 g/L,PLT 348×10^9/L。

CRP:166 mg/L。

凝血功能检查:PT 14.1 s,APTT 38.0 s,D-二聚体 2.07 mg/L。

血生化分析:BG 5.6 mmol/L,K^+ 3.3 mmol/L,Na^+ 137 mmol/L,Cl^- 100 mmol/L,ALB 35 g/L,ALT 78 IU/L,AST 71 IU/L,LDH 204 IU/L,TB 58 μmol/L,DB 44,Cr 45 μmol/L,AMS 85 IU/L。

血气分析:pH 7.36,PaO_2 125 mmHg,$PaCO_2$ 31 mmHg,BE-1.8 mmol/L。

心肌酶谱:cTnI 0.010 ng/ml,CK-MB 6.4 IU/L,MYO 21 μg/L。

NT-proBNP:115 pg/ml。

尿常规检查:尿胆原正常,尿胆红素(++)。

心电图检查:窦性心动过速。

胸腹部 CT 扫描:胸部未见明显异常,胆囊炎,胆囊结石。

腹部 B 超检查:肝脏大小形态正常,肝实质回声均匀。胆囊 15 mm×35 mm,胆囊壁毛糙,胆总管内径 1.0 cm,胆囊窝明显积液。

二、诊治经过

初步诊断:慢性胆囊炎急性发作,胆囊结石。

治疗经过:

(1) 监测血常规、血生化,腹部 B 超、CT 检查。

(2) 禁食,胃肠减压 3 天,后逐步开放饮食,低脂饮食。健康宣教忌烟酒。

(3) 适度吸氧。

(4) 纠正、电解质紊乱、酸中毒,预防感染性休克发生。中心静脉置管,大量补液,见尿补钾,量出为入。

(5) 静脉抗生素 2 周:头孢哌酮舒巴坦 3.0 g bid,甲硝唑 0.2 g bid。出院后改为口服抗生素 1 周:头孢克洛 0.375 bid,甲硝唑 0.2 bid。

(6) 解痉镇痛:消旋山莨菪碱(654-2),盐酸哌替啶(度冷丁)。

(7) 保护、改善多脏器功能,减少胃肠道分泌:谷胱甘肽 1.8 g qd,多烯磷脂酰胆碱 3 支 qd,奥美拉唑 40 mg bid,丙氨酰谷氨酰胺 20 g qd。

患者治疗 2 周后,体温已正常 7 天,无黄染,无腹痛,予以出院。出院后按慢性胆囊炎口服熊去氧胆酸治疗,普外科门诊随访 B 超、肝功能。

三、病例分析

1. 病史特点

(1) 患者,男性,45 岁,因"反复发作性右上腹痛两年,再发伴发热 3 天"就诊。有慢性胆囊炎、胆囊结石病史。既往有烟酒史。

(2) 查体:T 增高,HR 增高,急性病容,呼吸急促。皮肤巩膜黄染。右上腹压痛、反跳痛,Murphys 征阳性。

(3) 实验室及影像学检查:白细胞计数增高明显,以中性粒细胞增高为主。肝功能损害,总胆红素增高,以直接胆红素增高为主。尿胆原正常,尿胆红素增高。B 超、CT 检查提示急性胆囊炎、胆囊结石,胆囊窝明显积液,胆总管内径正常上限。

2. 诊断与诊断依据

诊断:慢性胆囊炎急性发作,胆囊结石。

诊断依据:

(1) 中年男性,长期胆囊结石、胆囊炎病史。

(2) 既往有烟酒史。

(3) 本次发病与既往发病症状类似。

(4) 查体有 Charcot 三联征:发热、黄疸、腹痛,提示有胆囊及胆管炎症。

(5) 生化检查:CRP 增高,WBC 增高,N 增高明显,提示感染;ALT、AST 增高提示肝损;TB 增高提示黄疸,DB 增高为主、尿胆原正常、尿胆红素增高明显,提示感染或合并胆道梗阻。

(6) 影像学检查:CT、B 超检查提示胆囊壁毛糙,胆囊增大,胆囊窝明显积液,胆总管内径正常上限。

3. 处理方案及理由

(1) 酸中毒、电解质紊乱的治疗,预防感染休克:检测生命体征、尿量变化及实验室检查指标的变化。必要时中心静脉置管,积极补液(量出为入),纠正酸碱失衡,抗感染(早期选用广谱抗生素)。

(2) 一般治疗:禁食、胃肠减压,以减少胃肠道及胆汁分泌。逐渐开放饮食。

(3) 药物治疗:针对胆囊炎选用合适的抗生素治疗,症状缓解后改为口服抗生素。根据病情发展,逐渐开放饮食。

四、要点与讨论

大约 15% 的急性胆囊炎患者,血清淀粉酶(AMS)增高,提示有急性胰腺炎可能。在无合并症的急性胆囊炎患者中,血 AMS 增高的原因尚不完全清楚,而且临床上高 AMS 血症也不代表有明确的胰腺炎。而且约 1/3 胆石性胰腺炎患者有急性胆囊炎。两者的病理生理学及发病过程尚不完全清楚,然而一旦结石进入十二指肠,则两者均可缓解。胆囊炎与胆石性胰腺炎,两者并存的重要性在于:当遇到急性胰腺炎患者时,应想到可能有急性胆囊炎存在,尤其在合并血 AMS 增高的急性胆囊炎患者中,应考虑存在合并有胆石性胰腺炎的可能性。

急性胆囊炎的合并症:胆囊穿孔、胆囊周围脓肿、胆瘘。合并症的发生可早在急性胆囊炎发作的 2 天即发生,也可在数周后才出现。有合并症时患者总病死率可达 20%。

急性胆囊炎经过胆汁中细菌培养,有可能为革兰阳性菌、革兰阴性菌或厌氧菌。其中,最常见的是大肠埃希菌、克雷伯菌属、粪链球菌、魏氏产气荚膜菌、变形杆菌、肠杆菌以及厌氧性链球菌等。单一菌种占 40% 病例,同时有两种细菌者占 30%,3 种细菌者占 20%,其余为 4 种或更多。根据抗菌谱,宜选用广谱抗生素,或联合治疗获得最大面积的覆盖,但也必须考虑抗生素的毒性和不良反应。所以目前更倾向于使用第 3 代头孢菌素,治疗大部分急性胆囊炎患者;而对于病情严重者、合并脓毒血症者,应尽早及时选用三联抗感染治疗,如 3 代头孢菌素+喹诺酮+甲硝唑。若周围组织腹膜炎比较严重时,抗生素使用应至少持续 7 天,治疗方案的改变,应根据患者对治疗的反应及培养结果来定。

伴有休克的急性胆囊炎患者应积极抗休克、抗感染治疗,补充有效循环容量,调整酸碱度平衡。如患者一般情况好转,可拟行手术治疗。如经积极保守治疗无效,胆囊肿大明显,休克症状不能缓解,或急性化脓性坏疽性胆囊炎/胆管炎有可疑穿孔,需急症手术处理。

急性胆囊炎经典的手术方式是胆囊切除术。对于手术时机,早期和延期手术存在争议,但是所有研究显示:早期手术组的住院天数及恢复工作需要的时间均比延期组要短。腹腔镜胆囊切除术是首选的手术方式。当腹腔镜下操作不能安全地完成,或当出血、胆汁渗漏不能止住并有损伤重要器官风险时,应转为开腹手术。胆囊造口术,作为姑息治疗,仅适用于患者情况极度不好者。如患者为急性梗阻性化脓性胆管炎,如患者一般情况较好,应行胆总管切开取石+置 T 管减压引流术;如患者无法耐受较长手术时间,应于胆管结石上方放置 T 管引流。

五、思考题

(1) 患者仅凭借一次血液学及影像学检查结果,是否即可排除胆道外疾病? 急性胆囊炎需与哪些非胆源性疾病鉴别,且如何进一步鉴别?

(2) 胆石症的发病机制是什么? 结石的病理学分类有哪些? 临床表现有何不同?

(3) 慢性胆囊炎的治疗方式有哪些?

(傅一牧　封启明)

案例 45

急性阑尾炎

一、病历资料

1. 现病史

患者，男性，48岁，因"右下腹痛5h"就诊。患者5h前进食路边烧烤后突然发生上腹部阵发性隐痛，疼痛无明显背部放射，伴恶心、呕吐，吐出胃内容物，自服消炎药物后症状无明显缓解。3h前患者自觉腹痛向右下腹转移，伴腹胀，排便有里急后重感，为进一步诊治，来我院急诊。

2. 既往史

无大量吸烟饮酒史及特殊药物使用史，无药物过敏史。否认高血压、糖尿病等病史。否认既往腹部手术史。否认家族遗传史。父母兄弟子女体健。

3. 体格检查

T 39.2℃，P 108次/min，R 25次/min，BP 98 mmHg/65 mmHg，神志清，急性病容，精神萎靡，痛苦面容，口唇无发绀，双肺呼吸音粗，未及明显干湿啰音，HR 108次/min，律齐，未及明显杂音。腹肌稍紧张，腹部稍隆起，脐周上腹轻压痛，右下腹麦氏点压痛、反跳痛明显，伴轻度肌紧张，右侧腰大肌试验（＋），闭孔内肌试验（一）。肝脾未触及。四肢活动可，病理征阴性。

4. 实验室及影像学检查

血常规检查：WBC 18×10⁹/L，N 90%，Hb 114 g/L，PLT 82×10⁹/L，

$$血常规检查：WBC\,18\times10^9/L,\ N\,90\%,\ Hb\,114\ g/L,\ PLT\,82\times10^9/L,$$

尿常规检查：白细胞2～3个/HP，红细胞（一），其余正常。

腹部超声检查：阑尾显著肿大，壁不对称增厚，腔内低回声区，如图45-1所示。

腹部CT扫描：急性阑尾炎典型表现。

腹部CT增强扫描：阑尾肿大，伴有阑尾腔内积液和阑尾粪石，如图45-2所示。

二、诊治经过

1. 初步诊断

急性化脓性阑尾炎。

2. 诊治经过

患者为中年男性，本次因转移性右下腹痛5h就诊，入院后查体发现患者右下腹麦氏点压痛、反跳痛明显，伴轻度肌紧张，右侧腰大肌试验（＋），考虑急性阑尾炎，给予诊断性腹腔穿刺，抽出少量

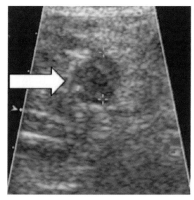
图 45 - 1 腹部超声显像

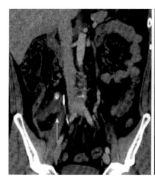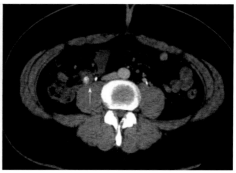
图 45 - 2 腹部 CT 增强扫描:阑尾肿大,伴有阑尾腔内积液和阑尾粪石

脓性液体,结合患者的 B 超和 CT 检查结果考虑急性化脓性阑尾炎。立即予以禁食,抗生素治疗,完善术前检查,请外科会诊后转入外科病房手术治疗,手术证实为急性化脓性阑尾炎,术后 4 天拔出引流管,7 天拆线,第 8 天出院回家。

三、病史特点

1. 病例特点
(1) 患者,男性,48 岁,因"转移性右下腹痛 5 h"就诊。
(2) 否认既往高血压、心脏病、糖尿病、胃肠疾病等病史。
(3) 体格检查:神志清楚,精神萎靡,痛苦面容,口唇无发绀,右肺下部呼吸音减弱,未及明显干湿啰音,HR 108 次/min,律齐,未及明显杂音。腹肌稍紧张,腹部稍隆起,脐周上腹轻压痛,右下腹麦氏点压痛明显、反跳痛伴轻度肌紧张,右侧腰大肌试验(+),闭孔内肌试验(-)。肝脾未触及。四肢活动可,病理征阴性。
(4) 实验室及影像学检查:WBC $18 \times 10^9/L$,N 90%。尿常规:WBC(+),RBC(-),其余正常。腹部超声检查:阑尾显著肿大,壁不对称增厚,腔内低回声区。腹部 X 线检查提示:盲肠扩张和气液平面。腹部 CT 平扫:右膈下低密度影,气体密度影及气液平面。

2. 诊断与诊断依据
(1) 诊断:急性化脓性阑尾炎。
(2) 诊断依据:患者有转移性右下腹痛及恶心、呕吐,排便有里急后重感等胃肠道症状;体检发现患者有发热、心率增快等全身征象,右下腹麦氏点压痛、反跳痛及腹肌紧张,肠鸣音减弱等腹部体征。腰大肌试验阳性,提示阑尾位于腰大肌。实验室及影像学检查提示:白细胞及中性粒细胞计数增高。腹部 B 超检查示:阑尾变粗,壁增厚,阑尾腔内呈低回声。腹部 X 线检查提示:盲肠扩张和气液平面。腹部 CT 平扫:右膈下低密度影,气体密度影及气液平面。

3. 处理方案及理由
(1) 手术治疗:绝大多数急性阑尾炎一旦确诊,应早期施行阑尾切除术。
(2) 术前即开始应用抗生素可降低术后感染的概率。

四、要点与讨论

急性阑尾炎是外科常见病,是常见的急腹症。病因一般有阑尾管腔阻塞和细菌入侵,如粪石阻塞、异物、炎性狭窄、食物残渣等,造成阑尾壁压力增高妨碍动脉血流,造成阑尾缺血,最终造成梗死和坏疽,致病菌多为肠道内革兰阴性杆菌和厌氧菌。

1. 分类

根据急性阑尾炎的临床过程和病理解剖学可分为 4 种病理类型:急性单纯性阑尾炎,急性化脓性阑尾炎,坏疽性及穿孔性阑尾炎,阑尾周围脓肿。

急性阑尾炎的转归一般有:

(1) 炎症消退:部分单纯性阑尾炎经过药物及时治疗后转为慢性阑尾炎,易复发。

(2) 炎症局限化,被大网膜包裹,形成阑尾周围脓肿,需要大量抗生素治疗,治愈缓慢。

(3) 炎症扩散,发展快,未及时手术切除,又未能被大网膜及时包裹局限,发展为弥漫性腹膜炎、化脓性门静脉炎、感染性休克等。

2. 诊断

诊断主要依靠病史、临床症状、体征、实验室检查和影像学检查。

症状:

(1) 腹痛。典型的腹痛始于上腹部逐渐转移至脐部,数小时后转移局限在右下腹。单纯性阑尾炎表现为轻度隐痛;化脓性阑尾炎呈阵发性胀痛和剧痛;坏疽性阑尾炎持续剧烈腹痛;穿孔性阑尾炎因阑尾压力骤降腹痛可暂时减轻,待出现腹膜炎后腹痛又加剧。

(2) 胃肠道症状:食欲缺乏、恶心、呕吐、腹痛腹泻等,严重致麻痹性肠梗阻后腹胀、排气排便减少。

(3) 全身情况:乏力及中毒症状,如心率增快、发热、寒战,轻度黄疸等。

3. 体征

体征:右下腹压痛;腹膜刺激征;右下腹包块。

可辅助诊断的其他体征:

(1) 闭孔内肌试验(obturator 征):仰卧位,将右髋和右膝均屈曲 90°,然后将右股向内旋转,引起右下腹痛者为阳性,提示阑尾位置较低,靠近闭孔内肌。

(2) 腰大肌试验(psoas 征):左侧卧位,将右大腿后伸引起右下腹痛者为阳性,说明阑尾靠近腰大肌处。

(3) 经肛门直肠指检:如阑尾位于盆腔或阑尾炎症已波及盆腔,指检有直肠右前方触痛。如并发盆腔脓肿,则可触及痛性肿块。

(4) 结肠充气实验(Rovsing 试验):右手压住左下腹降结肠部,再用左手按压近段结肠,结肠内气体即可传至盲肠和阑尾部位,引起右下腹疼痛者为阳性。

4. 实验室检查

大多数患者白细胞和中性粒细胞计数增高。如尿常规发生异常,出现血尿,则可能是由于阑尾尖端累及输尿管,膀胱导致发炎出血。在生育期有闭经史的女患者,应查血清 β - HCG,排除产科情况。

5. 影像学检查

腹部平片检查可见盲肠扩张和液气平面。腹部 B 超检查有时可发现肿大的阑尾或脓肿,但可靠性低于腹部 CT 扫描。有条件者可用腹腔镜或后穹窿镜检查,确诊后可同时做阑尾切除术。

6. 鉴别诊断

(1) 胃十二指肠溃疡穿孔。

(2) 妇产科疾病:如宫外孕、卵巢滤泡或黄体囊肿破裂、卵巢囊肿扭转、急性输卵管炎、急性盆腔炎等。

(3) 右侧输尿管结石。

(4) 急性肠系膜淋巴结炎。

(5) 急性胃肠炎。

（6）胆道系统感染。

（7）右侧肺炎、胸膜炎。

（8）回盲部肿瘤。

（9）克罗恩病。

（10）小儿肠套叠等。

原则上绝大多数急性阑尾炎一旦确诊，应早期施行阑尾切除术，此时手术操作较简单，术后并发症少。如等化脓坏疽或穿孔后再手术，不但操作困难且手术后并发症会增多。术前即开始应用抗生素可降低术后感染的概率，应选择抑制厌氧菌及需氧菌的广谱抗生素，以头孢类抗生素联合甲硝唑应用较多。

五、思考题

（1）不同类型的急性阑尾炎应选择什么不同的手术方法？

（2）急性阑尾炎非手术治疗仅适用于什么情况？

（3）急性阑尾炎有什么常见的并发症，如何避免？

（舒麟渊 封启明）

案例 46

急性胰腺炎

一、病史资料

1. 现病史

患者,男性,50岁,因"突发上腹部胀痛伴恶心、呕吐5天"入院。患者5天前饱食后出现上腹部持续性胀痛不适,疼痛较剧烈,阵发性加重,可放射至左侧腰部,伴有恶心、呕吐,呕吐物为胃内容物,呕吐后腹痛不适症状不能缓解。于外院行上腹部 CT 增强检查提示急性胰腺炎;磁共振胰胆管造影(MRCP)提示急性胰腺炎、胆总管下段结石。予以抗感染、抑酸、抑酶等治疗后病情无明显好转,为求进一步治疗遂至急诊就诊。

2. 既往史

既往有"胆囊炎"反复发作病史4年余,未予正规治疗。否认高血压、糖尿病、冠心病等病史,否认呼吸系统慢性病史,否认手术及外伤病史,否认药物及食物过敏史,吸烟30年,平均50支/日,吸烟指数1 500年支,否认饮酒史。

3. 体格检查

T 37.5℃, P 120 次/min, R 18 次/min, BP 90 mmHg/60 mmHg。神志清楚,急性病容,巩膜黄染。双肺听诊呼吸音粗,未闻及明显干湿啰音。HR 120 次/min,律齐,各瓣膜未闻及异常杂音。腹饱满,中上腹部明显压痛,无反跳痛及肌卫,肠鸣音减弱,2 次/min,四肢无水肿。

4. 辅助检查

(1) 血常规检查:WBC 9.5×10^9/L, N 72%, Hb 80 g/L, PLT 160×10^9/L。

(2) 血淀粉酶 879 IU/L。

(3) 肝功能检查:TB 68 mmol/L, DB 47 mmol/L, ALT 84 IU/L, ALB 30 g/L。

(4) 上腹部 CT 增强扫描:急性胰腺炎、胆囊炎;腹腔及双侧胸腔积液。

(5) MRCP 检查:急性胰腺炎、胆囊炎、胆总管下段结石、腹腔少量积液、双侧胸腔积液。

二、诊疗经过

(1) 初步诊断:①急性胰腺炎(中度重症、胆源性);②胆囊炎;③胆总管下端结石。

(2) 诊治经过:患者为50岁的中年男性,既往有"胆囊炎"病史,此次因"突发上腹部胀痛伴恶心、呕吐5天"入院。入院时查体可见巩膜黄染、上腹部压痛,血淀粉酶 879 IU/L,结合患者临床表现及上腹部 CT 检查初步诊断急性胰腺炎,由于患者有胸腔积液及腹腔积液等局部并发症,故分级上考虑中度重症,结合 MRCP 检查结果,考虑病因为胆总管下段结石堵塞共同开口,导致胰酶消化自身胰腺组织。患者入院后及时行内镜逆行胰胆管造影(ERCP)术,术后安返病房;由于治疗中需禁食水、胃肠减压及胸腹腔渗出,存在容量不足,需予以积极补液,维持水电酸碱平衡;同时需予以预防感染、抑酸、抑制胰酶分泌及胰酶活性;由于胰腺功能异常,患者可能出现血糖异常,需要监测血糖变化;宜加强对症治疗,并进行营养支持治疗,尽早行鼻腔肠管置入术。

三、病例分析

1. 病史特点

(1) 中年男性,急性起病,既往有"胆囊炎"反复发作病史。

(2) 突发上腹部胀痛不适伴恶心、呕吐 5 天。

(3) 查体:巩膜黄染,腹部饱满,中上腹压痛,肠鸣音减弱,2 次/min。

(4) 辅助检查:①血淀粉酶 879 IU/L;②上腹部 CT 增强扫描:急性胰腺炎、胆囊炎;③MRCP 检查:急性胰腺炎、胆囊炎、胆总管下段结石。

2. 诊断和诊断依据

(1) 诊断:①急性胰腺炎(中度重症、胆源性);②胆囊炎;③胆总管下端结石。

(2) 诊断依据:①突发上腹部胀痛不适伴恶心、呕吐;②巩膜黄染,中上腹部压痛,肠鸣音减弱,2 次/min;③血淀粉酶 879 IU/L;④CT 及 MRCP 检查均提示急性胰腺炎;⑤合并胸腹腔积液等并发症,分级诊断考虑为中度重症;⑥MRCP 检查提示胆总管下段结石,考虑原因为胆源性。

3. 处理方案及基本原则

(1) 积极完善血、尿、粪常规,肝肾功电解质,凝血常规、血淀粉酶等检查,定期复查上腹部 CT 检查。

(2) 及时行 ERCP 术。

(3) 予以抗生素预防感染,抑制胃酸分泌,抑制胰酶分泌及胰酶活性,保肝退黄,补液(晶体为主,若血压不平稳时可适量补充胶体),改善胰腺组织微循环。

(4) 营养支持治疗,尽早行鼻空肠管置入术,维持水电酸碱平衡等对症治疗。

四、要点与讨论

急性胰腺炎临床上比较多见,可分为轻症胰腺炎(mild acute pancreatitis,MAP)、中度重症胰腺炎(moderately severe acute pancreatitis,MSAP)和重症胰腺炎(severe acute pancreatitis,SAP)。MAP 临床上最多见,占急性胰腺炎病例的 60%~80%,病死率低;MSAP 伴有局部或全身并发症,可伴有一过性的器官功能衰竭(48 h 内可自行恢复),MSAP 占 AP 的 10%~30%,病死率<5%;SAP 伴有持续的器官功能衰竭(持续 48 h 以上),可累及一个或多个脏器,SAP 占 AP 的 5%~10%,病死率高达 30%~50%。除脏器功能衰竭外,胰腺局部或全身感染也是影响 AP 预后的重要因素,如 SAP 合并感染则病死率极高,称为危重 AP(critical acute pancreatitis,CAP)。急性胰腺炎以 20~40 岁女性较多见,发病急,主要与胆石症等胆道疾病、大量饮酒和暴饮暴食、胰管疾病、手术与创伤、内分泌与代谢障碍、感染、药物、胆道蛔虫及精神激动等因素有关。

1. 症状

(1) 腹痛:多为急性发作、常发生于饱食和饮酒后。腹痛程度、性质不一,可呈绞痛、刀割样痛、钝痛、胀痛等,但很少有阵发性加剧。腹痛以中上腹痛为主,其次以右或左上腹,可向腰背部呈带状放射,屈膝侧卧位和前倾坐位可使疼痛缓解。腹痛通常持续 2～5 天或更长时间。

（2）恶心、呕吐和腹胀：多在起病后出现，有时频繁，呕吐物为食物和胆汁，呕吐后腹痛并不减轻，同时有腹胀，甚至出现麻痹性肠梗阻的表现。

（3）发热：多数患者有中度发热，持续 3～5 天，持续发热 1 周以上不退或逐日升高，白细胞计数升高者应怀疑有继发感染，如胰腺脓肿或胆道感染等。

（4）低血压或休克：重症胰腺炎常发生。患者烦躁不安，皮肤苍白、湿冷等，有极少数休克可突然发生，甚至发生猝死。主要原因为有效血容量不足，缓激肽类物质致周围血管扩张，甚至并发消化道出血。

（5）水、电解质、酸碱平衡及代谢紊乱：多有轻重不等的脱水、低血钾，呕吐频繁可有代谢性碱中毒。重症者尚有明显脱水与代谢性酸中毒，低钙血症（<2 mmol/L），部分伴血糖增高，偶有发生糖尿病酮症酸中毒或高渗性昏迷。

2. 体征

轻症胰腺炎腹部体征较轻，往往与主诉腹痛程度不十分相符，可有腹胀和肠鸣音减少，无肌紧张和反跳痛。

重症胰腺炎患者上腹或全腹压痛明显，并有腹肌紧张、反跳痛、肠鸣音减弱或消失，可出现移动性浊音，并发脓肿时可触及明显压痛的腹块，伴麻痹性肠梗阻且有明显腹胀。腹水多呈血性，其中淀粉酶明显升高，但淀粉酶升高的数值和病情的严重程度不成正相关性。少数患者因胰酶、坏死组织及出血沿腹膜间隙与肌层渗入腹壁下，致两侧肋腹部呈暗灰蓝色，称 Grey-Turner 征；部分患者可出现脐周围皮肤青紫，称 Cullen 征。在胆总管或壶腹部结石、胰头炎性水肿压迫胆总管时，可出现黄疸。后期出现黄疸应考虑并发胰腺脓肿或假性囊肿压迫胆总管或由于肝细胞损害所致。因低血钙引起手足抽搐者，为预后不佳表现，系大量脂肪组织坏死分解出的脂肪酸与钙结合成脂肪酸钙，大量消耗钙所致，也与胰腺炎时刺激甲状腺分泌降钙素相关。重症急性胰腺炎患者可有不同程度的多器官功能不全（可出现急性呼吸衰竭、急性肾功能不全、急性心功能不全和心律失常、消化道出血、胰性脑病、败血症及真菌感染、高血糖、腹腔间隔室综合征等病情变化）。

3. 辅助检查

血清淀粉酶测定，对诊断急性胰腺炎有决定性意义。血清淀粉酶在发病后 3～12 h 开始增高，而尿淀粉酶增高略迟。血淀粉酶一般在发病后 12～24 h 内最高，2～5 天内下降，可恢复至正常；尿淀粉酶在发病后 24～48 h 内最高，下降也较晚，但较不规则，且不灵敏，不如血清检验的可靠。

血脂肪酶常在起病后 24～72 h 开始上升，持续 7～10 天，对病后就诊较晚的急性胰腺炎者有诊断价值，且特异性也较高。

C 反应蛋白（CRP）是组织损伤和炎症的非特异性标志物，有助于评估和监测急性胰腺炎的严重性，在胰腺坏死时 CRP 明显升高。

局限性或弥漫性腹部压痛，发热或伴恶寒或寒战，血象白细胞计数增多与核左移，提示腹腔器官急性炎症性病变的可能性。

4. 鉴别诊断

急性胰腺炎应与下列疾病相鉴别：

（1）消化性溃疡急性穿孔：有较典型的溃疡病史，腹痛突然加剧，腹肌紧张常呈板状腹，肝浊音界消失，X 线透视见膈下有游离气体等可资鉴别。

（2）胆石症和急性胆囊炎：常有胆绞痛史，疼痛位于右上腹，常放射到右肩部，Murphy 征阳性，血及尿淀粉酶轻度升高。B 超检查及 X 线胆道造影可明确诊断。

（3）急性肠梗阻：腹痛为阵发性，常伴腹胀、呕吐、肠鸣音亢进，有气过水声，无排气，可见肠型，腹部 X 线检查可见液气平面。

（4）心肌梗死：有冠心病史，突然发病，有时疼痛局限于上腹部。心电图检查显示心肌梗死图像，血清心肌酶升高。血、尿淀粉酶正常。

（5）左侧肺炎及左侧胸膜炎：可有上腹部疼痛，但血尿淀粉酶不增高，X线胸片检查可协助诊治。

5. 治疗原则

AP的治疗包括基础治疗、病因治疗、脏器功能支持治疗、并发症治疗、手术治疗和中医中药治疗6个方面。

1）基础治疗

（1）补液治疗：AP通常循环容量相对不足，乳酸林格液是等渗晶体液的首选，可适当补充胶体。补液量包括基础需要量和丢失量。注意补液的速度和剂量，过快输注晶体液容易导致急性肺间质水肿甚至急性呼吸窘迫综合征（ARDS）。补充电解质以纠正低血钙和低血钾。

（2）抑制胰酶分泌：可选用生长抑素 250 μg/h 或奥曲肽 25～50 μg/h。质子泵抑制剂（PPI）或 H_2 受体拮抗剂可通过抑制胃酸分泌而间接抑制胰腺分泌，还可以预防应激性溃疡的发生，推荐应用PPI。

（3）抑制胰酶活性：蛋白酶抑制剂（乌司他丁、加贝酯）能够广泛抑制与AP进展有关胰蛋白酶、弹性蛋白酶、磷脂酶A等的释放和活性，还可稳定溶酶体膜，改善胰腺微循环，减少AP并发症，主张早期足量应用。

（4）控制过度的炎症反应：发生全身性炎症反应综合征（SIRS）时推荐早期应用乌司他丁（60～90万 IU/d）静滴。条件允许时也可采用血液滤过（CVVH）。

（5）防治感染。

（6）镇痛：疼痛剧烈时考虑镇痛治疗，在严密观察病情下可注射盐酸布桂嗪（强痛定）或盐酸哌替啶（度冷丁）。不推荐应用吗啡或胆碱能受体拮抗剂。

（7）营养支持：MAP患者只需短期禁食，不需肠内或肠外营养。MSAP或SAP患者常先施行肠外营养，高脂血症患者应避免静脉应用脂肪乳。肠内营养需要尽早实施（入院3～5天内），目标能量为 105～146 kJ（25～35 kcal）/（kg·d），可逐渐加大剂量。肠内营养的剂型可先采用短肽类制剂，再逐渐过渡到整蛋白类制剂，可根据患者血脂、血糖的情况调整剂型。肠内营养的实施时间通常2～3周甚至更久。

2）病因治疗

（1）胆源性胰腺炎的治疗：合并有急性胆管炎的AP患者应在入院24～72 h内行ERCP治疗。胆源性MAP恢复后应该尽早行胆囊切除术，以防AP复发。

（2）酒精性胰腺炎的治疗：补充维生素和矿物质，包括静脉补充复合维生素B、叶酸等。劝患者戒酒，并给予健康指导。

（3）高脂血症性胰腺炎的治疗：甘油三酯的代谢产物会加重炎症反应，因此需要尽快将甘油三酯降至 5.65 mmol/L 以下。大部分高脂血症可以通过禁食和限制静脉脂肪乳剂的使用纠正。对于重度高脂血症可应用低分子肝素 5 000 IU 每日1次或每12 h皮下注射一次，增加脂蛋白酶活性，加速乳糜微粒降解；连续肾脏替代疗法（CRRT）、血脂吸附和血浆置换，也可迅速有效地降低血甘油三酯浓度。

3）脏器功能支持治疗

脏器功能支持治疗是SAP的重要治疗环节，也是SAP有别于MAP和MSAP在基础治疗上的特殊治疗。脏器功能支持治疗的时机和力度决定SAP的病死率和救治成功率，包括早期液体复苏、维护呼吸功能、维护肝功能、CRRT及肠道功能维护等。

五、思考题

（1）急性胰腺炎的病因及分级诊断是什么？

（2）急性胰腺炎的治疗原则是什么？

（张　梅　梅　冰　许硕贵）

案例 47

软组织感染

一、病例资料

1. 现病史

患者,女,58 岁,因"发热伴双眼肿胀感 6 天,视力减退 1 天"就诊。患者近 6 天来出现发热症状,伴有双眼肿胀感,有头痛,最高体温 39℃,发热前有畏寒、寒战。无明显咽痛、咳嗽、咳痰,无明显恶心呕吐、腹痛、腹泻,无明显尿频、尿急、尿痛,开始未引起重视,自行口服"消炎药"(头孢呋辛)+退热药(安乃近)治疗,效果不明显,眼部肿胀感不断加重,之后出现眼部疼痛,头痛加重,1 天前患者出现视力减退,有乏力、黑矇,来我院急诊。

2. 既往史

糖尿病史 10 余年,胰岛素 30R(22 IU、16 IU 早晚餐前)控制血糖,胰岛素使用不规律,血糖控制不佳。否认高血压、冠心病、慢性消化系统及慢性呼吸系统疾病,否认长期大量吸烟饮酒史,否认家族遗传疾病史,父母兄弟子女均体健。有胆囊炎及剖宫产手术史,否认输血史,否认药物过敏史。

3. 体格检查

T 38.8℃,P 108 次/min,R 31 次/min,BP 90 mmHg/60 mmHg。神志清,精神萎,眼部肿胀,皮肤发红,有触痛,无明显波动感,双眼球活动受限,活动时疼痛明显,双侧角膜混浊,有光感,双肺呼吸音粗,未闻及干湿啰音,腹软,无明显压痛、反跳痛,肝脾肋下未及,双肾区叩痛(-),双下肢无明显水肿。

4. 实验室及影像学检查

血常规检查:Hb 93 g/L,WBC $11.1×10^9$/L,N 92%,CRP 106 mg/L。PCT 34.2 ng/ml。

生化分析:血糖 22.79 mmol/L,糖化血红蛋白(HbA1c)15.1%。

肝功能检查:TB 29 μmol/L,DB 12.2 μmol/L,ALB 25 g/L。

肾功能检查:Cr、BUN 正常。

尿糖:(++++)。

眼部 B 超检查:双眼视网膜脱离,双眼球壁水肿增厚。

玻璃体穿刺涂片:G$^+$球菌、G$^-$杆菌、G$^-$球菌(+)。

血培养:耐甲氧西林金黄色葡萄球菌(MRSA,万古霉素敏感)。

眼部 MRI 平扫:双眼眶壁水肿结构紊乱,T_1WI 呈稍低信号,T_2WI 呈稍高信号,内可见液化坏死区,考虑炎症改变。双眼球肿胀,考虑炎症改变(见图 47-1)。

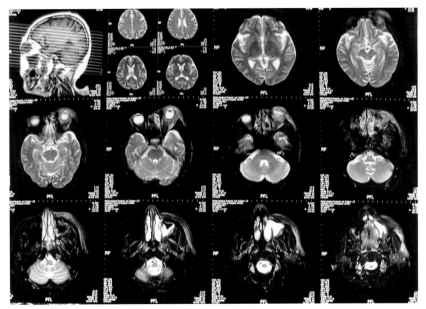

图 47 - 1　眼部 MRI 平扫提示双侧眼眶壁水肿,结构紊乱,双眼球肿胀

二、诊治经过

1. 初步诊断

双眼眶蜂窝织炎,双眼眼内炎,脓毒症,感染性休克;2 型糖尿病。

2. 诊治经过

完善检查,结合患者眼眶软组织感染、蜂窝织炎导致全身感染,结合国内外软组织感染诊疗指南,考虑金黄色葡萄球菌可能性大,由于患者就诊时已处于重症感染状态(脓毒症、感染性休克),需要"重拳出击",加强抗感染。患者没有肾功能不全,故予以万古霉素(1.0 q12h)抗感染,同时予以积极容量复苏。经积极容量复苏后,入院后第 2 天患者血压逐渐稳定并维持正常,出入量相对平衡。经治疗患者眼部疼痛症状有所控制,但患者体温波动,请眼科会诊,结合患者影像学检查未提示脓肿形成,眼科会诊后考虑无手术引流指征,建议积极抗感染基础上加强支持治疗,同时辅以眼部局部湿敷、局部予以滴注眼药水等治疗。该患者有糖尿病,平素血糖控制不佳,来院后监测血糖波动明显,故在积极抗感染基础上,积极调整胰岛素控制血糖,同时予以丙种球蛋白、白蛋白加强支持治疗。经积极治疗,患者于入院第 5 天后体温逐渐趋于平稳(体温波动情况见图 47 - 2),眼部疼痛症状明显缓解,巩固治疗体温稳定 3 天后转入普通病房,继续积极巩固治疗 10 天(抗生素及支持治疗逐渐降阶梯),患者血糖控制平稳,眼部疼痛肿胀感消失,康复出院。康复后于专家门诊随访血糖控制情况,眼部感染未复发。

三、病例分析

1. 病史特点

(1) 患者,女,58 岁,因"发热伴双眼肿胀感 6 天,视力减退 1 天"就诊。

(2) 既往糖尿病史 10 余年,胰岛素使用不规律,血糖控制不佳。

(3) T 38.8℃, P 108 次/min, R 31 次/min, BP 90 mmHg/60 mmHg。神志清,精神萎,眼部肿胀,皮肤发红,有触痛,无明显波动感,双眼球活动受限,活动时疼痛明显,双侧角膜混浊,有光感。

(4) 实验室及影像学检查:①血常规检查:Hb 93 g/L, WBC 11.1×10⁹/L, N 92%, CRP 106 mg/L,

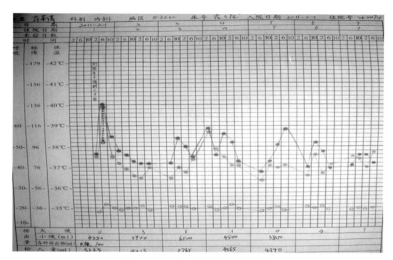

图 47 - 2　患者体温波动情况

PCT 34.2 ng/ml。②眼部 B 超检查:双眼视网膜脱离,双眼球壁水肿增厚。③玻璃体穿刺涂片:G⁺ 球菌、G⁻ 杆菌、G⁻ 球菌(＋)。④血培养:耐甲氧西林金黄色葡萄球菌(MRSA,万古霉素敏感)(＋)。⑤眼部 MRI 平扫:双眼眶壁水肿结构紊乱,有液化坏死区,考虑炎症改变,双眼球肿胀,考虑炎症改变。

2. 诊断与诊断依据

1) 诊断

双眼眶蜂窝织炎,双眼眼内炎,脓毒症,感染性休克;2 型糖尿病。

2) 诊断依据

(1) 感染性休克诊断依据:①患者中年女性,糖尿病病史多年,血糖控制不佳,免疫力低下,有感染扩散导致全身感染的基础。②患者症状体征:发热、眼部肿胀感、视力减退。体检:T 38.8℃,P 108 次/min,R 31 次/min,BP 90 mmHg/60 mmHg。神志清,精神萎,眼部肿胀,皮肤发红,有触痛,无明显波动感,双眼球活动受限,活动时疼痛明显,双侧角膜混浊,有光感。③实验室及影像学检查:血常规、CRP、PCT 均提示重症感染、脓毒症,结合患者眼部 B 超、眼部 MRI 检查,以及病原学检查,支持眼眶软组织感染。④由 MRI 检查排除眼部其他软组织病变,如炎性假瘤、眼部肿瘤等。

(2) 2 型糖尿病诊断依据:患者既往糖尿病病史,已使用胰岛素治疗多年,血糖控制不佳,结合入院后血糖监测情况支持诊断。

3. 处理方案与理由

脓毒症休克的处理:结合《2012 国际脓毒症治疗指南》。

(1) 早期液体复苏:抗休克治疗。

(2) 积极寻找病原学:血培养及眼部脓液穿刺涂片。

(3) 抗微生物治疗:先予以经验性抗感染治疗,病原学明确后,结合药敏试验,积极抗感染(抗微生物治疗疗程一般为 7～10 天;对临床治疗反应慢、感染病灶未完全清除、金黄色葡萄球菌菌血症、一些真菌和病毒感染,或包括中性粒细胞减少在内的免疫缺陷患者,可适当延长治疗疗程)。

(4) 加强支持治疗:白蛋白、免疫球蛋白等。

(5) 积极控制血糖(对 ICU 的严重脓毒症患者采取程序化的血糖管理)。

眼眶蜂窝织炎治疗:

(1) 积极控制感染:静脉应用抗生素强化抗感染。

(2) 眼部局部使用抗生素眼药。

（3）当眼部影像学检查发现有明确脓肿形成时，可行切开排脓术，并置入引流条；同时将脓液做细菌培养，并做药敏试验，以进一步指导抗生素的应用。

（4）积极寻找病因，对因治疗。

四、要点与讨论

皮肤及软组织感染（skin and soft tissue infection，SSTI）是由化脓性致病菌侵犯表皮、真皮和皮下组织引起的炎症性疾病。SSTI 临床十分常见，涉及范围广泛，从浅表的局限性感染，到深部组织坏死性感染，甚至肢残、危及生命。发病的原因除了各种原因引起皮肤软组织保护屏障破坏之外，长期应用糖皮质激素、免疫抑制剂、以及肿瘤、糖尿病、艾滋病等患者，因机体免疫功能下降，易并发 SSTI。

常见引起 SSTI 的病原菌有葡萄球菌、链球菌、铜绿假单胞菌、肠球菌、不动杆菌及大肠埃希菌等。按照院内外感染来源，可以分为社区获得性和院内获得性两大类。在院内获得性中，主要是金黄色葡萄球菌（简称金葡菌）感染，且耐甲氧西林金葡菌（MRSA）比例较高。常见浅表局限性 SSTI，其病原菌相对简单且明确，主要是金葡菌和化脓性链球菌。在特殊来源感染或条件致病的情况下，如糖尿病、中性粒细胞减少、药瘾者、手术后伤口感染、艾滋病患者及动物和人咬伤的等情况，其 SSTI 相关的致病菌就十分复杂，条件性或少见的致病菌常常成为感染的主要病原菌，甚至存在多种细菌混合感染的可能，治疗中应重视病原学鉴定。

分类诊断是帮助制定 SSTI 处理程序的基础。通常按病情严重程度将 SSTI 分为 4 级：

1 级：无发热，一般情况良好，但须除外蜂窝织炎。

2 级：有发热，一般情况稍差，但无不稳定并发症。

3 级：中毒症状重，或至少有 1 个并发症，或有肢残危险。

4 级：脓毒症或感染危及生命。

按 SSTI 复杂程度分为单纯 SSTI 和复杂 SSTI，后者是指存在明显的基础疾病，或有明确的创伤（包括咬伤）等并发的 SSTI。

眼眶蜂窝织炎是眼眶软组织的急性感染，是一种严重危害人类健康的眼眶疾患。如果患者病情危急或未能得到及时合理的诊治，可以引起患者视力减退或失明，甚至引起危及其生命。眼眶蜂窝织炎可由多种病因引起，主要通过两个途径：一为直接蔓延，二是细菌栓子随血流直接进入血管引起栓塞。常见的病原菌是溶血性乙型链球菌和金黄色葡萄球菌。眼眶感染的主要临床表现是眼睛局部红、肿、热、痛，如果患者基础免疫力低下，容易出现炎症经过血运扩散至全身发生脓毒症，引起重症感染。

对于软组织感染的治疗，原则上应分级、分类治疗，外用药物和系统给药治疗结合，药物治疗和手术相结合，注意加强支持治疗，即系统性抗菌治疗。软组织感染治愈后，应预防疾病的复发，除恢复并维护正常的皮肤及软组织屏障功能外，对影响机体免疫功能下降的疾病如糖尿病等也应及早控制。

五、思考题

（1）急性眼眶蜂窝织炎的临床表现有哪些？

（2）软组织感染的分级分类原则有哪些？

（3）软组织感染系统性抗菌治疗原则有哪些？

（苏立杰　宋艳丽）

案例 48

灼 伤

一、病历资料

1. 现病史

患者,男性,45 岁,因"坠入热水池中 4 h 伴干呕"就诊。患者工作时不慎坠入约 80℃的冷却池中,并伴有误咽,无其他撞击史。被工友救起后,伤后 4 h 由救护车送入我院急诊。患者入院神志清,较烦躁,呼吸急促,伴有恶心干呕,头面颈、双上肢、前后躯干臀部和会阴表皮破溃,水泡形成,咽喉部检查见咽后壁黏膜破溃肿胀。HR 180 次/min,R 40 次/min,BP 75 mmHg/45 mmHg。急诊予以快速建立静脉通道,快速滴注乳酸钠林格液,并急行气管切开术。创面清创后,予以 1%磺胺嘧啶银外敷包扎。为进一步治疗,拟"热液灼伤头面颈躯干臀部会阴双上肢 60%Ⅱ度"收治入院。

2. 既往史

患者既往身体健康。否认糖尿病、高血压、冠心病等病史。否认吸烟饮酒史。否认食物、药物过敏史。

3. 体格检查

T 37.5℃,P 120 次/min,R 30 次/min,BP 110 mmHg/70 mmHg。神志清,精神可,营养良好,口唇无发绀,甲状腺无肿大,未见颈静脉充盈,左上肺闻及湿啰音。HR 120 次/min,律齐,未闻及杂音。腹部体征阴性。双下肢无水肿。病理征阴性。本科检查:创面位于头面颈躯干臀部会阴及双上肢,水泡形成或表皮破溃,基底红或红白相间。

4. 实验室和影像学检查

血常规检查:RBC 6.22×10^{12}/L,WBC 5.22×10^{12}/L;N# 5.22×10^{12}/L,PLT 30.9×10^{12}/L,Hb 161 g/L。

动脉血气分析:pH 7.0,$PaCO_2$ 8.11 kPa,PaO_2 2.92 kPa。

血液电解质分析:K^+ 3.1 mmol/L,Na^+ 139 mmol/L,Cr 16.1 mmol/L,BUN 8.9 mmol/L。

心电图检查:正常。

胸片检查:无异常发现。

二、诊治经过

1. 初步诊断

热液灼伤(头面颈躯干臀部会阴双上肢 60%Ⅱ度)。

2. 诊治经过

入院后予以完善检查,根据"瑞金公式"予该化学烧伤患者以输血输液抗休克治疗。给与放置中心静脉管,测得中心静脉压(CVP)4.5 cmH$_2$O,监测心率、血压、尿量、血细胞比容等指标调整输液速度和输液量。予以气道护理湿化,促进痰液排出。全身予以广谱抗生素抗感染,抑酸制剂用于保护胃肠道黏膜,防止消化道应激性溃疡的发生。留置胃管予以生理盐水注入,并逐步过渡至胃肠营养。休克期间先予以胃肠外营养,胃肠营养恢复后停用。伤后第2天,患者呼吸急促,频率35次/min,血二氧化碳分压25 mmHg,予以机械通气,采用压力辅助通气模式。伤后第4天,即休克期结束后,开始予以托拉塞米利尿。烫伤创面隔日换药,伤后第5天见创面渗出多,绿染伴异味,部分创面基底由红白相间转为苍白,创缘可见炎症反应。体温39～39.5℃,WBC 20.3×10^9/L,N 90.3%,CRP、PCT明显上升。查创面培养,提示铜绿假单胞菌,血培养阴性。床边胸片检查提示肺纹理增多。根据患者症状考虑患者创面严重感染加深,使用敏感抗生素头孢他啶,并于伤后第6天行双上肢躯干切削痂手术,手术后患者病情平稳,体温下降,症状改善,伤后第7天停用呼吸机,伤后第10天拔除了气管套管。伤后第12天行双上肢躯干扩创植皮术,术后第3天患者躁动不安,诉创面瘙痒难忍,换药见创面散在脓疱疹,部分移植皮片溶解。考虑阳性球菌感染,创面局部予以莫匹罗星治疗,全身静脉应用万古霉素抗感染。仅一次创面培养结果金黄色葡萄球菌(MRSA+),后转为阴性。植皮术后2周,患者创面大部分愈合,气管切开处也已闭合,停用了所有抗生素。停止了胃肠营养,鼓励患者自行进食,转入普通病房继续治疗。伤后1月,根据患者的病史体检治疗和辅助检查结果考虑诊断为"热液灼伤头面颈躯干臀部会阴双上肢60%,Ⅲ度10%"。

三、病例分析

1. 病史特点

(1) 患者,男性,45岁。因"坠入热水池中4 h伴干呕"就诊,患者4 h前不慎坠入80℃热水池中,伴误吸,被救起后送入本院急诊,急诊查头面颈、双上肢,前后躯干臀部和会阴表皮破溃,水泡形成,咽喉部检查见咽后壁黏膜破溃肿胀。HR 180次/min,R 40次/min,BP 75 mmHg/45 mmHg。予以静脉扩容,并急行气管切开术。创面清创后,予以1%磺胺嘧啶银外敷包扎后收入院。

(2) 患者既往身体健康,否认慢性疾病史。

(3) 体格检查:T 37.5℃,P 120次/min,R 30次/min,BP 110 mmHg/70 mmHg,神志清,精神可,左上肺闻及湿啰音。HR 120次/min,律齐,创面位于头面颈躯干臀部会阴及双上肢,水泡形成或表皮破溃,基底红或红白相间。

(4) 辅助检查:

血常规检查:RBC 6.22×10^{12}/L,WBC 5.22×10^{12}/L;N$_\#$ 5.22×10^{12}/L,PLT 30.9×10^{12}/L,Hb 161 g/L。

动脉血气分析:pH 7.0,PaCO$_2$ 8.11 kPa,PaO$_2$ 2.92 kPa。

血液电解质分析:K$^+$ 3.1 mmol/L,Na$^+$ 139 mmol/L,Cr 16.1 mmol/L,BUN 8.9 mmol/L。

心电图检查:正常。胸片检查:无异常发现。

2. 诊断和诊断依据

(1) 诊断:热液灼伤(头面颈躯干臀部会阴双上肢60%Ⅱ度)。

(2) 诊断依据:根据病史和体检可明确诊断。烧伤休克诊断依据:①症状体征:患者出现心率增快,脉搏细弱,血压早期表现为脉压变小,随后血压下降;呼吸浅快;②尿量减少,成人尿量少于20 ml/h常提示血容量不足;③如口渴难忍,烦躁不安是脑组织缺氧缺血的表现,周边静脉充盈不良,肢端冷,畏寒等;④实验室检查:血细胞比容升高(血液浓缩),CVP降低等。

3. 处理方案及理由

(1) 抗休克治疗:入院后依次给予吗啡镇痛,清理口鼻确保呼吸道通畅,留置导尿,立即建立静脉通道,颈部深静脉置管快速补液通道建立。补液仍然是抗休克治疗最重要的方法。

（2）严格顺序清创,无菌湿性敷料保护创面。Ⅰ度烧伤,属于红斑性炎症反应,无须特殊处理,能自行消退。主要是止痛和保护创面避免再次损伤。小面积浅Ⅱ度创面,清创后如果水泡完整,应予以保存,抽出水泡液,消毒包扎;如已经撕裂,可予以无菌油性敷料包扎。不必经常换药,除非渗出过多浸透,有异味。多能愈合。深度烫伤,感染难以避免,多选择外用抗生素:磺胺嘧啶银霜剂、聚维酮碘(碘伏)等。一定要早期切痂或削痂,尽快植皮。早期手术能减少全身性感染发病率,提高大面积烫伤的治愈率,缩短住院时间。

（3）抗感染治疗。近代烧伤感染的主要致病菌是革兰阴性菌,一旦发生全身性感染,建议选用第3代头孢菌素＋一种氨基糖苷类抗生素静脉滴注,反复做细菌培养及药敏试验,调整选用敏感抗生素。

（4）早期应用肠道营养。一般于烧伤后3～5天消化道功能基本恢复后才能开始。早期肠道营养不但能补充营养,而且能改善肠道及内脏血循环,维护肠道结构与功能,减少肠道细菌和内毒素移位,降低体内炎症介质水平。

（5）功能康复治疗。烧伤后康复治疗主要是防止皮肤挛缩,关节活动范围的恢复,患者的心理康复也是必须要重视的方面。帮助患者早日康复,恢复其家庭成员的功能以及社会角色的功能,才是治疗的最终目的。

四、要点和讨论

自20世纪80年代以来,我国对烧伤的治疗已取得了重要进展。由热力所引起的组织损伤统称烧伤(burn),如火焰、热液、热蒸气、热金属等。由电、化学物质所致的损伤,也属烧伤范畴。伤情判断最基本的要求是烧伤面积和深度,还应兼顾呼吸道损伤的程度。

烧伤面积是指皮肤烧伤区域占人体表面的百分数。目前国内通用的是符合我国实际的简便的“十分法”估计方法。将人体表面积分为10个10%:头颈部10%(1个10%),双上肢20%(2个10%),躯干30%(3个10%),双下肢40%(4个10%)。

根据患者入院时的病史、症状、体征和辅助检查结果,诊断为“热液灼伤头面颈躯干臀部会阴双上肢60%Ⅱ度”。烧伤严重程度分为轻度烧伤、中度烧伤、重度烧伤和特重度烧伤。特重度烧伤是指烧伤总面积大于50%或Ⅲ度烧伤面积大于20%的烧伤。本病例属于特重度烧伤,来院时已出现休克症状,必须立刻进行抗休克治疗,且需要行深静脉穿刺进行快速补液,液体复苏方法包括晶体和晶胶体。采用输液公式计算液体量能为早期液体复苏提供一个参考量,很多烧伤中心采用“瑞金公式”进行液体复苏:伤后第1个24 h输液量＝烧伤面积(%)×体重×1.5＋生理需要量(2 000 ml),每1%烧伤面积(Ⅱ、Ⅲ度),每千克体重给予胶体和电解质溶液1.5 ml,另加生理需要量水分2 000 ml。伤后8 h内输入一半,后16 h补液余下一半。电解质/胶体溶液为1/0.5或2/1,伤情严重者为1∶1;第2个24 h电解质溶液和胶体溶液为第1个24 h的一半,水分仍为2 000 ml;电解质溶液选用平衡液,胶体溶液选用血浆、血浆代用品,尿量维持60～80 ml/h。但在临床执行时必须根据临床监测或监护指标进行适当调整,以适应不同个体的需要。如该患者休克期后总结补液情况,实际输液量超出预估量的30%左右。休克期监测指标包括神志、心率、血压、尿量等临床征象;中心静脉压、心输出量、混合静脉血氧饱和度、肺动脉压和肺毛细血管契压等有创监测指标;以及血乳酸浓度、胃黏膜pH等组织代谢生化指标。

患者在受伤过程中有咽喉部的直接受热损伤,导致黏膜和黏膜下水肿,引起呼吸道狭窄,来院时恶心干呕的症状提示患者已出现呼吸道阻塞。对于此类上呼吸道梗阻型的损伤,经气管插管或气管切开呼吸困难可解除。而对于下呼吸道梗阻型、中枢抑制型或肺实质损伤型引起的窒息择需要予以机械同期治疗。气管切开术后的气道护理尤为重要。患者伤后第2天因头面部烫伤,大量液体复苏,出现肺间质水肿而导致的弥散功能障碍,予以呼吸辅助通气,并在休克期后脱水利尿,症状明显好转。

烧伤伤情的判断包括烧伤面积的估计和烧伤深度的判断。常用的烧伤面积包括九分法和手掌法。本例患者烧伤部位头面颈 9%，双上肢 18%，躯干 27%，臀部 5%，会阴 1%，总面积 60%，属于特重度烧伤。烧伤深度早期判断为 Ⅱ 度浅～Ⅱ 度深，后患者存在休克感染等因素导致部分创面加深至 Ⅲ 度，经过手术治疗后才愈合。尽快消灭创面是烧伤治疗的根本。大面积深度烧伤患者健康皮肤所剩无几，需要皮肤移植的创面大，手术治疗中最大的难题是自体皮"供"与"求"的矛盾。我国学者创用大张异体皮开洞嵌植小块自体皮；异体皮下移植微粒自体皮（见后），以及充分利用头皮为自体皮来源（头皮厚，血运好，取薄断层皮片 5～7 天可愈合，可反复切取，不形成瘢痕，也不影响头发的生长）。在解决大面积烧伤自体皮严重不足的方面，研究如何延长异体皮的存活时间，还有体外培养人表皮细胞与含表皮细胞与真皮组织的复合皮，以及现代的组织工程技术，在发达国家均已临床应用。

烧伤感染是烧伤治疗中所面临的主要问题之一。烧伤患者的感染主要是因为烧伤创面的存在，当然还包括吸入性损伤、医源性污染等，以及肠源性的内源性感染。据我国大样本烧伤病例的分析，烧伤死亡原因中，感染居首位（占 51.8%）。国外同类研究也表明：大面积烧伤死亡病例中，死于感染者占 75%。烧伤创面感染分为非侵袭性感染和侵袭性感染两个阶段。非侵袭性感染指烧伤创面少量细菌定植，但仅限于坏死组织；侵袭性感染指病原菌侵袭至痂下活组织，累及微血管和淋巴管，严重者出现创面脓毒症。烧伤感染的主要原因是广泛的皮肤屏障的破坏、大量坏死组织和渗出形成了微生物良好的培养基。另外，严重烧伤患者的肠黏膜屏障有明显的应激性损害，肠道微生物、内毒素均可移位，成为一个重要的内源性感染的来源。对严重烧伤伴有严重休克、未能及时液体复苏的患者，尤应注意。吸入性损伤后，继发肺部感染的概率高。长时间静脉输液，静脉导管感染是最常见的医源性感染。烧伤创面常见微生物包括：葡萄球菌、链球菌、铜绿假单胞菌、肠杆菌、不动杆菌和厌氧菌，以及白色念珠菌、曲真菌、毛真菌等真菌属。诊断烧伤全身性感染发生时，临床总有一些骤然变化的迹象，凡床旁有连续观察的基础，不难发现。如：①性格的改变，初始时仅有些兴奋、多语、定向障碍，继而可出现幻觉、迫害妄想，甚至大喊大叫；也有表现对周围淡漠。②体温的骤升或骤降，波动幅度较大（1～2℃）。体温骤升者，起病时常伴有寒战；体温不升者常示为革兰阴性杆菌感染。③心率加快（成人常在 140 次/min 以上）。④呼吸急促。⑤创面骤变。常可一夜之间出现创面生长停滞、创缘变锐、干枯、出血、坏死斑等。⑥白细胞计数骤升或骤降。其他如尿素氮、肌酐清除率、血糖、血气分析都可能变化。烧伤全身性感染的预后严重，关键在早发现、早诊断、早治疗，还在于理解烧伤休克、创面处理、营养支持和感染发生的内在联系，及时积极地纠正休克，处理创面，及早开始肠道营养，维护机体的防御功能的重要性。

严重烧伤后可出现明显的全身性代谢紊乱，以蛋白质分解、糖原异生和脂肪动员增强为特征的超高代谢，体内的大量营养储备被动员消耗，加之摄入、吸收和利用不足，患者在短期内可出现严重的营养不良、免疫功能下降，对感染的易感性增高，创面延迟愈合，甚至危及生命。本例患者入院后早期立即进行肠道营养，并逐步增加直至达到患者所需量，同时监测胃肠道功能，治疗期间患者未出现功能紊乱。

随着医学模式的发展，烧伤患者痊愈后的心理、功能和生活质量等日益重视，不仅要挽救患者生命，而且要注意患者治愈后的生命质量。康复治疗不仅是修复后期帮助患者锻炼肢体功能或进行理疗、体疗等，更重要的是在心理和功能两方面康复，早日恢复家庭成员角色及社会角色的职能。

五、思考题

（1）严重烧伤后延迟复苏是否存在的判定。

（2）烧伤的病理分型如何？

（3）成人严重烧伤的补液计算。

（唐佳俊　吴先正　赵延勋　陆一鸣）

案例 *49*

电击伤

一、病史资料

1. 现病史

患者，男性，21岁，因"电击伤后意识丧失5 min"急诊就诊。患者在工作时不慎被电击伤(380 V)，随后倒地不起，意识不清，当时无四肢抽搐，无两便失禁，无恶心、呕吐等，其工友随即给予胸外按压、人工呼吸等心肺复苏措施，约5 min后患者神志转清，心跳恢复，由"120"送来本院急诊。患者现略感胸闷，无明显胸痛。追问病史患者既往身体健康，否认高血压、糖尿病、心脏病史，否认家族猝死病史。

2. 既往史

追问病史，患者否认特殊疾病和手术史，无任何药物服用史。否认吸烟、饮酒等病史。否认慢性系统疾病史。

3. 体格检查

T 36.7 ℃，P 102次/min，R20次/min，BP 90 mmHg/60 mmHg，SaO_2 96%。神清，懒言少语，全身皮肤黏膜无湿冷，右侧拇指部皮肤和左侧膝盖可及不规则形伤口。双侧瞳孔等大等圆，对光反射灵敏，颈软，HR 102次/min，律齐，各瓣膜听诊区未闻及病理性杂音，双肺呼吸音清，未闻及干湿性啰音，全腹软，无压痛及反跳痛，肝脾肋下未及，双下肢无水肿，四肢肌力正常，生理反射存在，病理反射未引出。

4. 实验室检查

血常规检查：WBC $10.2×10^9$/L，N 80%，Hb 146 g/L，PLT $125×10^9$/L。

肝肾功能、电解质：正常。

心肌蛋白检查：CK - MB 8.4 ng/ml，MB 212 ng/ml，cTnT 6.44 ng/ml。

心电图检查：窦速。

二、诊治经过

1. 初步诊断

电击伤、心肺复苏后。

2. 诊治经过

患者为年轻患者，既往身体健康，在工作中被低压电击伤，随后出现心跳骤停，经徒手心肺复苏，5 min后意识转清送入本院。体检可见明显的电击伤口，电流路径，患者血压偏低，心率呈窦速，余无特殊阳性体征。考虑电击伤、心肺复苏后,诊断明确。立即给予心电监护(注意心律失常)、开放静脉通路,评估除了心肌损伤、皮肤灼伤外,有颅脑损伤、有无骨折、横纹肌溶解等并发症,在给予上述检查监护的同时,给予扩容、营养心肌、补液对症治疗,请烧伤科会诊伤口换药等,经上述治疗后 3 天,患者心肌蛋白恢复正常,患者无不适主诉,康复出院。

三、病例分析

1. 病史特点

(1) 年轻男性,有明确的低压电击伤病史,随后出现意识不清,心跳骤停,经工友及时胸外按压、人工呼吸 5 min 后患者心跳意识恢复。

(2) 患者既往身体健康,否认心脏病史。

(3) 体格检查:T 36.7℃, P 102 次/min, R 20 次/min, BP 90 mmHg/60 mmHg, SaO_2 96％。神清,懒言少语,全身皮肤黏膜无湿冷,右侧拇指部皮肤和左侧膝盖可及不规则形伤口,HR 102 次/min,律齐,心肺无其他阳性体征,腹部阴性,神经系统阴性。

(4) 实验室检查:心肌蛋白升高,心电图检查提示窦性心动过速,无 ST－T 变化。

2. 诊断和诊断依据

(1) 诊断:高压电击伤、心肺复苏后。

(2) 诊断依据:患者为年轻患者,既往身体健康,否认心脏疾病史,本次因在工作中不慎被高压电击伤,随后出现心跳骤停,经心肺复苏,5 min 后意识转清送入本院。体检可及明显的电击伤口,电流路径,患者血压偏低,窦性心动过速,余无特殊阳性体征。考虑电击伤、心肺复苏后诊断明确。

3. 处理方案及基本原则

(1) 心电监护,密切监测患者心律失常及血压、尿量等各项生命体征,同时动态监测血肌红蛋白,排除电击后横纹肌溶解,颅脑损伤及四肢骨折等情况。

(2) 静脉补液扩容、营养心肌:患者入院时血压偏低、心率偏快,需要静脉补液扩容,同时考虑高压电击、心跳骤停后的缺氧、胸外按压都会造成心肌的损伤,因此需要密切监测,同时进行营养心肌等对症治疗。

(3) 请烧伤科会诊,对电击伤口进行处理。

四、要点与讨论

电流通过人体引起的组织损伤、器官功能障碍或猝死称为电击。常见原因有身体意外接触电源,如缺乏电学知识或违反用电操作规程,风暴、地震或火灾时电线断裂意外触电和雷击都可引起电损伤。此外,也见于家用电器漏电、手拉触电等。约 60％触电致死者发生在工作场所,30％在家中。遭受电击者常为电工、升降机驾驶员、建筑工、家电安装维修工等。

对电击伤,预防至关重要,通常的预防措施包括普及用电知识,重视安全用电教育;电器和线路正确设计、安装和维护;部分电器,应接地线,并安装断路保护装置线路;雷雨天气尽量不要外出;有雷雨时,不要站在空旷的高地上,更不能手举有导电性能的铁制品;避雨时,不要在大树下或有金属顶棚下站立停留,在汽车内避雨安全。

遭受电击的患者通常有明确的病史,从旁观者和院外救助人员获取电击类型、接触时间、环境因素很有帮助。

电击伤患者的临床表现取决于电流类型、电压、电流强度、电流频率、触电时间等等多种因素的共同作用。轻者仅有瞬间感觉异常、痛性肌肉收缩、惊恐、面色苍白、头晕和心悸;重者昏迷、抽搐或猝死。

无论电源电压多高,电击伤患者应在急诊室接受心脏检查,包括 ECG 及心肌酶谱的检查。以下实验室检查可作为患者传导损伤或重大表面烧伤证据:血常规,尿常规,电解质,血清肌红蛋白,尿素氮,血清肌酐。严重电击伤或可疑腹内损伤患者应该进行淀粉酶、肝功能和凝血化验。如需大面积清创急诊医生应考虑紧急输血和交叉配血。动脉血气分析显示患者是否需要通气干预或碱化治疗。还应注意评估患者是否有肌红蛋白尿,此为高压电击伤常见并发症。临床上怀疑患者有脊髓损伤或因精神状态改变或存在其他痛性损伤不能充分评估病情时,应拍摄脊柱 X 线片。在相关创伤评分时,CT 或磁共振成像检查可能有益,对颅内损伤评估更为重要。

在院外时,要注意必须保护现场,保证旁观者和救援人员不会引起其他伤害。救护人员在接近受害者前应确保切断电源。在雷电击事件中,必须保持警觉,因为雷电可再次袭击同一地方。对心搏呼吸停止的患者立即行心肺复苏,“120”人员及时气管内插管,高流量供氧。电击猝死者,不应轻易放弃复苏机会,尽一切可能挽救生命。组织损伤,丢失体液较多和低血压者,应静脉补充乳酸钠林格液以恢复血容量。电击后,皮肤貌似正常,但是皮下常有大量组织损伤,其治疗与挤压伤相似,与热烧伤不同。因此,参考烧伤体表面积百分比计算公式计算静脉输液常不可靠。预期会出现肌红蛋白尿的患者应维持标准的晶体液复苏。严重损伤和有心电监测适应证的患者行心电监护。所有高电压伤、低电压伤和心肺损伤患者都应行心电图和心脏生物标志物测定。电击伤患者常出现心电图改变和心律失常。对有急性肾衰竭患者应注意恢复有效循环容量,维持尿量在 $50\sim75$ ml/h。必要时行血液透析。电击时无心脏骤停者,支持疗法效果好。呼吸心搏骤停患者,特别是有缺氧性脑损伤者,预后较差。

心电监护适应证包括:①心脏骤停;②意识丧失病史;③心电图异常;④院外或急诊室观察到心律失常;⑤心脏疾病史;⑥有心脏疾病明显危险因素;⑦伴随严重损伤足以提示住院治疗;⑧怀疑导电损伤;⑨缺氧;⑩胸痛。

五、思考题

(1) 电击伤的常见并发症有哪些?

(2) 抗生素在电击伤患者中如何使用?

(虞美玲　童建菁　陆一鸣)

狗咬伤

一、病史资料

1. 现病史

患者,男,20 岁,半小时前不慎被一只流浪狗无故咬伤右小腿外侧,右小腿皮肤破损伴渗血,疼痛伴活动障碍,伤口未做特殊处理,用手帕包扎来我院急诊就诊。经追问,该狗无主人认领,是否接种过狂犬病疫苗不详。患者自诉伤后无恶心呕吐,无心慌胸闷,无头晕头痛,无腹痛腹胀。现拟"右小腿狗咬伤,伴跟腱部分断裂"收住急诊创伤外科病房。

2. 既往史

患者无腹部外伤及手术史。无烟、酒嗜好。

3. 体格检查

T 36.7 ℃, P 100 次/min, R 24 次/min, BP 130 mmHg/85 mmHg,氧饱和度98％。发育正常,营养中等,神志清,精神可,自主体位,查体合作,全身皮肤、黏膜无黄染,无出血点。表浅淋巴结无肿大。头颅发育正常,眼睑无水肿,巩膜无黄染。耳、鼻无异常,颈软,活动正常,气管居中,颈静脉无怒张,双侧甲状腺无肿大及结节。胸廓无畸形,双肺呼吸音清。心界无扩大及缩小,HR 100 次/min,律齐,心音正常。腹平软,无压痛及反跳痛,肝脾肋下未及。右侧小腿远端见 9 cm×5 cm 创面,仅少许皮片与小腿相连,余完全游离,深度 3～10 mm,可见部分断裂的跟腱组织。伤口渗血较多,周围明显红肿,踝关节屈、伸运动困难,行走困难及推进无力并伴有跛行。提踵无力,疼痛明显。足背动脉搏动可,末梢血运,感觉正常。脊柱无畸形,双上肢及左下肢活动正常,肌力肌张力正常,感觉正常。右下肢同前所述。右侧跟腱反射消失,巴氏征(一)。

4. 辅助检查

血常规检查:WBC 12.1×10⁹/L, N 76.2％。

右下肢 X 线平片检查示:未见明显骨折等变化。

右踝关节 MRI 检查:右侧跟腱部分撕裂。右侧踝关节局部皮肤软组织撕脱伤伴局部水肿。

二、诊治经过

1. 初步诊断

狗咬伤,右下肢皮肤软组织撕脱伤,右跟腱撕裂伤。

2. 诊治经过

狗咬伤后 0.5 h 右小腿皮肤破损伴渗血,疼痛伴活动障碍,具体表现为右侧小腿远端见 9 cm×5 cm 创面,仅少许皮片与小腿相连,余完全游离,深度 3～10 mm,可见部分断裂的跟腱组织。右踝关节 MRI 扫描:右侧跟腱部分撕裂。右侧踝关节局部皮肤软组织撕脱伤伴局部水肿。两小时内是处理伤口的黄金时间,彻底清创和注射狂犬疫苗是治疗原则。具体措施:

(1) 浅小的伤口可常规消毒处理深大的伤口应立即清创,清除异物与坏死组织,以生理盐水或稀释的聚维酮碘(碘伏)液冲洗伤口,再用 3% 过氧化氢液淋洗;伤口应开放引流,不宜作一期缝合。

(2) 注射破伤风抗毒素 1 500 IU,清创术前并给予抗生素预防感染。

(3) 注射狂犬疫苗:伤后应以狂犬病免疫球蛋白(RIG, 20 IU/kg)作伤口周围浸润注射。

使用动物源性 RIG,用药前应作过敏试验;如试验阳性,应在注射肾上腺素后再给予 RIG。人源制剂的 RIG,则不必使用抗过敏药物。采用狂犬病疫苗主动免疫在伤后第 1、3、7、14、28 日各注射一剂,共 5 剂。如曾经接受过全程主动免疫,则咬伤后不需被动免疫治疗,仅在伤后当天与第 3 天强化主动免疫各一次。狂犬病预后差、病死率高,应当加强预防。婴儿可以接种含针对狂犬病的联合疫苗,对犬应严加管理并实行免疫注射。

三、病例分析

1. 病史特点

1) 病史询问

注重问诊技巧和病史资料的真实、系统及全面。根据该患者的病情,需进行以下病史资料补充。

(1) 被咬伤的原因(被挑衅咬伤还是被无故发狂的狗咬伤?)。

(2) 该狗是否接种过狂犬病疫苗?

(3) 咬伤后多久就诊?

(4) 局部伤口有无进行过处理?

(5) 咬伤后有无恶心、呕吐、胸痛、心悸、心慌及意识障碍等伴随症状?

2) 该患者病史特点

(1) 男性,20 岁。

(2) 0.5 h 前不慎被狗咬伤。

(3) 该狗为流浪狗,疫苗接种情况不详。

(4) 患者伤后有皮肤软组织破损,渗血及远端肢体活动障碍。

(5) 伤后无心慌胸闷,无头晕头痛,无腹痛腹胀等不适。

3) 检查特点

(1) T 36.7℃, P 100 次/min, R 24 次/min, BP 130 mmHg/85 mmHg 氧饱和度 98%。

(2) 意识清,急性痛苦面容,跛行提踵入诊室。

(3) 右侧小腿远端见 9 cm×5 cm 创面,仅少许皮片与小腿相连,余完全游离,深度 3～10 mm,可见部分断裂的跟腱组织。

(4) 踝关节屈、伸运动困难,行走困难及推进无力并伴有跛行。提踵无力,疼痛明显。

(5) 血 WBC 12.1×10⁹/L, N 76.2%。右踝关节 MRI 扫描:右侧跟腱部分撕裂。右侧踝关节局部皮肤软组织撕脱伤伴局部水肿。

2. 诊断和诊断依据

患者的病史、体格检查以及辅助检查已经基本支持患者"狗咬伤,右下肢皮肤软组织撕脱伤、右跟腱撕裂伤"的诊断。关键是在诊断过程中要注重对体格检查重要性的认识。因为该患者有狗咬伤病史,伤后可轻可重,可浅可深,只有通过仔细的体格检查才能为之后的辅助检查的选择及治疗的方式提供依据。比如检查患者的伤口的局部情况(大小范围、深度),有没有伤及深部的重要血管、神经和肌腱。该患者就是伤及了跟腱以致其远端肢体的活动障碍。

诊断依据:

(1) 病史:患者,男,20岁,半小时前不慎被一只流浪狗无故咬伤右小腿外侧,右小腿皮肤破损伴渗血,疼痛伴活动障碍,伤口未做特殊处理。

(2) 体检:右侧小腿远端见 9 cm×5 cm 创面,仅少许皮片与小腿相连,余完全游离,深度 3～10 mm,可见部分断裂的跟腱组织。踝关节屈、伸运动困难,行走困难及推进无力并伴有跛行。提踵无力,疼痛明显。

(3) 实验室检查:血 WBC $12.1×10^9$/L, N 76.2%。

(4) 影像学检查:右踝关节 MRI 示右侧跟腱部分撕裂。右侧踝关节局部皮肤软组织撕脱伤伴局部水肿。为诊断跟腱撕裂伤提供了确切的依据。

四、要点与讨论

根据上述患者病史特点,辅助检查的结果,其诊断基本明确,需要手术中进一步探查以证实。该病例体格检查的讨论:跟腱损伤及断裂的明显临床表现,可有提踵受限、跟腱后方凹陷且伴有肿胀或皮下出血点。后跟部疼痛,于小腿远端跟腱处可扪及凹陷,Thompsontest 征阳性,跟骨结节下移。最易明确诊断的检查方法是通过挤压小腿后方肌肉(Thompson 征)来判断腓肠肌-比目鱼肌复合体的连续性。令患者俯卧双足置于床沿外,手捏小腿三头肌肌腹,正常侧踝于捏肌肉时立即跖屈,跟腱完全断裂时捏肌肉时踝关节不动。辅助检查方面,最有效便捷的检查方法是超声检查,可明确跟腱是否断裂及断裂的位置。后续的核磁共振成像扫描可进一步检查判断跟腱变性的程度。普通 X 线平片检查可用于判断是否伴有跟腱附着部位的急性撕脱骨折。

五、思考题

(1) 通过本案例的分析,你认为对狗咬伤患者的病史询问要注意哪些?

(2) 通过本案例的分析,你认为对狗咬伤患者的局部伤口的检查要包括哪几方面?

(3) 通过本案例的分析,你对狗咬伤患者的基本处理有何认识?

(於 平 许臻晔)

案例 51

胸腹部外伤

一、病例资料

1. 现病史

男,39岁,3 h前因车祸追尾前车,患者当时未系保险带,方向盘顶向左胸腹致使左侧胸腹部疼痛,以左侧胸部为甚伴呼吸胸闷气急,咳嗽时加重。腹部疼痛以左侧为主,为持续性。患者当时无心慌、恶心呕吐等不适,"120"救护车上给予了吸氧和平衡液补液以及胸廓固定带固定。到达医院急诊抢救室后,患者出现了心慌、恶心呕吐的不适伴全身出汗和烦躁。急诊拟"胸腹部外伤"收治。

2. 既往史

患者既往无腹部外伤及手术史。无烟、酒嗜好。

3. 体格检查

T 37.7℃, P 120次/min, R 24次/min, BP 80 mmHg/50 mmHg,氧饱和度93%。神志清楚,对答切题,检查合作。急性痛苦面容,气促,较烦躁,皮肤巩膜较苍白。两肺呼吸音粗,以左肺为甚,左肺呼吸音减低。未闻及干湿啰音。HR 120/min,律齐,各瓣膜区未闻及杂音。胸廓挤压实验(+),腹部平软,左侧下胸部和上腹部皮肤可见瘀斑,未见肠型及蠕动波。腹软,左上腹压痛,无反跳痛,无肌卫,肠鸣音2次/min,未闻及气过水声。腹水征可疑阳性,肝区叩痛(-)。双下肢无水肿。

4. 辅助检查

(1) 实验室检查:WBC 14×10^9/L, N 86.2%, Hb 90 g/L, Hct 0.225。尿常规:阴性。淀粉酶:96 IU/L,肝肾功能电解质正常。磷酸肌酸激酶(CK)及其同工酶(CK-MB)、血糖、血脂均在正常范围;动脉血气分析:低氧血症,二氧化碳潴留,轻度代谢性酸中毒并呼吸性酸中毒。

(2) 胸部CT扫描:左侧第9~11肋骨骨折,左侧气胸,肺压缩30%。左侧肺挫伤。

(3) 腹部CT扫描:见脾脏上极裂伤,脾周、肝周积液。盆腔少量积液。

(4) 左下腹诊断性腹穿:阳性。

二、诊治经过

根据患者受伤机制、症状等病史、体检特点考虑患者胸部和腹部联合损伤可能性大,肋骨骨折、气胸、休克可能大,腹腔内脏器损伤待排。

根据该患者的病史及各项检查,气胸为闭合性气胸且肺压缩比例不大,可以给予胸腔闭式引流。鉴于患者一般情况较差不能站立、血流动力学不稳定,故在开放静脉扩容抗休克的同时紧急给予胸腹部

CT扫描。给予抗休克治疗的同时,做好手术探查的准备,包括交叉配血、建立中心静脉、胃肠减压、留置导尿等。手术中探明腹腔内损伤的情况,一般行脾脏切除术,并探查是否有其余脏器的损伤。

该患者考虑外伤性脾破裂,失血性休克,多发肋骨骨折、气胸及肺挫伤,经抢救室积极抗休克治疗及创伤评估后,送手术室行急诊剖腹探查,术中证实患者脾脏破裂,予以行脾切除术。术后转至外科ICU进一步诊治,并有普外科、骨科、肺科会诊。经抗感染、支持治疗后,于术后2周转至普通病房进一步接受后续治疗及康复治疗。

三、病例分析

1. 病史特点

1) 病史询问

注重问诊技巧和病史资料的真实、系统及全面。根据该患者的病情,需进行以下的病史资料补充。

(1) 外伤的原因(受伤的可能机制)。

(2) "120"到场时患者的意识情况等。

(3) 胸部疼痛的部位、性质,加重疼痛的体位或者动作。

(4) 有无腹痛,腹痛的部位和性质。

(5) 有无胸闷气促、心慌及意识障碍等伴随症状?

(6) 在"120"救护车上有无处理措施?

(7) 既往有无腹部外伤及手术史? 既往是否有高血压、糖尿病、高脂血症、冠心病史等和诊疗情况? 既往是否有脑梗死或短暂脑缺血发作病史? 既往是否有吸烟、饮烈性酒史?

2) 该患者病史特点

(1) 男性,39岁。

(2) 3 h前因车祸外伤致使左侧胸腹部疼痛,以左侧胸部为甚伴呼吸胸闷气急,咳嗽时加重。腹部疼痛以左侧为主,为持续性。

(3) 入院时有心悸,恶心呕吐、全身出汗和烦躁等伴随症状。

(4) 受伤机制可能为追尾后惯性作用方向盘顶至左胸腹部。

(5) 患者在受伤当时、救护车上以及入院时的症状有动态变化。

3) 体检和辅助检查

(1) T 37.7 ℃, P 120 次/min, R 24 次/min BP 80 mmHg/50 mmHg, SpO_2 93%。

(2) 急性痛苦面容,气促,较烦躁,皮肤巩膜较苍白。两肺呼吸音粗,以左肺为甚,左肺呼吸音减低。

(3) 胸廓挤压实验(+),腹部平软,左侧下胸部和上腹部皮肤可见瘀斑,未见肠型及蠕动波。腹软,左上腹压痛,无反跳痛,无肌卫,肠鸣音2次/min,未闻及气过水声。腹水征可疑阳性。

(4) 实验室检查:①血常规检查:WBC 14×10^9/L, N 86.2%, Hb 90 g/L, Hct 0.225。②尿常规检查:阴性。③淀粉酶:血96 IU/L,肝肾功能电解质正常。④磷酸肌酸激酶(CK)及其同工酶(CK-MB)、血糖、血脂均在正常范围。⑤动脉血气分析:低氧血症,二氧化碳潴留,轻度代谢性酸中毒并呼吸性酸中毒。

(5) 胸部CT扫描:左侧第9~11肋骨骨折,左侧气胸,肺压缩30%。左侧肺挫伤。

(6) 腹部CT扫描:见脾脏上极裂伤,脾周、肝周积液。盆腔少量积液。

(7) 左下腹诊断性腹穿:阳性。

2. 诊断和诊断依据

(1) 诊断:①多根肋骨骨折;②气胸、肺挫伤;③脾脏破裂可能,失血性休克。

(2) 诊断依据:

① 病史：年轻男性，平素无特殊病史，车祸外伤后出现胸闷、胸痛、腹痛、气促、心慌等表现。

② 体检：心率快、血压偏低；贫血貌、左侧胸廓挤压征阳性、左侧呼吸音低，左上腹压痛，腹水征可疑阳性。

③ 实验室检查：血常规贫血改变，血气分析呈低氧血症，二氧化碳潴留，轻度代谢性酸中毒并呼吸性酸中毒。

④ 影像学检查：胸部CT扫描示左侧第9～11肋骨骨折，左侧气胸；左侧肺挫伤。腹部CT示脾脏破裂出血，腹腔积液的表现。

⑤ 诊断性腹穿阳性。

3. 鉴别诊断

根据患者的损伤机制和部位以及胸痛、腹痛的性质，结合心慌、气促、恶心呕吐等伴随症状，加之生命体征显示的血流动力学的情况和实验室检查的结果。考虑胸腹部联合伤，多根肋骨骨折，气胸，脾脏破裂出血、失血性休克，需要排除的是胸腔内其他重要脏器的损伤包括气道、食管、大血管、心脏、纵隔组织。而结合病史和CT检查可以比较明确地鉴别和排除。另外，还需要排除腹腔内脏器的破裂穿孔和出血，诊断性腹穿观察是否有消化液？CT观察是否有游离气体？如果排除了胃肠道和胆道损伤后还需要排除是否合并有肝脏损伤，如果条件允许可以进一步行增强CT检查，或者手术中探查。

四、要点和讨论

1. 常见的胸部损伤

（1）快速导致死亡的胸部创伤（必须第1次诊察时发现）：如气道阻塞，张力性气胸，开放性气胸，大量血胸，连枷胸，心包填塞等。

（2）可能致死胸部损伤类型（必须在复查中确诊）：主动脉破裂（夹层），心肌挫伤，气管支气管破裂，食管破裂，肺挫伤，和膈肌破裂（疝）等。

（3）常见的非致死性胸部损伤：包括单纯气胸或少量血胸，胸锁关节脱位，胸骨骨折，锁骨骨折，肩胛骨骨折，单纯肋骨骨折和胸壁挫伤等。

2. 常见腹部损伤的诊断分析

（1）腹部损伤：主要分开放性和闭合性损伤。按照器官类型分为：空腔脏器损伤和实质性脏器损伤，前者主要见于胃、结肠、小肠等，后者多见于脾肾肝。前者以腹痛和腹膜炎体征较明显，后者以失血性休克多见。

（2）腹部损伤的诊断思路：有无内脏损伤？什么性质的脏器损伤？是否有多发伤？根据患者病史、体征及客观检查，尤其CT检查对于腹腔内脏器损伤的意义很大。

根据患者病史、体征及客观检查的特点需早期排除张力性气胸、开放性气胸、大量血胸、连枷胸等快速致死性损伤，而CT检查有助于鉴别以上各种胸腔内损伤。此外，患者有休克表现，该休克是因为连枷胸引起的血流动力学不稳定，还是有胸腔内的出血引起的失血性休克或者是其他部位（腹部）的出血，CT检查也有一定的诊断意义。

按照美国ATLS处理多发伤的规范，建议急诊科成立创伤团队或小组，对所有送到急诊的多发性创伤患者，实施快速通道急救处理，做到：

（1）戴好手套等个人防护措施，启动应急救援团队。

（2）判断意识情况、连接心电监护确认生命体征、吸氧、开放静脉通路。

（3）判断气道是否通畅，呼吸是否正常——团队成员根据呼吸音异常，启动相关辅助检查程序：床旁X线片——闭式引流——监测相关指标变化。

（4）判断循环情况——团队成员启动：①积极扩容抗休克治疗；②留置胃管、导尿管进行监测；③采集血样进行交叉配血及相关化验；④考虑是否建立中心静脉。

（5）神经功能情况判定，如 Glasgow 评分等。

（6）在避免低体温的情况下，充分暴露检查伤情，以免遗漏。

（7）联系并确认相关血检、放射等辅助检查的开具及实施情况。

（8）依次评估或团队同时进行头部、颈部、胸部、腹部、骨盆、四肢、背部的系统检查，同时检查之前胸腔闭式引流等处理后的效果。

（9）确认各部位的辅助检查已经开具并实施，如常规创伤 X 线片（颈部、胸部、腹部、骨盆）、创伤腹部超声、诊断性腹穿、CT 等。

（10）明确手术指征，排除手术禁忌后实施手术检查。

五、思考题

（1）通过本案例的分析你对外伤后胸腹部疼痛的诊断思路有何认识？

（2）胸部损伤的常见类型和容易累及的器官有哪些？

（3）腹部外伤的常见类型和容易累及的器官有哪些？

（於　平　许臻晔　陆一鸣）

案例 52

骨 折

一、病史资料

1. 现病史

患者,女性,83 岁,因"跌倒后不能站立行走"就诊。患者 1 h 前下楼梯时不慎跌倒,右髋部着地,受伤后右侧髋部疼痛,为剧烈疼痛,右侧髋关节活动障碍,不能站立行走。无昏迷,无胸闷胸痛,无心悸,无腹痛,无腰痛,无下肢麻木乏力,无大小便失禁。

2. 既往史

高血压病史 10 余年,口服降压药氨氯地平(络活喜),控制良好;糖尿病病史 10 余年,目前注射胰岛素诺和林 30R 早 12 IU＋中 8 IU＋晚 8 IU 控制可。否认慢性阻塞性肺病(COPD)、冠心病及脑梗死病史。否认外伤手术史。

3. 体格检查

T 36.7 ℃,P 90 次/min,R 24 次/min,BP 140 mmHg/95 mmHg。神志清楚,对答切题,检查合作。急性痛苦面容,心肺及腹部查体无殊。右侧髋部略肿胀,皮肤完整,未见活动性出血。脊柱全程无压痛、叩击痛。右侧腹股沟中点深压痛,右足跟轴向叩击痛,右髋关节各方向活动受限,右下肢轻微短缩、外旋 50°。右下肢末梢感觉血运正常,右膝关节伸直活动受限,略屈曲 10°～15°,右踝关节及足趾活动正常。左侧下肢查体无殊。

4. 辅助检查

(1) 实验室检查:

血常规检查:WBC $5.20×10^9$/L,N 52.0%,RBC $2.91×10^{12}$/L,Hb 91 g/L,PLT $361×10^9$/L。

血生化分析:GLU 6.33 mmol/L,前白蛋白 236 mg/L,ALT 24 IU/L,AST 14 IU/L,AKP 53 IU/L,γ-GT 17 IU/L,TB 6.3 μmol/L,DB 1.2 μmol/L,TP 54 g/L,ALB 32 g/L,A/G 1.45,胆汁酸 3.3 μmol/L,BUN 2.8 mmol/L,Cr 63 μmol/L,UA 236 μmol/L,Na^+ 141 mmol/L,K^+ 3.83 mmol/L,CL^- 106 mmol/L,HCO_3^- 30.0 mmol/L,Ca^{2+} 2.16 mmol/L,P^{3-} 0.97 mmol/L,估算肾小球滤过率 123.3 ml/(min·1.73 m)。

心肌蛋白:AST 35 IU/L,LDH 120 IU/L,CK 84 IU/L,CK-MB 3.4 ng/ml,Mb 124 ng/ml,肌钙蛋白 I 0.02 ng/ml。

DIC:APTT 27.2 s,PT 11.8 s,INR 1.00,TT 16.20 s,Fg 2.3 g/L,纤维蛋白降解产物 1.3 mg/L,D-二聚体 0.15 mg/L。

病毒指标:乙肝病毒表面抗原 0.000(一)IU/mL,乙肝病毒表面抗体 0.21(一)mIU/mL,乙肝病毒 e

抗原 0.306（－），乙肝病毒 e 抗体 1.53（－），乙肝病毒核心抗体 5.34（＋），乙肝病毒核心抗体 IgM 0.03（－），丙肝病毒抗体（HCV－Ab）阴性（－），艾滋病毒抗体（HIV）阴性（－）。

　　（2）骨盆片（见图 52－1）检查：右侧股骨颈骨折，双侧髋关节退行性变，请结合临床。右髋关节正侧位片（见图 52－2、图 52－3）：右侧股骨颈骨折。

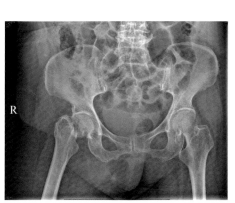 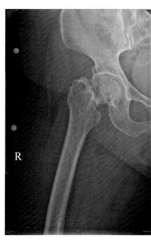 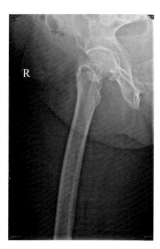

图 52－1　急诊骨盆正位片　　　　图 52－2　急诊右髋关节正　　图 52－3　急诊右髋关节侧
　　　　　　　　　　　　　　　　　　　　　　　位片　　　　　　　　　　　　位片

　　（3）胸片检查：两侧肺纹理增多；心影增宽。
　　（4）心电图检查：窦性心律，完全性右束支传导阻滞。
　　（5）心超检查：二尖瓣轻度关闭不全；三尖瓣中度关闭不全伴肺动脉高压。
　　（6）肺功能检查：轻度阻塞性通气障碍。

二、诊治经过

　　患者从急诊入院后，根据骨折分型及一般情况，决定行右髋关节置换术。完善术前检查后，未见手术禁忌，于入院后第 3 天行右侧全款关节置换术。术后常规预防性抗生素、止痛、抗凝等治疗，同时于术后 2 天复查髋关节平片（见图 52－4）示内植物稳定在位，开始康复锻炼。术后 4 天患者顺利出院。4 周后开始负重锻炼，12 周后患者可扶单拐行走，术后半年恢复正常活动，复查右髋关节 X 线（见图 52－5、图 52－6）未见异常。

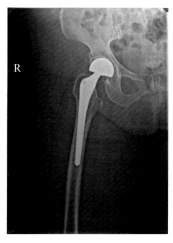 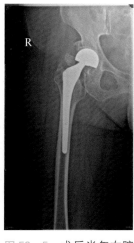 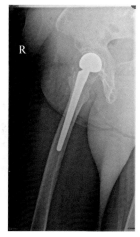

图 52－4　术后 2 天右髋关节正　　图 52－5　术后半年右髋　　图 52－6　术后半年右髋
　　　　　　位片　　　　　　　　　　　　　　关节正位片　　　　　　　　关节侧位片

三、病例分析

1）病史询问

根据该患者的病情，需进行以下的病史资料补充：① 受伤时的情况，受伤的方式，外伤的严重情况；②有无合并其他部位的创伤，创伤的严重程度；③患者疼痛的具体位置、性质，髋关节能否自主活动；④同侧下肢有无感觉、活动障碍；⑤对侧髋关节有无疼痛及活动情况；⑥既往有无右侧髋关节外伤史及诊疗经过；⑦既往是否有 COPD、高血压、糖尿病、冠心病、脑梗史等慢性疾病病史和目前治疗控制情况。

2）该患者病史特点

（1）老年女性，83 岁。

（2）1 h 前自楼梯跌倒，外伤史明确。

（3）右侧髋部剧痛伴活动障碍。

（4）无其余部位外伤、疼痛。

（5）高血压病史 10 余年，口服药物控制可；糖尿病病史 10 余年，注射胰岛素控制可。

3）体检和辅助检查

体检特点：

（1）生命体征稳定。

（2）意识清，急性痛苦面容，右下肢活动受限。

（3）右下肢短缩外旋畸形；右侧腹股沟中点深压痛，右足跟轴向叩击痛。

（4）右下肢末梢感觉血运正常。

辅助检查：根据病史、体检特点考虑患者右侧股骨颈骨折可能性大，故需进行相关检查，以为确诊与鉴别诊断提供客观依据：①骨盆平片及右侧髋关节平片提示右股骨颈骨折；②实验室检查未见明显异常；③胸片、心电图、心超、肺功能等各项检查均见异常，但非手术绝对禁忌。

4）病史小结

（1）病史：老年患者，外伤后右侧髋部剧痛伴右下肢活动障碍。

（2）体检：右下肢短缩外旋畸形；右侧腹股沟中点深压痛，右足跟轴向叩击痛。

（3）实验室检查：未见明显异常。

（4）影像学检查：骨盆片及右侧髋关节正侧位片提示右侧股骨颈骨折，为诊断右股骨颈骨折提供了确切的依据。

1）诊断

（1）右侧股骨颈骨折，头下型，Garden Ⅲ型。

（2）原发性高血压 2 级，高危。

（3）2 型糖尿病。

2）诊断依据

（1）病史：老年患者，外伤后右髋疼痛伴活动受限。

（2）体检：右下肢短缩外旋畸形；右侧腹股沟中点深压痛，右足跟轴向叩击痛。

（3）实验室检查：RBC 2.91×10^{12}/L，Hb 91 g/L，余未见明显异常。

（4）影象学检查：骨盆片及右侧髋关节正侧位片提示右侧股骨颈骨折，为诊断右股骨颈骨折及分型提供了确切的依据。

3. 鉴别诊断

股骨颈骨折与髋部其他创伤的鉴别：

（1）急性髋关节扭伤：是由于髋关节过度内收、外展、前屈、后伸等原因造成周围肌肉和韧带发生撕裂伤或断裂。损伤后髋部软组织充血、水肿，患者常诉髋关节疼痛，活动受限，患肢不能着地负重行走，轻者可出现跛行、拖拉步态，严重病例可完全限制活动。患侧髋关节与健侧相比，可有肿胀和隆起，按压时有深在性的压痛，患侧肢体呈外展外旋半屈曲位。X线片检查多无异常。本例患者患髋轻度肿胀，患肢短缩，右侧足跟轴向叩击痛（＋），X线片检查提示右股骨颈骨折，可资鉴别。

（2）髋关节外伤性脱位：髋关节结构稳固，发生脱位多见于强大暴力作用下。发生后脱位时，可有髋关节于屈曲内收位受伤史，伤后髋部疼痛，明显肿胀，关节功能完全丧失，呈现屈曲、内收、内旋及下肢短缩畸形，股骨大转子上移，高出髂坐线，患侧腹股沟可扪及关节空虚感，臀部隆起可触及股骨头。X线片可见股骨头脱出髋臼之外，与髋臼上部重叠，股骨内收，明显内旋。本例患者右下肢呈外旋约50°角畸形，右侧腹股沟韧带中点下方深压痛，轴向叩击痛（＋），X线片提示右股骨颈骨折，可资鉴别。

（3）股骨转子间骨折：患者多为老年人，伤后髋部疼痛，不能站立或行走。检查时可见患侧大转子升高，转子区出现肿胀、瘀斑，下肢外旋畸形明显，可达90°角。转子区压痛及患侧足跟轴向叩击痛（＋），测量时可发现患肢短缩。需通过X线与股骨颈骨折鉴别。

（4）髋臼骨折：常为强大暴力所致，髋部肿胀疼痛，主动及被动活动髋关节受限，患肢无明显畸形和弹性固定。X线和CT检查可明确并鉴别诊断。

（5）股骨头骨折：多于成人髋关节后脱位时发生，具有髋关节脱位的症状、体征，患髋疼痛，呈屈曲、内收、内旋及短缩畸形。大转子向后上方移位，或于臀部触及隆起的股骨头，患髋主动活动丧失，被动活动时髋部疼痛加重和保护性肌痉挛。X线和CT检查可明确并鉴别诊断。

四、要点和讨论

股骨颈骨折分类方法有多种，概括起来可分为3类：根据骨折的解剖部位，骨折线的方向，骨折移位程度。

（1）按解剖部位分型：根据骨折的解剖部位将股骨颈骨折分为3型：头下型、经颈型和基底型。其中，头下型和经颈型属于关节囊内骨折，而基底型则属于关节囊外骨折。头下型是指位于股骨颈中部的骨折，基底型是指位于股骨颈基底部与粗隆间的骨折。

（2）按骨折线方向分型（Pauwels分型）：1935年，Pauwels根据股骨颈骨折线的方向将股骨颈骨折分为3型：①Ⅰ型，骨折线与水平线夹角＜30°；②Ⅱ型，骨折线与水平线夹角为30°～50°；③Ⅲ型，骨折线与水平线夹角＞50°。其中夹角越大，骨折稳定性越差。由于Pauwels分型受X线投照影响较大，与骨折不愈合率及股骨头缺血坏死率缺乏对应关系，目前较少应用。

（3）骨折移位程度分型（Garden分型）：Garden根据骨折移位程度，将股骨颈骨折分为4型：①Ⅰ型，不全骨折，股骨颈下方骨小梁完整，该型包括所谓"外展嵌插性骨折"；②Ⅱ型，完全骨折，但无移位；③Ⅲ型，完全骨折，部分移位，该型骨折X线片上可以看到骨折远端上移，外旋，股骨头常后倾，骨折端尚有部分接触；④Ⅳ型，完全骨折，完全移位，该型骨折X线片上表现为骨折端完全无接触，而股骨头与髋臼相对关系正常。Garden分型中自Ⅰ型～Ⅳ型，股骨颈骨折严重程度递增，而不愈合率与股骨头缺血坏死率也随之增加，Garden分型在国际上已被广泛应用。常与解剖部位分型一起，判定股骨颈骨折的严重程度及指导治疗方案。

股骨颈骨折的治疗原则为：

（1）保守治疗效果差，仅适用于无移位型骨折或者存在手术禁忌者。方法多选择骨盆卧床制动、石膏固定及下肢持续牵引。

（2）手术是治疗股骨颈骨折的"金标准"。对于年轻（年龄＜65周岁）患者，一般状况允许情况下，应尽早行骨折切开复位内固定术（ORIF）。对于高龄患者（65周岁以上），ORIF适用于无移位的稳定性骨折，对于移位骨折，则多推荐行股骨头置换术或全髋关节置换术。相比于ORIF，股骨头置换术或全髋关节置换术避免了骨折不愈合的风险，再次手术率明显降低，术后患者制动时间短，康复快。

（3）无论行何种治疗方法，对于长期制动的老年患者，需预防深静脉血栓、压疮及坠积性肺炎的发生。早期康复锻炼有助于患者下肢功能的恢复及预防并发症的发生。

五、思考题

（1）通过本案例，简析股骨颈骨折的分型及相应治疗措施。

（2）通过本案例，简述在骨科急诊中对于老年髋部外伤患者的处理方法。

（3）分析不同年龄段股骨颈骨折治疗方法的不同及原因。

（於　平）

头部外伤

一、病史资料

1. 现病史

患者,男性,42 岁,因"头部外伤后头痛头晕伴出血半小时"急诊就诊。患者于入院前 0.5 h 骑自行车时不慎翻车摔伤,右侧头部着地。当时无意识障碍,无昏迷,无抽搐,无大小便失禁,自行爬起,自觉头痛头昏,头部伤口出血不止,无恶心呕吐,无口鼻外耳道流血,无肢体活动障碍及感觉异常。伤者自行按压伤口后未经其他治疗和处理,为求进一步诊治遂至急诊就诊。

2. 既往史

患者既往体健,否认慢性疾病史,否认手术外伤史,否认输血史,否认家族遗传性疾病史。否认吸烟、饮酒史。否认食物药物过敏史。

3. 体格检查

T 36.5℃, P 86 次/min, R 14 次/min, BP 110 mmHg/68 mmHg。神志清楚,急性病容,步入急诊,自动体位,检体合作,无皮肤黏膜湿冷,双侧瞳孔等大等圆,直径约 2.5 mm,对光反射灵敏,眼眶及耳后未见淤青肿胀,右颞部头皮见一长约 4.0 cm 的"Y"型裂伤口,创缘不齐,伤口见少许污物,伤口出血,局部见一约 4.0 cm×2.0 cm 的头皮血肿,颈部后正中无压痛,HR 86 次/min,律齐,双肺呼吸音清,腹平软,无压痛及反跳痛;四肢无畸形,四肢肌张力及肌力正常、活动自如,双下肢无水肿。神经系统浅感觉无异常,正常生理反射存在,未能引出病理反射。

4. 实验室检查

血常规检查:WBC 8.7×10⁹/L, N 72%, Hb 123 g/L, PLT 180×10⁹/L。

头颅 CT 扫描:右侧颞部见皮下软组织肿胀,未见明显颅内外伤性改变。

颈椎摄片检查:未见明显骨折脱位。

二、诊治经过

1. 初步诊断

头部外伤,右颞部头皮裂伤,头皮血肿。

2. 诊治经过

该名 42 岁中年男性患者,因头部外伤后头痛头晕伴出血半小时于急诊就诊。该患者既往无脑部疾病,无异常出血病史,本次因骑自行车不慎摔伤头部,当时无意识障碍,无恶心呕吐,无四肢活动异常,有头部出血不止,自行按压伤口来院,来院后查体发现患者 BP 110 mmHg/68 mmHg,HR 86 次/min,全身皮肤黏膜无湿冷,神志清晰,神经系统未见阳性体征,外科检查发现右颞部头皮见一长约 4.0 cm 的"Y"型裂伤口,创缘不齐,伤口见少许污物,伤口出血,局部见一约 4.0 cm×2.0 cm 的头皮血肿;辅助检查血常规血红蛋白及血小板计数正常,头颅 CT 扫描未见颅内外伤性改变,考虑患者为头皮裂伤和头皮血肿,但患者有头晕头痛,仍需考虑是否存在迟发性颅内出血,必要时可复查头颅 CT 明确,但患者目前首先需要解决的是伤口问题,先急诊在局麻下行头部伤口清创缝合术,术后予以抗炎、止血等治疗,而后密切观察患者神志及神经系统情况变化,必要时再行头颅 CT 复查,排除迟发性颅内出血。

三、病例分析

1. 病史特点

(1) 中年男性,42 岁。因"头部外伤后头痛头晕伴出血半小时"急诊就诊。

(2) 患者因骑自行车不慎翻车摔伤头部,当时无意识障碍,无恶心呕吐,无四肢活动异常,无口鼻流血,有头部出血不止,自行按压伤口来院。

(3) 体格检查:T 36.5℃,P 86 次/min,R 14 次/min,BP 110 mmHg/68 mmHg。神志清楚,GCS 评分 15 分,双侧瞳孔等大等圆,直径约 2.5 mm,对光反射灵敏,眼眶及耳后未见淤青肿胀,右颞部头皮见一长约 4.0 cm 的"Y"型裂伤口,创缘不齐,伤口见少许污物,伤口出血,局部见一约 4.0 cm×2.0 cm 的头皮血肿;颈部后正中无压痛,心肺和腹部无阳性体征,神经系统无定位体征。

(4) 实验室检查:血红蛋白正常,血小板计数正常,头颅 CT 扫描及颈椎摄片未见颅内出血及骨折脱位。

2. 诊断和诊断依据

(1) 诊断:头部外伤,右颞部头皮裂伤,头皮血肿。

(2) 诊断依据:患者为中年男性,既往体健。本次因"头部外伤后头痛头晕伴出血半小时"就诊,患者因骑自行车不慎翻车摔伤头部,当时无意识障碍,无恶心呕吐,无四肢活动异常,无口鼻流血,有头部出血不止,自行按压伤口来院。查体神志清晰,GCS 评分 15 分,HR 86 次/min,BP 110 mmHg/68 mmHg,心肺及腹部无其他阳性体征,外科检查示:右颞部头皮见一长约 4.0 cm 的"Y"型裂伤口,创缘不齐,伤口见少许污物,伤口出血,局部见一约 4.0 cm×2.0 cm 的头皮血肿。实验室检查:血红蛋白正常,血小板计数正常,头颅 CT 扫描及颈椎摄片未见颅内出血及骨折脱位。考虑为头部外伤,右颞部头皮裂伤,头皮血肿。

3. 处理方案及理由

(1) 详细检查并评估病情,防止隐匿性损伤。患者为创伤患者,接诊后需仔细检查,按照 ITLS(国际创伤生命支持)要求,详细对患者进行检查评估,先按照一般情况、生命体征、意识情况(评估 GCS 评分)、CABC(大出血、气道、呼吸、循环)的顺序检查处理患者,而后详细按从头到脚(head-to-toe)的原则详细检查评估各个部位并详细着重检查受伤的头部。

(2) 彻底清创并缝合伤口。急诊在局麻下行头部伤口清创缝合术,以生理盐水、过氧化氢(双氧水)冲洗,聚维酮碘(碘伏)消毒后,以 2% 利多卡因局部麻醉后,间断缝合伤口,手术顺利,与家属谈明,术后可能出现伤口感染、异物存留,二期缝合可能,家属表示理解,术后 TAT 注射、抗炎、止血等治疗。

(3) 密切观察患者神志及神经系统情况,必要时复查头颅 CT。注意患者头晕头痛情况变化,如果患者出现头晕加重,同时伴有呕吐,或出现意识情况变化,立即复查头颅 CT,明确是否存在迟发性颅内出血。

四、要点与讨论

　　头部外伤是暴力直接或间接作用于头部引起的损伤,可分为颅和脑两部分损伤,颅部包括头皮、颅骨,脑部是泛指颅腔内容物而言,即脑组织、脑血管及脑脊液。颅脑损伤的发生与发展过程主要取决于两个基本条件,即致伤的因素和损伤的性质。前者是指机械性致伤因素,如暴力作用方式、力的大小、速度、方向及次数等;后者则为各不同组织和结构在接受暴力之后所造成的病理损伤及病理生理变化。故致伤因素不同,所致损伤的程度和性质也各异。颅部与脑部的损伤可以同时并存,也可以各自单独发生。由于颅脑解剖生理的影响,头部受伤后所引起的病理过程也有其特殊性。当暴力作用于头部时,头皮、颅骨作为表面屏障首先对抗外力,如果暴力强度较小,仅引起头皮和(或)颅骨的损伤,而脑部可以无损伤或损伤较轻微;若暴力超过了表面屏障的致伤阈,则头皮、颅骨和脑组织将同时受损;若暴力是通过身体其他部位间接作用于头部时,则只引起脑组织的损伤,而头皮和颅骨往往完好无损。不仅如此,遭受暴力作用而致伤的脑组织,除了发生原发性损伤之外,并在受损组织的周围,还将引起不同程度和不同范围的脑缺血、出血、水肿及变性等一系列继发性损伤。而后,或继续加重、恶化,累及全脑甚至全身;或经一定时间逐渐吸收、消退和修复。

　　头部外伤根据损伤部位及临床应用可按以下几种分类:①开放性损伤(头皮挫伤、裂伤、撕脱伤、开放性颅骨骨折);②闭合性损伤(头皮下血肿、帽状腱膜下血肿、骨膜下血肿、颅骨线状骨折、凹陷骨折、无内开放的颅底骨折);③开放性颅骨与脑损伤(火器性颅脑穿透伤或非穿透伤);④开放性颅底骨折;⑤闭合性原发性脑损伤(脑震荡、脑挫裂伤、弥散性轴索损伤、原发性脑受压即单纯凹陷性骨折或乒乓凹陷);⑥闭合性原发性脑损害(单发硬膜下、硬膜外、脑内、脑室内血肿、颅内多发血肿、迟发性血肿、脑水肿肿胀)。根据伤情来看,一般国际通用的按 GCS 昏迷评分法分类:13~15 分者定为轻型;9~12 分者定为中型;3~8 分者定为重型颅脑伤(GCS 评分法见表 53-1);我国严重程度分级一般如表 53-2 所示。

表 53-1　格拉斯哥昏迷分级法(Glasgow Coma Score, GCS)

项目	状　态	分数
睁眼反应	自发性睁眼反应	4
	声音刺激有睁眼反应	3
	疼痛刺激有睁眼反应	2
	任何刺激均无睁眼反应	1
语言反应	对人物、时间、地点等定向问题清楚	5
	对话混淆不清,不能准确回答有关人物、时间、地点等定向问题	4
	言语不当,但字意可辨	3
	言语模糊不清,字意难辨	2
	任何刺激均无语言反应	1
运动反应	可按指令动作	6
	能确定疼痛部位	5
	对疼痛刺激有肢体退缩反应	4
	疼痛刺激时肢体过屈(去皮质强直)	3
	疼痛刺激时肢体过伸(去大脑强直)	2
	疼痛刺激时无反应	1

表 53-2 中国颅脑损伤严重程度分级

	GCS 评分	
轻型（Ⅰ级）	13～15 分	单纯脑震荡，没有颅骨骨折，意识丧失不超过 30 min 者，有轻度头痛、头晕等自觉症状，神经系统、神经影像和脑脊液检查无明显改变
中型（Ⅱ级）	9～12 分	轻度脑挫裂伤或颅内小血肿，有或无颅骨骨折、颅底骨折及蛛网膜下腔出血，无脑受压，昏迷在 6 h 以内，有轻度神经系统阳性体征，有轻度生命体征改变
重型（Ⅲ级）	3～8 分	广泛颅骨骨折，广泛脑挫裂伤，脑干损伤或颅内血肿昏迷在 6 h 以上，意识障碍逐渐加重或出现再昏迷，有明显的神经系统阳性体征，有明显生命体征改变

头部外伤患者院外救治时首先应对危重昏迷患者及时抢救及转运，有休克的头部外伤应就地抗休克治疗，头皮外伤应简单止血包扎后再转送，保持呼吸道通畅，怀疑合并颈椎损伤者应佩带颈托。

急诊科医生接诊头部外伤患者时，首先应监测患者生命体征，对患者意识情况进行判断，明确患者 GCS 评分，而后对患者按 ITLS 接诊创伤患者的流程 CABC 流程进行评估检查，首先检查是否存在动脉性大出血存在，如有则优选处理，由于头部血供丰富，如头部伤口出现搏动性大出血，立即予以加压包扎止血处理；在检查中如发现气道堵塞、心脏停搏及张力性气胸时，立即停止检查评估，紧急处置；接下来进行从 head-to-toe 的全身检查，检查过程中要对头部检查仔细，主要患者瞳孔大小及对光反应情况，注意是否存在熊猫眼征（眼眶淤青）或 battle 征（耳后乳突出肿胀淤青），在颈部检查时注意是否存在颈部后正中压痛（提示存在颈椎损伤），在检查其他部位时注意是否存在隐匿性的其他脏器损伤；对患者详细询问受伤发生经过，了解损伤的生物力学机制，同时询问患者既往病史及服用药物史（如患者神志不清，可询问家属或目击者）；对患者体检后根据患者的临床表现进行辅助检查，查血常规明确是否存在贫血，对患者头颅及颈椎进行影像学检查，明确是否存在颅内损伤及骨折脱位等情况，而后明确对患者头晕、头痛、恶心、呕吐症状，意识状态及瞳孔情况进行严密监测，如发现异常及时复查头颅 CT。

头部外伤的治疗如下：

（1）轻型（Ⅰ级）：①留急诊室观察 24 h；②观察意识、瞳孔、生命体征及神经系体征变化；③颅骨 X 线摄片，必要时 CT 检查；④对症处理；⑤向家属交待有迟发性颅内血肿可能。

（2）中型（Ⅱ级）：①意识清楚者留急诊室或住院观察 48～72 h，有意识障碍者必须住院；②观察意识、瞳孔、生命体征及神经系体征变化；③颅骨 X 线摄片，头部 CT 检查；④对症处理；⑤有病情变化时头部 CT 复查，做好随时手术的准备工作。

（3）重型（Ⅲ级）：①须住院或重症监护病房；②观察意识、瞳孔、生命体征及神经系体征变化；③选用头部 CT 监测、颅内压监测或脑诱发电位监测；④积极处理高热、躁动、癫痫等，有颅内压增高表现者，给予脱水等治疗，维持良好的周围循环和脑灌注压；⑤注重昏迷的护理与治疗，首先保证呼吸道通畅；⑥有手术指征者尽早手术，已有脑疝时，先予以 20% 甘露醇 250 ml 及呋塞米（速尿）40 mg 静脉推注，立即手术。

五、思考题

（1）头部外伤患者如何进行检查评估？

（2）急性硬膜外血肿患者出现昏迷的治疗方案是什么？

（黄四平　费爱华）

案例 54

宫 外 孕

一、病例资料

1. 现病史

女,20岁,未婚未育,因"突发下腹痛,阵发性加剧,伴晕厥一次,伴恶心呕吐,腹泻3次"就诊,患者由母亲陪伴至内科急诊就诊。患者表情痛苦,强迫体位,自述有不洁饮食史,疼痛为下腹部持续性刀割样疼痛,胸膝位时疼痛稍有缓解,伴冷汗及恶心、呕吐,呕吐物为胃内容物,疼痛伴有右侧肩部放射。以往无类似发作史。在家未测体温,无胸闷、心悸,无咳嗽、胸痛,大小便正常。未有止痛药服用史,无腹部外伤及手术史。内科医生接诊过程中,患者突发晕厥,数分钟后清醒,当时测 HR 105 次/min,BP 80 mmHg/40 mmHg,手指毛细血管血糖 5.1 mmol/L。单独询问病史,患者自述有性生活,内科医生遂电话请妇科医生急会诊。追问病史,患者月经初潮 14 岁,每次行经 4 天,每月均准时来月经,无痛经史,经量中,本次月经较以往延迟 1 周,约为 1 周前,淋漓不尽至今,前次月经正常,有性生活史 2 年,1 年前曾有一次四人诊所人工流产史,1 月前曾有一次服用紧急避孕药史。

2. 既往史

否认高血压、糖尿病病史,否认肝炎、结核等传染疾病史,否认家族遗传疾病史,否认手术及外伤史,父母兄弟子女均体健。平时抽烟,一天 1 包。

3. 体格检查

T 36.5℃,P 110 次/min,R 22 次/min,BP 80 mmHg/40 mmHg SpO$_2$ 99%。神志淡漠,对答尚切题,检查尚合作。急性痛苦面容,前俯半卧位,皮肤湿冷,脉搏细速,皮肤巩膜未见黄染。两肺呼吸音清,未闻及干湿啰音。HR 110 次/min,律齐,各瓣膜区未闻及杂音。腹部膨隆,未见皮肤瘀斑,未见肠型及蠕动波。肠鸣音未及,未闻及气过水声。肝脾肋下未触及,全腹压痛伴肌紧张,下腹部拒按,腹肌呈板样强直,Murphy 征(-),麦氏点压痛伴反跳痛,腹水征(+),肝区叩痛(-),双下肢无水肿。

妇科检查:外阴已婚式;阴道畅,少量暗红色分泌物;宫颈轻糜,口闭,宫颈举痛明显;宫体前位,饱满,轻度压痛;左附件区触及一不规则包块,5 cm×5 cm×4 cm 大小,压痛明显,右附件区轻压痛。

4. 辅助检查

(1)即刻留置导尿并行尿妊娠试验检查:阳性。

(2)实验室检查:WBC 12.1×10^9/L,N 78%,RBC 2.1×10^{12}/L,Hb 55 g/L,PLT 45×10^9/L。尿常规:(-)。淀粉酶:(-)。肝肾功能正常。血电解质、DIC 正常。CRP 20.1 mg/L。肝炎标志物全套均阴性。

(3)胸片检查:心肺未见异常,双肋膈角稍钝。

（4）心电图检查：窦性心动过速。

（5）腹部 B 超检查：肝胆胰脾肾未见明显异常，附见腹腔内大量游离液体。

（6）后穹窿穿刺：抽出不凝血 5 ml。

二、诊治经过

当异位妊娠，也称宫外孕，一经诊断且合并失血性休克时，治疗原则首先要保障有效循环血量的补充，抗休克的同时积极准备手术。气道通畅是通气和给氧的基本条件，应予以切实保证。对有严重休克和循环衰竭的患者，还应该进行气管插管，并给予机械通气。有效循环血量的补充及急症手术止血是制止休克发生和发展的重要措施，手术包括输卵管切开取胚或者患侧输卵管切除术，具体手术方式视术中探查情况而定。

当异位妊娠生命体征稳定且 HCG 定量小于 2 000 mIU/L，且附件肿块小于 3 cm 时，可选择甲氨蝶呤（MTX）药物保守治疗。

输卵管保守性手术可增加后续妊娠的概率，但也伴有绒毛组织残留的风险。输卵管造口术和输卵管切开术术后绒毛组织残留的概率为 10%～20%，故术后 3～7 天内应复查血 HCG 定量。如血 HCG 值下降不显著，应考虑加用 MTX 治疗。

三、病例分析

1. 病史特点

1）病史询问

注重对未婚未育年轻女性的问诊技巧，注重病史资料的真实、系统及全面。

（1）有无性生活？（问诊时需要注意保护患者隐私，必要时需规避家属及同伴，单独询问）月经史？（必要时需询问末次月经 LMP 及前次月经 PMP 情况）生育史（有无流产史）？

（2）腹痛的诱因（有无不洁食物服用史）？

（3）腹痛的部位、性质、持续时间，有无放射痛，有无伴随症状（阴道不规则出血、白带异常、发热、外阴瘙痒等）？

（4）腹痛有无缓解或加重因素（改变体位）？

（5）有无自行服用止痛药，如有，服用治疗的效果如何？

（6）既往有无类似发作史，如有，接受过何种治疗？

（7）既往有无腹部外伤及手术史？

（8）既往是否有高血压、糖尿病等慢性病史，是否有日常服用药物？

（9）既往是否有吸烟、饮烈性酒史、是否有不洁性生活史？是否有冶游史？是否有紧急避孕药服用史？

2）该患者病史特点

（1）未婚未育，年轻女性，20 岁。

（2）突发下腹痛伴恶心呕吐 3 h，疼痛伴右肩部放射。

（3）询问病史时发现有性生活史，有月经周期改变（阴道不规则出血史）；紧急避孕药服用史；非正规医疗机构人工流产史；抽烟史。

（4）家中发生晕厥，诊疗过程中再次晕厥伴冷汗。

（5）否认慢性疾病史，否认手术及外伤史。

（6）归纳并更正主诉：停经 44 天伴阴道不规则出血 7 天，突发腹痛伴晕厥 3 h。

3) 体检特点

(1) T 36.5 ℃，P 110 次/min，R 22 次/min BP，80/40 mmHg 氧饱和度 99％。

(2) 神智淡漠，急性痛苦面容，前俯半卧位，对答查体尚合作。

(3) 脉搏细速，皮肤湿冷。

(4) 腹部膨隆，未见肠型及蠕动波，肠鸣音正常，全腹压痛伴肌紧张，下腹部拒按，腹肌呈板样强直，Murphy 征（－），麦氏点压痛伴反跳痛，腹水征（＋）。

(5) 妇科检查：外阴已婚式；阴道畅，少量暗红色分泌物；宫颈轻糜，口闭，宫颈举痛明显；宫体前位，饱满，轻度压痛；左附件区触及一不规则包块，5 cm×5 cm×4 cm 大小，压痛明显，右附件区轻压痛。

4) 辅助检查

根据病史、体检特点考虑患者目前休克，失血性休克可能性大，异位妊娠、腹腔内出血可能性大，但尚需排除其他譬如可能导致失血性休克疾病（如肿瘤破裂等）及导致感染性休克（急性盆腔炎等）疾病的可能。

(1) 即刻留置导尿并行尿妊娠试验检查：HCG（＋）阳性。

(2) 实验室检查：WBC 12.1×10⁹/L，N 78％，RBC 2.1×10¹²/L，Hb 55 g/L，PLT 45×10⁹/L。尿常规（－）。淀粉酶：（－）。肝肾功能正常。血电解质、DIC 正常。CRP 20.1 mg/L。肝炎标志物全套均阴性。

(3) 胸片检查：心肺未见异常，双肋膈角稍钝。

(4) 心电图检查：窦性心动过速。

(5) 腹部 B 超检查：肝胆胰脾肾未见明显异常，附见腹腔内大量游离液体。

(6) 后穹窿穿刺：抽出不凝血 5 ml。

2. 诊断及诊断依据

1) 诊断

(1) 左侧输卵管异位妊娠。

(2) 腹腔内出血。

(3) 失血性休克。

2) 诊断依据

(1) 病史：年轻育龄期女性，停经、腹痛伴阴道不规则出血，紧急避孕药服用史；非正规医疗机构人工流产史；抽烟史。

(2) 妇科检查：外阴已婚式；阴道畅，少量暗红色分泌物；宫颈轻糜，口闭，宫颈举痛明显；宫体前位，饱满，轻度压痛；左附件区触及一不规则包快，5 cm×5 cm×4 cm 大小，压痛明显，右附件区轻压痛。脉搏细速、四肢厥冷、腹部膨隆，未见肠型及蠕动波，肠鸣音正常，全腹压痛伴肌紧张，下腹部拒按，腹肌呈板样强直，Murphy 征（－），麦氏点压痛伴反跳痛，腹水征（＋）。

(3) 实验室检查：尿 HCG（＋），重度贫血。

(4) 影像学检查：腹腔内大量游离液体，后穹窿穿刺见不凝血。

3. 鉴别诊断

1) 女性急腹症的鉴别诊断

(1) 早期妊娠先兆流产：先兆流产腹痛一般较轻，子宫大小与停经妊娠月份基本相符，阴道出血量少，无腹腔内出血表现。B 超检查可鉴别。

(2) 卵巢黄体破裂出血：多见于性生活或者外伤后突发下腹疼痛，多发生在月经后半周期（黄体期），查体可及一侧附件区肿大压痛，宫颈举痛，但尿 HCG 阴性，可有腹腔内出血表现，大多经过抗炎止血可自限。

(3) 卵巢囊肿蒂扭转：突发下腹疼痛伴恶心呕吐，多有附件囊肿病史，查体可见一侧附件区肿大压痛明显,囊肿蒂部可有明显压痛,多有白细胞计数增高,尿 HCG 阴性,经妇科检查结合 B 超检查即可明确诊断。

（4）卵巢异位囊肿破裂:患者多有子宫内膜异位症病史,常发生在经前或经期,疼痛比较剧烈,可伴明显的肛门坠胀,查体可及一侧附件区压痛,宫颈举痛,尿 HCG 阴性,经阴道后穹窿穿刺可抽出巧克力样液体可确诊,若破裂处伤及血管,可出现腹腔内出血征象。

（5）急性盆腔炎:一般无停经史,常见腹痛、发热伴白带异常,查体可及双侧或一侧附件区压痛,宫颈举痛,血象、ESR 多升高,B 超检查可探及附件包块或盆腔积液,尿 HCG 阴性,后穹窿穿刺可见黄色脓性分泌物,抗炎治疗有效。

2）外科常见疾病

（1）急性阑尾炎,常有明显转移性右下腹疼痛,多伴发热,恶心呕吐,血象增高。

（2）输尿管结石:可有尿频尿急尿痛史,伴一侧下腹疼痛,可伴发热,多有反复发作肾绞痛病史,可伴有血尿及同侧腰痛,常有血尿,查体可及输尿管行径处压痛,肾区叩痛明显,结合 B 超和 X 线检查可确诊。

四、要点与讨论

异位妊娠的定义:受精卵在子宫体腔以外着床称为异位妊娠。根据受精卵种植的部位不同,异位妊娠分为:输卵管妊娠、宫颈妊娠、卵巢妊娠、腹腔妊娠、阔韧带妊娠等,其中以输卵管妊娠最常见。

1. 异位妊娠的病因

（1）输卵管炎症:可分为输卵管黏膜炎和输卵管周围炎,两者均为输卵管妊娠的常见病因。输卵管黏膜炎严重者可引起管腔完全阻塞而致不孕,轻者输卵管黏膜粘连和纤毛缺损影响受精卵的运行受阻而在该处着床。输卵管周围炎病变主要在输卵管的浆膜层或浆肌层,常造成输卵管周围粘连,输卵管扭曲、管腔狭窄、管壁肌蠕动减弱,影响受精卵的运行。淋菌及沙眼衣原体所致的输卵管炎常累及黏膜,而流产或分娩后感染往往引起输卵管周围炎。

（2）输卵管手术:输卵管绝育术后若形成输卵管再通或瘘管,均有导致输卵管妊娠可能,尤其是腹腔镜下电凝输卵管绝育及硅胶环套术;因不孕经接受过输卵管分离粘连术,输卵管成形术,如输卵管吻合术、输卵管开口术等;曾患过输卵管妊娠的妇女,再次发生输卵管妊娠可能大,不论是输卵管切除或保守性手术后,再次输卵管妊娠的发生率为 10%～20%。

（3）放置宫内节育器(IUD):IUD 与异位妊娠发生的关系,已引起国内外重视。随着 IUD 的广泛应用,异位妊娠发生率增高,其原因可能是由于使用 IUD 后的输卵管炎所致。另一方面,由于放置宫内节育环的异物反应,引起宫内白细胞及巨噬细胞大量聚集,改变了宫内环境,妨碍了孕卵着床,但不能完全阻止卵子在输卵管内的受精和着床,因此使圈 IUD 者一旦妊娠,则异位妊娠机会相对增加。

（4）输卵管发育不良或功能异常:输卵管发育不良常表现为输卵管过长,肌层发育差、黏膜纤毛缺乏。其他还有双输卵管、憩室或有副伞等,均可成为输卵管妊娠的原因。紧急避孕药使用导致雌孕激素异常,可影响受精卵的正常运行。此外,精神因素也可引起输卵管痉挛和蠕动异常,干扰受精卵的运送。

（5）受精卵游走:卵子在一侧输卵管受精,受精卵经宫腔或腹腔进入对侧输卵管称受精卵游走。移行时间过长,受精卵发育增大,即可在对侧输卵管内着床形成输卵管妊娠。

（6）辅助生育技术:从最早的人工授精到目前常用促排卵药物应用,以及体外受精-胚胎移植(1VF-ET)或配子输卵管内移植(GIFT)等,均有异位妊娠发生,发生率为 5% 左右,比一般原因异位妊娠发生率为高。其相关易患的因素有术前输卵管病变、盆腔手术史、移植胚胎的技术因素、置入胚胎的数量和质量、激素环境、胚胎移植时移植液过多等。

（7）其他:输卵管因周围肿瘤如子宫肌瘤或卵巢肿瘤的压迫,特别是子宫内膜异位症引起输卵管、卵巢周围组织的黏连,也可影响输卵管管腔通畅,使受精卵运行受阻。也有研究认为胚胎本身的缺陷、人工流产、吸烟等也与异位妊娠的发病有关。

2. 异位妊娠的诱因

患者有异位妊娠的高危诱因:服用紧急避孕药史、非正规人流、抽烟,结合典型的停经后腹痛伴阴道不规则出血的病史,实验室检查提示尿 HCG(＋)、重度贫血,后穹窿穿刺见不凝血,均提示腹腔内出血,异位妊娠破裂出血的诊断。

3. 异位妊娠的预后

异位妊娠发展到一定时期,将发生以下结局:

(1) 异位妊娠流产:多见于输卵管壶腹部妊娠,发病多在妊娠 8 周以后。受精卵种植在输卵管黏膜皱襞内,由于输卵管妊娠时管壁蜕膜形成不完整,常易发生流产。若形成输卵管完全流产,出血一般不多。若形成输卵管不全流产,导致反复出血,形成输卵管血肿或输卵管周围血肿或盆腔积血,量多时流入腹腔。

(2) 输卵管妊娠破裂:多见于输卵管峡部妊娠,发病多在妊娠 6 周左右。短期内即可发生大量腹腔内出血使患者陷于休克,也可反复出血,在盆腔内与腹腔内形成血肿。输卵管间质部妊娠虽少见,但后果严重,其结局几乎全为输卵管妊娠破裂。由于此处血运丰富,其破裂犹如子宫破裂,症状极为严重,往往在短时期内发生大量的腹腔内出血。输卵管妊娠流产或破裂,若内出血停止,病情稳定,胚胎死亡可逐渐吸收。但反复内出血所形成的盆腔血肿不能及时消散,血肿机化变硬并与周围组织粘连,则形成陈旧性宫孕。

(3) 继发性腹腔妊娠:输卵管妊娠流产或破裂,一般囊胚从输卵管排出到腹腔内,多数死亡,但偶尔也有存活者,若存活的胚胎绒毛组织排至腹腔后重新种植而获得营养,可继续生长发育,继发腹腔妊娠。

(4) 持续性异位妊娠:输卵管妊娠性保守性手术时,若术中未完全清除胚囊,或残存的滋养细胞继续生长,致术后 β - hCG 不降或上升,称为持续性异位妊娠。

五、思考题

(1) 通过本案例的分析,你对育龄期女性急性下腹部疼痛病例分析的过程与规范有何体会?

(2) 通过本案例的分析,你对异位妊娠处理时的注意事项有何体会?

(3) 通过本案例的分析,你对异位妊娠好发因素有何认识? 对社会该如何开展青春期性教育及针对少女未婚先孕事件如何疏导? 以及在疾病诊疗过程中如何做好与患者及家属的沟通交流。

(许啸声)

案例 55
妊 高 症

一、病例资料

1. 现病史

孕妇周某,32岁,因"突然昏厥"就诊。0-0-0-0,平素月经规则,7/28天,量中,无痛经,LMP：2015.7.28,预产期2016.05.05。停经40^+天尿HCG阳性,停经4^+月起自觉胎动至今,孕20^+周起我院建卡产检,孕期实验室检查未见明显异常,唐氏筛查低风险,B超畸形筛查未见异常,口服葡萄糖耐量试验(OGTT)正常。孕期至今顺利,无眼花、胸闷等不适。平时睡眠不佳,经常失眠,偶有晨起头晕,近一周偶觉头痛,头胀,现孕26^{+3}周,夜间休息不佳,早上6:00起来刷牙时突然晕倒,醒时发现自己缩成一团,倒在地上,无腹痛、腹胀,无恶性、呕吐,无阴道流血、流液。早饭后,怕对宝宝有影响快点到医院检查。

2. 既往史

否认高血压、糖尿病病史,否认肝炎、结核等病史,否认家族遗传疾病史,否认手术及外伤史,父母兄弟子女均体健。否认药物过敏。

3. 体格检查

T 36.5℃,P 82次/min,R 20次/min,BP 160 mmHg/110 mmHg。神志清楚,脸色略苍白,皮肤巩膜无黄染,睑结膜无水肿、苍白,HR 82次/min,律齐,两肺呼吸音清晰,腹膨隆,下腹无压痛、反跳痛,生理反射可引出,病理反射(一),病理征(一)。产科检查：宫高/腹围 28 cm/86 cm。胎位：头位,胎心140次/min,腹部估计胎儿体重800 g(±),骨盆外测量正常范围,双下肢水肿(±)。

4. 辅助检查

(1)尿常规检查：蛋白(＋＋＋＋)。

(2)血常规检查：WBC $4.6×10^9$/L,N 60.8%,Hb 116 g/L,Hct 32.9%,PLT $123×10^9$/L。

(3)B超检查：胎儿头位,ROA,双顶径72 mm,股骨长48 mm,肱骨长42 mm,腹前后径71 mm,腹左右径72 mm,胎心139次/min,胎盘位于前壁,厚30 mm,胎盘分级 I^+ 级。羊水指数：0,42,42,30 mm。

(4)肝肾功能正常;血电解质、DIC正常;CRP 4 mg/L;肝炎标志物全套均阴性。

(5)心电图检查：正常心电图。

二、诊治经过

根据患者的情况,初步判断为：G_1P_0,孕26^{+4}周,重度子痫前期。先兆子痫处理的目的是预防子痫并及时发现全身脏器损害情况,包括胎盘功能,主要措施为解痉止抽降压、镇静,合理扩容利尿,适时终止妊娠。医生及时给患者应用了 25% 硫酸镁(5 g)加 5% GS 500 ml 以 1 g/h 的速度静点,根据病情每天 2～3 次,总量 10～15 g。此外,还采用 50% 硫酸镁 7 ml(3.5 g)臀部深肌内注射每天 2 次总量为 7 g,以补充静脉点滴 Mg^{2+} 浓度不足。每天总量为 22.5 g,不超过 30 g。同时,柳氨苄心定(拉贝洛尔,labetalol)10 mg 静脉点滴,血压稳定后 50 mg 口服,3 次/d。经以上积极治疗 48 h 子痫控制后,给予剖宫产终止妊娠,分娩顺利,产后 24～48 h 内继续给予硫酸镁及镇静剂,3 周后产妇和婴儿出院。

三、病例分析

1. 病史特点

1) 病史询问

注重对怀孕女性的问诊技巧,注重病史资料的真实、系统及全面。

(1) 生育史(包括足月产、早产、流产及目前存活子女的情况,问诊时需要注意保护患者隐私,必要时需规避家属及同伴,单独询问)月经史?(如已经怀孕,需要询问末次月经 LMP,并推算估计分娩期(EDC)。

(2) 有无接受正规的产检? 产检的情况如何?

(3) 胎儿情况如何,包括胎动变化?

(4) 是否存在规律的腹痛? 是否有阴道异常流血流液?

(5) 妊娠期高血压有无缓解或加重因素?

(6) 有无自行服用药物,如有,服用治疗的效果如何?

(7) 既往有无类似发作史,如有,接受过何种治疗?

(8) 既往是否有高血压、糖尿病等慢性病史,是否有日常服用药物?

(9) 既往史、个人史、手术史、输血史、家族史?

(10) 晕厥是否存在诱因?

2) 该患者病史特点

(1) 已婚女性,32 岁。

(2) G_1P_0,孕 26^{+4} 周,突发晕厥 3 h 入院。

(3) 询问病史时发现患者规律产检,近 1 周头痛,未予以重视。

(4) 突发晕厥一次,无恶心呕吐,无腹痛,无阴道流血流液,无畏寒、发热等。

(5) 否认慢性疾病史,否认既往发作史。

归纳并更正主诉:G_1P_0,孕 26^{+4} 周,头痛 1 周,突发晕厥 3 h。

3) 体检特点

(1) T 36.5℃, P 82 次/min, R 20 次/min, BP 160 mmHg/110 mmHg。

(2) 神智清楚,对答查体合作,未及明显宫缩,无阴道异常流血流液。

(3) 产科检查:宫高/腹围 28 cm/86 cm。胎位:头位。胎心 140 次/min,腹部估计胎儿体重 800 g(±),骨盆外测量正常范围,双下肢水肿(±)。

(4) 生理反射可引出,病理反射(一),病理征(一)。

4) 辅助检查

(1) 尿蛋白(+++)。

(2) 血常规检查未见血液浓缩,无血小板降低,肝肾功能、电解质、DIC 未见异常。

(3) 胎儿 B 超检查未见明显异常。

5) 病史小结

(1) 病史:女性,G_1P_0,孕 26^{+4} 周,头痛 1 周,突发晕厥 3 h。

(2) 无癫痫发作史,无既往高血压史,否认肾脏病史。

(3) 规律产检,未见明显异常,无腹痛,无阴道流血流液。

(4) 产科检查:宫高/腹围 28 cm/86 cm,胎位。头位。胎心 140 次/min,腹部估计胎儿体重 800 g(±),骨盆外测量正常范围,双下肢水肿(±)。

(5) 生理反射可引出,病理反射(一),病理征(一)。

(6) 实验室检查:尿蛋白(++++)。

(7) 产科 B 超检查未见明显异常。

2. 诊断及诊断依据

1) 诊断

G_1P_0,孕 26^{+4} 周,重度子痫前期。

2) 诊断依据

(1) 病史:32 岁女性,G_1P_0,孕 26^{+4} 周,头痛 1 周,突发晕厥 3 h。

(2) 体格检查:神智清楚,对答查体合作,未及明显宫缩,无阴道异常流血流液。产科检查:宫高/腹围 28 cm/86 cm,胎位:头位,胎心 140 次/min,腹部估计胎儿体重 800 g(±),骨盆外测量正常范围,双下肢水肿(±),生理反射可引出,病理反射(一),病理征(一)。

(3) 实验室检查:尿蛋白(++++)。

(4) 影象学检查:产科 B 超检查未见明显异常。

3. 鉴别诊断

妊娠期高血压疾病应与慢性肾炎合并妊娠相鉴别,子痫应与癫痫、脑炎、脑肿瘤、脑血管畸形破裂出血、糖尿病高渗性昏迷、低血糖昏迷等鉴别。

四、要点和讨论

妊娠期高血压根据其症状、病史及发生发展可分为以下 5 类:

(1) 妊娠期高血压:血压≥18.7/12 kPa(140 mmHg/90 mmHg),妊娠期出现,并于产后 12 周内恢复正常;尿蛋白阴性;可有上腹部不适或血小板计数减少。产后方可确诊。

(2) 子痫前期:妊娠 20 周后出现≥18.7/12 kPa(140 mmHg/90 mmHg),且尿蛋白≥300 mg/24 h 或(+)。可伴有上腹部不适、头痛、视力模糊等症状。

(3) 子痫:子痫前期孕产妇抽搐,且不能用其他原因解释。

(4) 慢性高血压病并发子痫前期:高血压女性在孕 20 周前无蛋白尿,孕 20 周后出现尿蛋白≥300 mg/24 h;或孕 20 周前突然出现尿蛋白增加、血压进一步升高、或血小板计数减少。

(5) 妊娠合并慢性高血压病:妊娠前或孕 20 周前发现血压升高,但妊娠期无明显加重。或孕 20 周后首次诊断高血压,并持续至产后 12 周后。

妊娠期高血压的临床表现:妊娠 20 周后出现高血压、水肿、蛋白尿。轻者可无症状或轻度头晕,血压轻度升高,伴水肿或轻度蛋白尿;重者头痛、目眩、恶心、呕吐、持续性右上腹痛等,血压升高明显,蛋白尿增多,水肿明显,甚至昏迷、抽搐。值得注意的是由于引起妊娠水肿的因素多,发生率高,没有特异性,故现国际上已不作为诊断先兆子痫的特征。

1. 妊娠期高血压的并发症

(1) 对孕产妇的危害:中国先兆子痫孕产妇病死率为 7.5/10 万(1989),占孕产妇死亡原因第 2 位的是重度先兆子痫合并胎盘早剥,凝血障碍、HELLP 综合征、肝被膜破裂、脑血管病变、肺水肿、心、肾功能衰竭手术产及产后出血均增加孕产妇发病率及病死率。子痫的孕产妇病死率在 1%～20%,并 HELLP 综合征者 2%～4%。孕妇因抽搐可出现窒息、骨折、自伤。可发生肺水肿、急性心力衰竭、急性肾功能不全脑疝、脑血管意外、吸入性肺炎、胎盘早剥、胎儿窘迫、胎死宫内等并发症。

(2) 对胎儿的危害:重度先兆子痫由于胎盘供血不足、胎儿窘迫、FGR、早产、低出生体重、死胎、新生儿死亡的发生率增加,围生儿病死率可高达 150‰～300‰。

2. 妊娠期高血压的治疗原则和措施

先兆子痫处理的目的是预防子痫并及时发现全身脏器损害情况,包括胎盘功能,以对母儿最小的损伤来终止妊娠。

1) 妊娠期高血压与轻度先兆子痫

加强产前检查次数注意病情发展。

(1) 休息:精神放松,多休息,保证充分睡眠休息、睡眠时取左侧卧位以减轻右旋子宫对腹主动脉与下腔静脉压迫,增加回心血量,改善肾及胎盘血流,增加尿量。

(2) 饮食:摄入充足蛋白质,蔬菜补足铁与钙剂。应避免过多食盐,但不必严格限制,以免低钠血症使产后易发生循环衰竭。

(3) 药物:为保证休息及睡眠可给苯巴比妥(phenobarbital)0.03～0.06 g,3 次/d 或地西泮(diazepam)2.5 mg,睡前服。

2) 重度先兆子痫

需住院治疗,以防子痫及各种并发症发生。治疗原则为解痉止抽降压、镇静,合理扩容利尿,适时终止妊娠。

(1) 解痉止抽药物:硫酸镁主要用于防止重度先兆子痫与先兆子痫发展成子痫,控制子痫抽搐与发作,防止产程中抽搐,已有 70 多年的历史,至今尚无更好的药物替代它。

不良反应:部分患者有发热、烦躁出汗、口干恶心、心悸、乏力等反应。如 Mg^{2+} 浓度高则可以抑制呼吸、降低肺功能、增加肺水肿机会,并抑制子宫收缩,延长产程,增加产后出血量及产后出血率。

注意事项:血 Mg^{2+} 在 2～3.5 mmol/L 为有效治疗浓度,达 4～5 mmol/L 浓度时膝腱反射消失,达 6 mmol/L 浓度时呼吸抑制,以后因缺氧而心搏停止,甚至死亡。故每次用药前应做以下检查:①膝腱反射必须存在;②呼吸每分钟不少于 16 次;③尿量每小时不少于 25 ml;④必须准备 10% 葡萄糖酸钙 10 ml,在出现 Mg^{2+} 中毒时应静脉推注 5～10 min 解毒。

(2) 降压药物:降压药是用于控制重度先兆子痫、先兆子痫及子痫的过高血压。一般在收缩压≥160 mmHg 或舒张压≥110 mmHg 时,为避免脑血管意外、胎盘早剥才用。使用降压药时不要使血压下降过快过低,以免发生意外。如血压未达到一定高度,用降压药也无作用,降压药不能止抽。使用时应选择对心、肾及子宫-胎盘血流影响小的药物。

硝苯地平(nifedipine):它是 Ca^{2+} 通道拮抗剂。抑制 Ca^{2+} 内流、松弛血管平滑肌。剂量为 10 mg 口含或口服,3 次/d 或 4 次/d,大剂量如 40～80 mg 可抑制宫缩,与 Mg^{2+} 同用时有协同作用。

拉贝洛尔(柳氨苄心定,labetalol):为 α、β 肾上腺素能受体阻滞药。剂量为 50～100 mg 口服,3 次/d。对子痫患者可用 10 mg 静脉点滴,如 10 min 后血压下降不理想,可再静点 20 mg,待血压稳定后改口服。

肼屈嗪(肼苯哒嗪 hydralazine):该药扩张小动脉平滑肌,降低外周阻力而降压,同时兴奋交感神经、增加心率及心输出量。剂量为 10～25 mg 口服,3 次/d 或 4 次/d,可渐增加至 200 mg/d。子痫时可用 5～10 mg 稀释后静脉缓推或 20～40 mg 溶于 5%GS 250～500 ml 静点,根据原血压状态,使舒张压维持在 100～105 mmHg。

尼莫地平(nimodipine):为 Ca^{2+} 拮抗剂,能有效调节细胞内 Ca^{2+} 水平,对脑血管有选择性扩张,改善脑缺氧大剂量可使升高的血压降低,剂量为 20～60 mg 口服,3 次/d,子痫时可以 0.5 mg/h 速度静点，1 h 后 1～2 mg/h 静点，血压控制后改口服。

酚妥拉明（苄胺唑啉）：为 α-肾上腺素能受体阻滞药。剂量为 10～20 mg 溶入 5％葡萄糖液 100～200 ml，以 0.1 mg/（kg·min）速度静脉点滴。

（3）镇静剂：

地西泮（安定，diazepam）：10 mg，肌内注射或静脉缓慢注射。

巴比妥类药：异戊巴比妥（阿米妥 amobarbital，amytal）250 mg，肌内注射或静脉缓慢注射。

硫喷妥钠（thiopental sodium）：0.5～1 g，静脉缓慢注射，但须注意喉痉挛。

冬眠合剂（lyticcocktail）：有利于抑制子痫抽搐。

哌替嗪 100 mg、异丙嗪 50 mg、氯丙嗪 50 mg，共 6 ml，溶于 5％葡萄糖液 500 ml，静脉点滴。紧急时可用 1/2～1/3 量肌内注射或溶于 5％葡萄糖液 10 ml 静脉缓推 5～10 min。

（4）扩容与利尿：重度先兆子痫时，血浓缩与低血容量是主要病理生理变化之一。扩容可纠正血浓缩，疏通微循环，改善脏器因灌注不足的缺氧，但毛细血管渗透性增加，易使血管内液流出血管外细胞间隙、细胞，致组织器官水肿，不恰当地扩容易发生肺与脑水肿。扩容必须有指征：Hct＞35％、全血黏度比值≥3.6～3.7、血浆黏度＞1.6、中心静脉压＜7 cmH_2O，或尿比重＞1.020，有心肾功能衰竭时禁用。

近年认为，先兆子痫患者有效血容量已存在不足，利尿将加重血液浓缩与水电解质紊乱，但对重度先兆子痫心力衰竭伴肺水肿可疑早期急性肾衰竭和子痫脑水肿者，使用快速利尿剂如呋塞米（furosemide），或 20％甘露醇（mannitol）脱水、利尿及降颅压仍为重要治疗措施

（5）促胎肺成熟：对妊周＜34 周的孕妇可肌内注射地塞米松（dexamethasone。DEX 5 mg，1 次/12 h，共 4 次，或羊膜腔内注射地塞米松 10 mg 一次，以促进胎儿肺成熟。

3）子痫的治疗

子痫是重度先兆子痫发展的严重阶段，对母儿危害极大，应控制抽搐后积极终止妊娠。处理如下：

（1）控制抽搐：首次以 25％硫酸镁（5 g）＋25％葡萄糖液 20 ml 静脉慢推 5 min，即 1 g/min；再以 25％硫酸镁 20 ml（5 g）溶于 5％葡萄糖液 500 ml，以 1 g/h 不超过 2 g/h 的速度静点。期间可臀部深肌内注射硫酸镁 3.5 g，2 次/d 同时加用地西泮（安定）或冬眠合剂等镇静。为降颅压，可用甘露醇或呋塞米，后者可防治肺水肿。用静脉降压药物降血压，首选硝普钠或酚妥拉明（苄胺唑啉）。

（2）防止受伤：专人护理床沿置挡板以防跌落。如有义齿应取出并以纱布缠的压舌板置于上下臼齿间以防咬伤舌。

（3）减少各种刺激以免诱发抽搐。

（4）作各种检查了解母儿状态并监测病情变化以便及时处理。

（5）抽搐控制后应终止妊娠。如宫颈条件不成熟，应做剖宫产结束分娩。

（6）产后仍有子痫发作的可能性，应坚持药物治疗。除镇静降压治疗外，要继续使用硫酸镁解痉，至少至产后 24 h，重者至产后 3 天。因为用了大量硫酸镁及镇静剂需防治产后出血。患者出院时若血压仍较高，应坚持降压治疗。对先兆子痫患者要加强产后随访，包括测血压和查尿蛋白，既有利于治疗先兆子痫，又可及时发现原发高血压或肾脏疾患。

3. 终止妊娠

先兆子痫是妊娠所特有的疾病，终止妊娠后病情可好转，故以对母儿最小的损伤适时终止妊娠是从根本上治疗先兆子痫。

（1）终止妊娠指征：轻度先兆子痫，病情控制满意，应在妊 39～40 周终止妊娠；重度先兆子痫和先兆子痫伴脏器损害者其终止妊娠指征为：①经过积极治疗 24～48 h 无明显好转；②妊娠 36 周以上，经治疗好转；③妊娠＜36 周，尤其是发生早于 34 周的重度先兆子痫采取非手术治疗时，需权衡母儿的利弊，经积极治疗后无好转，胎儿肺未成熟应用地塞米松（DEX）促肺成熟后终止妊娠。此期间密切监测母病情与胎儿状态，如发现异常即使用地塞米松，未达 24 h 终止妊娠也有效果。

众所周知,孕 30 周以前重度先兆子痫的围生儿病死率是很高的。近 20 年来,产科监测手段与新生儿重点监护有长足进步,以及 1994 年以来广泛应用糖皮质激素促胎肺成熟后,极大地改善了早产儿预后。人们开始挑战"对远离足月的重度先兆子痫积极终止妊娠"的原则,是否能适当延长胎龄以改善围生儿病率与存活率? 但上述期待疗法一定要严格选择病例,要在三级医院进行严密临床监测,能在病情有变化时即使终止妊娠并需有完善的 NICU,使体重<1 500 g 的早产儿能更好存活。

(2) 终止妊娠方式:依据病情与宫颈条件而定。引产与阴道分娩:宫颈条件成熟(Bishop≥6 分),可人工破膜加缩宫素静点引产。临产后注意监测产妇与胎儿。重度先兆子痫患者产程中需静点硫酸镁以防止子痫。第 1 产程应使孕妇保持安静,适当缩短第 2 产程,可做会阴侧切胎吸或产钳助产,防治产后出血。如产程中出现异常,应及时剖宫产终止妊娠。对以下情况应剖宫产结束分娩:①病情严重,有较重脏器损害,或不能耐受产程刺激者;②子痫抽搐频繁或昏迷多种药物难以控制者;③宫颈条件不成熟而急需终止妊娠者;④并发症及产科情况如胎盘早剥、HELLP 综合征或前置胎盘、第 1 胎臀位、头盆不称者;⑤胎盘功能减退、胎儿窘迫者。

(3) 产后 24~48 h 内硫酸镁及镇静剂等的使用不宜中断:术后镇痛不能忽视,以免发生子痫。需防治产后出血。

五、思考题

(1) 通过本案例的分析,你对妊娠期女性晕厥分析的过程与规范有何体会?

(2) 通过本案例的分析,你对妊娠期高血压处理时的注意事项有何体会?

(3) 通过本案例的分析,你对妊高症临床表现、诊断、治疗分类有何认识?

(许啸声)

案例 56
盆腔炎

一、病例资料

1. 现病史

女，26岁，因"下腹隐痛1周,疼痛加剧伴发热5 h"入院,伴恶心,无呕吐,腹胀明显,无腹泻,无尿频、尿急、尿痛,无停止排气、排便,于外科急诊就诊。患者自述1周前出现脐部以下阵发性疼痛,疼痛性质为钝痛,服用散利痛后可缓解,当时无其余不适,今日早晨起床自觉腹痛加剧,服用散利痛后却无明显好转,自测体温38.6 ℃,疼痛为持续性针刺样疼痛,下蹲时疼痛稍有缓解,伴恶心,无呕吐。以往无类似发作史。无腹部外伤及手术史。外科医生接诊后,建议患者行盆腔CT检查,结果提示双侧附件区囊性占位,故建议患者至妇科就诊。妇科医生接诊后补充病史如下,患者未婚未育,有性生活史,患者月经初潮15岁,每次行经6天,每35天来一次月经,无痛经史,经量中,LMP:2016 - 3 - 28,PMP:2016 - 2 - 23。腹痛1周,伴有白带异常及阴道瘙痒,未予以重视,期间仍有性生活史,现腹痛加重伴发热,疼痛无法缓解,伴有里急后重感、腹胀、腰酸。

2. 既往史

否认高血压、糖尿病病史,否认肝炎、结核等病史,否认家族遗传疾病史,否认手术及外伤史,父母兄弟子女均体健。否认药物过敏。

3. 体格检查

T 39℃,P 115 次/min,R 23 次/min,BP 115 mmHg/80 mmHg,SpO$_2$ 99%。神志清晰,对答切题,检查合作。急性痛苦面容,前俯半卧位,无皮肤湿冷,皮肤巩膜未见黄染。两肺呼吸音清,未闻及干湿啰音。HR 115/min,律齐,各瓣膜区未闻及杂音。腹部膨隆,未见皮肤瘀斑,未见肠型及蠕动波。肠鸣音未及,未闻及气过水声。肝脾肋下未触及,全腹压痛伴肌紧张,下腹部拒按,腹肌呈板样强直,Murphy征(—),麦氏点压痛伴反跳痛,腹水征(—),肝区叩痛(—),双下肢无水肿。

妇科检查:外阴已婚式;阴道畅,大量腥臭、脓性白带;宫颈轻糜,宫颈举痛明显;宫体前位,饱满,压痛明显;双侧附件区均可触及直径约5 cm不规则肿块,质韧,边界不清,活动度差,压痛明显。

4. 辅助检查

(1) 即刻留置导尿并行尿妊娠试验检查:阴性。

(2) 实验室检查:WBC 18.6×10^9/L,N 91.2%,RBC 4.6×10^{12}/L,Hb 124 g/L,PLT 78×10^9/L。尿常规:(—)。淀粉酶:(—)。肝肾功能正常。血电解质、DIC正常。C反应蛋白(CRP)80.6 mg/L。

(3) 胸片检查:心肺未见异常。

(4) 心电图检查:窦性心动过速。

（5）腹部 B 超检查：肝胆胰脾肾未见明显异常；CT 扫描提示双侧附件区占位，盆腔积液。

（6）后穹窿穿刺：抽出脓性液体 5 ml。

二、诊治经过

该患者高度怀疑急性盆腔炎，首先让其半卧位，有利于脓液积聚于直肠子宫陷窝而使炎症局限。尽量避免不必要的妇科检查以免引起炎症扩散，若有腹胀应行胃肠减压。同时立即给积极的抗生素联合治疗，兼顾需氧菌及厌氧菌的控制，并做好准备，如经药物治疗 48～72 h，体温持续不降，患者中毒症状加重或包块增大者，提示盆腔脓肿形成，应及时手术。患者最后经保守治疗痊愈出院。

三、病例分析

1. 病史特点

1）病史询问

注意年轻女性的问诊技巧，注重病史资料的真实、系统及全面。

（1）腹痛的部位、性质、持续时间，有无放射痛，有无伴随症状（阴道不规则出血、白带异常、发热、外阴瘙痒等）？

（2）有无性生活？（问诊时需要注意保护患者隐私，必要时需规避家属及同伴，单独询问）月经史？（必要时需询问末次月经 LMP 及前次月经 PMP 情况）生育史（有无流产史）？

（3）腹痛的诱因（有无不洁食物服用史、不洁性生活史？是否有冶游史？是否有紧急避孕药服用史？）

（4）腹痛有无缓解或加重因素（改变体位）？

（5）有无自行服用止痛药，如有，服用治疗的效果如何？

（6）既往有无类似发作史，如有，接受过何种治疗？

（7）既往有无腹部外伤及手术史？

（8）既往是否有高血压、糖尿病等慢性病史，是否有日常服用药物（短效口服避孕药，如优思明、妈富隆等）？

（9）既往是否有吸烟、饮烈性酒史？

（10）问诊思路不能局限，应全面考虑腹痛的可能原因（妇产科、普外科、泌尿外科等）。

2）该患者病史特点

（1）未婚未育，有性生活史，年轻女性，26 岁。

（2）腹痛 1 周，进行性加重伴发热 5 h 入院。

（3）询问病史时发现有白带异常及不洁性生活史。

（4）否认慢性疾病史，否认手术及外伤史。

归纳并更正主诉：阵发性下腹痛伴白带异常 1 周，加剧伴发热 5 h。

3）体检特点

（1）T 39℃，P 115 次/min，R 23 次/min，BP 115 mmHg/80 mmHg，SpO$_2$ 99%。

（2）神智清晰，急性痛苦面容，前俯半卧位，对答如常，查体合作。

（3）腹部膨隆，全腹压痛伴肌紧张，下腹部拒按，腹肌呈板样强直，Murphy 征（－），麦氏点压痛（＋），腹水征（－）。

（4）妇科检查：外阴已婚式；阴道畅，大量腥臭、脓性白带；宫颈轻糜，宫颈举痛明显；宫体前位，饱满，压痛明显；双侧附件区均可触及直径约 5 cm 不规则肿块，质韧，边界不清，活动度差，压痛明显。

4) 辅助检查

(1) 尿 HCG(—)。

(2) 血白细胞、中性粒细胞及 CRP 升高明显。

(3) 盆腔 CT 扫描提示双侧附件区占位,盆腔积液。

(4) 后穹窿穿刺见 5 ml 脓性液体。

5) 病史小结

(1) 病史:年轻育龄期女性,腹痛、发热伴白带异常。

(2) 不洁性生活史。

(3) 妇科检查:外阴已婚式;阴道畅,大量腥臭、脓性白带;宫颈轻糜,宫颈举痛明显;宫体前位,饱满,压痛明显;双侧附件区均可触及直径约 5 cm 不规则肿块,质韧,边界不清,活动度差,压痛明显。

(4) 急性痛苦面容,前俯半卧位,腹部膨隆,全腹压痛伴肌紧张,下腹部拒按,腹肌呈板样强直,Murphy 征(—),麦氏点压痛(+),腹水征(—)。

(5) 实验室检查:WBC 18.6×10⁹/L, N 91.2%, CRP 80.6 mg/L。

(6) CT 扫描提示双侧附件区占位,盆腔积液。

(7) 诊断性后穹窿穿刺见脓液。

2. 诊断及诊断依据

1) 诊断

(1) 急性盆腔炎。

(2) 双侧附件占位。

(3) 盆腔积液。

2) 诊断依据

(1) 病史:育龄期女性,不洁性生活史,腹痛、发热伴白带异常。

(2) 妇科检查:外阴已婚式;阴道畅,少量暗红色分泌物;宫颈轻糜,口闭,宫颈举痛明显;宫体前位,饱满,轻度压痛;左附件区触及一不规则包快,5 cm×5 cm×4 cm 大小,压痛明显,右附件区轻压痛。脉搏细速、四肢厥冷,腹部膨隆,未见肠型及蠕动波,肠鸣音正常,全腹压痛伴肌紧张,下腹部拒按,腹肌呈板样强直,Murphy 征(—),麦氏点压痛伴反跳痛,腹水征(+)。

(3) 实验室检查:尿 HCG(—),白细胞、CRP 升高。

(4) CT 扫描提示附件区占位,后穹窿穿刺见脓性分泌物。

3. 鉴别诊断

女性急腹症的鉴别诊断:

(1) 异位妊娠:多有停经史,尿 HCG(+),伴有阴道不规则出血,如异位妊娠组织破裂可突发腹痛,伴失血性休克表现,B 超检查可见宫内无孕囊,宫旁占位。

(2) 早期妊娠先兆流产:先兆流产腹痛一般较轻,子宫大小与停经妊娠月份基本相符,阴道出血量少,无腹腔内出血表现。B 超检查可资鉴别。

(3) 卵巢黄体破裂出血:多见于性生活或者外伤后突发下腹疼痛,多发生在月经后半周期(黄体期),查体可及一侧附件区肿大压痛,宫颈举痛,但尿 HCG 阴性,可有腹腔内出血表现,大多经过抗炎止血可自限。

(4) 卵巢囊肿蒂扭转:突发下腹疼痛伴恶心呕吐,多有附件囊肿病史,查体可见一侧附件区肿大压痛明显,囊肿蒂部可有明显压痛,多有白细胞计数增高,尿 HCG 阴性,经妇科检查结合 B 超检查即可明确诊断。

(5) 卵巢异位囊肿破裂:患者多有子宫内膜异位症病史,常发生在经前或经期,疼痛比较剧烈,可伴明显的肛门坠胀,查体可及一侧附件区压痛,宫颈举痛,尿 HCG 阴性,经阴道后穹窿穿刺可抽出巧克力样液体可确诊,若破裂处伤及血管,可出现腹腔内出血征象。

（6）外科常见疾病:①急性阑尾炎:常有明显转移性右下腹疼痛,多伴发热,恶心呕吐,血象增高。②输尿管结石:可有尿频尿急尿痛史,伴一侧下腹疼痛,可伴发热,多有反复发作肾绞痛病史,可伴有血尿及同侧腰痛,常有血尿,查体可及输尿管行径处压痛,肾区叩痛明显,结合B超和X线检查可确诊。

四、要点和讨论

盆腔炎是指女性上生殖道（包括子宫、附件）及其周围组织发生的炎症。盆腔炎大多发生在性活跃期、有月经的妇女。初潮前、绝经后或未婚者很少发生盆腔炎。若发生盆腔炎也往往是邻近器官,如阑尾炎症的扩散。盆腔炎可局限于一个部位,也可同时累及几个部位。最常见的是输卵管炎及输卵管卵巢炎。严重的盆腔炎,发展可导致弥漫性腹膜炎、败血症、感染性休克,严重者可危及生命。若在急性期未能得到正确治疗,则可由于盆腔粘连,输卵管阻塞导致不孕、宫外孕、慢性盆腔痛,或者转为慢性盆腔炎。

盆腔炎多见于产后抵抗力低下、不洁性生活、经期卫生不当、多个性伴侣、性交过频的女性,流产及放置宫内节育器也有病原体入侵、引起盆腔炎症的可能。邻近脏器如阑尾炎也可导致附件的炎症,另外也可见于全身疾病如结核引起的结核性盆腔炎。

盆腔炎可根据其严重程度、侵犯范围不同而导致不同的临床表现。发病时可出现下腹痛伴发热,若病情严重可有寒战、高热、头痛、食欲缺乏;月经期发病可出现经量增多、经期延长,非月经期发病可有白带增多,并伴有白带异味;炎症刺激膀胱可导致尿频、尿急、尿痛的泌尿系统症状,刺激直肠可导致腹泻、排便后持续的肛门坠胀感以及排便困难。一些比较特殊的细菌比如沙眼衣原体感染病程较长,高热不明显,表现为长期持续低热,轻微的下腹痛,久治不愈,并伴有阴道不规则出血。

急性盆腔炎的治疗原则和措施:

1）支持疗法

卧床休息,半卧位有利于脓液积聚于直肠子宫陷窝而使炎症局限。给予高热量、高蛋白、高维生素流食或半流食,补充液体.注意纠正电解质紊乱及酸碱失衡,必要时少量输血。高热时采用物理降温。尽量避免不必要的妇科检查,以免引起炎症扩散,若有腹胀应行胃肠减压。

2）药物治疗

近年新的抗生素不断问世,厌氧菌培养技术的进步及药物敏感试验的配合,临床得以合理使用药物,兼顾需氧菌及厌氧菌的控制,使急性盆腔炎的疗效显著。盆腔炎急性期经积极治疗,绝大多数能彻底治愈。对附件脓肿的治疗过去几乎以手术治疗为主,近年的临床治疗效果表明,若治疗及时,用药得当,75%的附件脓肿能得到控制,直至包块完全消失而免于手术（尤其是脓肿直径<8 cm者）,可见急性盆腔炎的药物治疗占有重要位置。抗生素的选用一般根据药敏试验较为合理,但在化验结果获得之前,需根据病史、临床特点推测为何种病原体,可由医生根据经验选择用药。而且,根据盆腔炎多有混合感染的特点,在抗生素的选择上多采用联合用药。

3）手术治疗指征

药物治疗无效——盆腔脓肿形成经药物治疗48~72 h,体温持续不降,患者中毒症状加重或包块增大者,应及时手术,以免发生脓肿破裂;输卵管积脓或输卵管卵巢脓肿——经药物治疗病情有好转,继续控制炎症数日,肿块仍未消失但已局限化,应行手术切除,以免日后再次急性发作仍需手术;脓肿破裂——突然腹痛加剧,寒战、高热、恶心、呕吐、腹胀,检查腹部拒按或有中毒性休克表现,均应怀疑为脓肿破裂,需立即行剖腹探查。

手术可根据情况选择经腹手术或腹腔镜手术。手术范围应根据病变范围、患者年龄、一般状态等条件全面考虑。原则以切除病灶为主。年轻妇女应尽量保留卵巢功能,以采用保守性手术为主;年龄大、双侧附件受累或附件脓肿屡次发作者,行全子宫及双附件切除术;对极度衰弱危重患者的手术范围须按具体情况决定。若为盆腔脓肿或盆腔结缔组织脓肿(腹膜外脓肿),可根据脓肿位置经阴道或下腹部切开排脓引流;若脓肿位置低、突向阴道后穹窿时,可经阴道切开排脓,同时注入抗生素;若脓肿位置较高,且较表浅,例如盆腔腹膜外脓肿向上延伸超出盆腔者,于髂凹处可扪及包块时.可在腹股沟韧带上方行腹膜外切开引流排脓。

4)急性盆腔炎的预防

(1)作好经期、孕期及产褥期的卫生宣传。

(2)严格掌握产科、妇科手术指征,作好术前准备;术时注意无菌操作,包括人工流产、放置宫内节育器、诊断性刮宫术等常用手术;术后作好护理,预防感染。

(3)治疗急性盆腔炎时,应作到及时治疗、彻底治愈,防止转为慢性盆腔炎。

(4)注意性生活卫生,减少性传播疾病,经期禁止性交。

五、思考题

(1)通过本案例的分析,你对育龄期女性急性下腹部疼痛病例分析的过程与规范有何体会?

(2)通过本案例的分析,你对急性盆腔炎处理时的注意事项有何体会?

(3)通过本案例的分析,你对急性盆腔炎好发因素有何认识?

(许啸声)

儿童创伤

一、病史资料

1. 现病史

患者,男性,3岁,因"高空坠落伤3h"来院。患者入院前3h不慎从9楼高处坠落,致头部、胸腹部外伤(具体受伤机制不祥)。当即意识不清,头部伤口流血,被送至我院急诊就诊。头部CT扫描示"右额部硬膜下血肿,右额骨、右侧眼眶顶部及右侧颧弓骨折",胸部CT扫描示"右侧胸腔少量气胸,纵隔气肿,肺挫伤",给予头皮裂伤清创缝合、吸氧和补液支持治疗后,拟"高空坠落伤:重度闭合性颅脑外伤(右额部硬膜下血肿,右额骨、右侧眼眶顶部及右侧颧弓骨折,右前额头皮裂伤);肺挫伤,右侧气胸,右侧纵隔气肿,全身多处软组织擦挫伤"收治入院。病程中,患儿神志不清,反应差,胃纳差,小便失禁。

2. 既往史

足月顺产,既往体健,按时接种,否认遗传病史,否认特殊药物服用史和药物过敏史。

3. 体格检查

T 37℃, P 90次/min, R 20次/min, BP 105 mmHg/62 mmHg, $SpO_2$98%。浅昏迷,GCS 8分,左侧瞳孔直径2.5 mm,对光反射灵敏,右侧瞳孔眼睑肿胀无法观察。右侧眼睑水肿,眶周皮下淤血、瘀斑,头面部多处皮肤擦挫伤,右侧前额头皮裂伤,长约3 cm,已清创处理。口鼻腔无出血,颈静脉无怒张。胸廓挤压痛(±),两肺呼吸音清、对称。心律齐,心音有力。脊柱压痛(一),腹部检查不配合,骨盆挤压痛(一)。四肢无明显畸形,患者肌力检查不合作,肌张力正常,双侧巴氏征(一)。

4. 实验室检查

血常规检查:WBC $20.85×10^9$/L, N 82%, Hb 93 g/L, PLT $382.00×10^9$/L。

血糖:Glu 12.30 mmol/L。

电解质:Na^+ 135.0 mmol/L, K^+ 3.20 mmol/L, Cl^- 103.0 mmol/L。

肝功能检查:TBA 6.8 μmol/L, ALB/GLB 1.40, TB(干片法)9.5 μmol/L, DB(干片法)0.00 μmol/L, ALB(干片法)31.5 g/L。

肾功能检查:Cr(干片法)27.5 μmol/L, BUN(干片法)6.0 mmol/L。

血乳酸:3.60 mmol/L。

心肌蛋白:CK - MB 7.7 ng/ml, Mb 106.30 ng/ml,肌钙蛋白0.160 ng/ml。

血淀粉酶:淀粉酶(干片法)103 IU/L。

血气分析:BE(B)−0.9 mmol/L, CO_2 35.00 mmHg, pH 7.43, PaO_2 194.00 mmHg, Ca^{2+} 1.17 mmol/L, Ca^{2+}(7.4)1.18 mmol/L, Glu 12.30 mmol/L, HCO_3^- 23.20 mmol/L, Hct 24.00%,

K^+ 3.20 mmol/L，Na^+ 135.0 mmol/L，Lac 3.60 mmol/L。

头颅、胸 CT：头部 CT 扫描示"右额部硬膜下血肿，右额骨、右侧眼眶顶部及右侧颧弓骨折"，胸部 CT 扫描示"右侧胸腔少量气胸，纵隔气肿，肺挫伤"。

腹部 B 超检查：肝、脾、肾未见明显异常，未见腹腔积液。

心彩超检查：心内结构未见异常，未见心包积液。

二、诊治经过

1. 初步诊断

高空坠落伤：重度闭合性颅脑外伤（右额部硬膜下血肿，右额骨、右侧眼眶顶部及右侧颧弓骨折，右前额头皮裂伤）；肺挫伤，右侧气胸，右侧纵隔气肿，全身多处软组织擦挫伤。

2. 诊治经过

该名 3 岁患儿，因不慎从 9 楼高处坠落，致头部、胸腹部外伤（具体受伤机制不详），当即意识不清，头部伤口流血。患儿由于头部有外伤出血，首先予以止血，同时保护颈椎（颈托），并给予吸氧。GCS 评分为 8 分，提示重度颅脑损伤。考虑到坠落高度约 20～30 m，为高能量性的撞击，体检虽无明显的阳性发现，但仍应注意有无胸、腹部、脊柱、四肢及骨盆的外伤。头部 CT 扫描示"右额部硬膜下血肿，右额骨、右侧眼眶顶部及右侧颧弓骨折"，胸部 CT 扫描示"右侧胸腔少量气胸，纵隔气肿，肺挫伤"。床边心脏彩超检查口头报告：心内结构未见异常，未见心包积液。腹部 B 超检查：肝、脾、肾未见明显异常，未见腹腔积液。当即请神经外科和胸外科会诊，认为该患儿应收治儿童重症监护室。神经外科认为患儿目前暂无手术指征，应密切观察意识的状态，同时给予吸氧，静脉补液，观察心率、血压和氧饱和度等各项生命体征；头部 CT 扫描示中线居中，可暂不考虑使用脱水剂。胸外科认为应密切关注患儿的呼吸频率和氧饱和度，定期检查患儿的胸部体征，复查血气分析和床边胸片等相关的检查，如有变化，及时干预。

三、病例分析

1. 病史特点

(1) 儿童男性，3 岁。因"高空坠落伤 3 h"入院。

(2) 患儿平素体健，无药物过敏史。

(3) 体格检查：T 37℃，P 90 次/min，R 20 次/min，BP 105 mmHg/60 mmHg，SpO_2 98%。浅昏迷，GCS 8 分，左侧瞳孔直径 2.5 mm，对光反射灵敏，右侧瞳孔眼睑肿胀无法观察。右侧眼睑水肿，眶周皮下淤血、瘀斑，头面部多处皮肤擦挫伤，右侧前额头皮裂伤，长约 3 cm，已清创处理。口鼻腔无出血，颈静脉无怒张。胸廓挤压痛(±)，两肺呼吸音清、对称。心律齐，心音有力。脊柱压痛(—)，腹部检查不配合，骨盆挤压痛(—)。四肢无明显畸形，患者肌力检查不合作，肌张力正常，双侧巴氏征(—)。

(4) 实验室检查：头部 CT 扫描示"右额部硬膜下血肿，右额骨、右侧眼眶顶部及右侧颧弓骨折"，胸部 CT 扫描示"右侧胸腔少量气胸，纵隔气肿，肺挫伤"。

2. 诊断和诊断依据

(1) 诊断：高空坠落伤：重度闭合性颅脑外伤（右额部硬膜下血肿，右额骨、右侧眼眶顶部及右侧颧弓骨折，右前额头皮裂伤）；肺挫伤，右侧气胸，右侧纵隔气肿，全身多处软组织擦挫伤。

(2) 诊断依据：患儿，男性，3 岁。于入院前 3 h 不慎从 9 楼高处坠落，致头部、胸腹部外伤（具体受伤机制不详）。当即意识不清，头部伤口流血。入院体检：浅昏迷，GCS 8 分，左侧瞳孔直径 2.5 mm，对光反射灵敏，右侧瞳孔眼睑肿胀无法观察。右侧眼睑水肿，眶周皮下淤血、瘀斑，头面部多处皮肤擦挫伤，右侧前额头皮裂伤，长约 3 cm，已清创处理。口鼻腔无出血，颈静脉无怒张。胸廓挤压痛(±)，两肺呼吸音清、对称。心律齐,心音有力。脊柱压痛(-),腹部检查不配合,骨盆挤压痛(-)。四肢无明显畸形,患者肌力检查不合作,肌张力正常,双侧巴氏征(-)。头部 CT 扫描示"右额部硬膜下血肿,右额骨、右侧眼眶顶部及右侧颧弓骨折",胸部 CT 扫描示"右侧胸腔少量气胸,纵隔气肿,肺挫伤",床边心脏彩超检查口头报告:未见心包积液。腹部 B 超检查:肝、脾、肾未见明显异常,未见腹腔积液。

3. 处理方案及理由

(1) 保持呼吸道通畅,给予吸氧,维持有效呼吸。对昏迷患儿,应及时吸痰,建立畅通的气道;同时予以清创止血。

(2) 迅速建立静脉通路,维持有效循环。

(3) 严密观察神志、瞳孔、呼吸、血压、氧饱和度和肌张力的变化。患儿应保持安静、绝对卧床。如有意识改变,应及时复查头部 CT 并联系脑外科。如有呼吸困难及氧饱和度降低,需及时查明原因,做出相应的干预。伴有尿潴留者,应及时予留置导尿。加强对腹部体征的观察,检查有无腹痛,腹胀,压痛反跳痛,腹肌紧张,必要时复查腹部 B 超。

(4) 做好心理护理,进行心理疏导并及时向家长说明病情,以取得家长的良好协助。

四、要点与讨论

坠落伤是儿童外伤中导致死亡、颅脑损伤及骨折等的首要原因。在美国,儿童坠落伤的发生率为 2.81/10 万,而在发展中国家,这个数据为 37/10 万。在成人坠落伤中,落差低于 3 m 以四肢骨折为主,且内脏损伤的可能性较大。儿童受伤部位分布与成人有着较大的区别,儿童患者以颅脑外伤为主。小儿颅脑与成人不同,故致伤机制也有所不同。儿童颅骨较薄而有弹性,较易发生颅骨及颅底骨折;颅腔与脑组织间隙狭窄,可活动幅度小,颅缝闭合不牢固,对脑损伤耐受性好,故颅脑外伤致出血后,颅内压增高具有一个缓冲的过程,所以早期容易被其他症状所掩盖。小儿 3 岁以前脑组织髓鞘发育尚未完成,脑组织质地脆弱,易发生挫裂伤和脑水肿。所以对儿童坠落伤患者时,应加强头部的检查。

坠落伤的损伤性质和严重程度与物理学定律相关,同时还与地面性质、着落后着地姿势、患者的体重、年龄、患者有效支配撞击力的能力及保护设施等因素有关,其中坠落高度是决定损伤程度的主要因素。坠落高度越高,撞击时的速度越大,撞击力及所引起的反冲致伤力越大。在坠落过程中有无东西遮挡,也是影响损伤严重程度的一个重要因素。损伤部位:头部(脑挫伤、颅骨骨折、颅内出血)>四肢骨折、肺挫伤、肝挫伤>肾挫伤>脾挫伤。

儿童坠落伤的处理首先要保持呼吸道通畅,给予吸氧,维持有效呼吸。保持呼吸道通畅是挽救坠落伤患儿重要的第 1 步。对昏迷患儿,应及时吸痰,建立畅通的气道;对清醒的患儿多鼓励咳嗽、咳痰,排出呼吸道分泌物;对呼吸困难高度缺氧之患儿,可作气管插管或气管切开,便于吸痰、供氧、机械通气。

其次,应迅速建立静脉通路,维持有效循环。高处坠落伤患儿常伴有不同程度的休克,而纠正休克是降低病死率的关键。必要时迅速建立 2~3 条静脉通路,以利快速输血、补液和应用药物。头颈部损伤选用下肢输液通路,对予腹腔脏器、骨盆、下肢损伤患儿,选择上肢颈外静脉,必要时锁骨下静脉置管测中心静脉压,以指导补液。

对坠落伤患儿进行了伤情评估后,迅速组织进行相关的影像学检查。对有颅脑损伤的患儿应严密观察神志、瞳孔、生命体征、肌张力的变化,脑水肿和颅内血肿可致颅内压增高导致血压升高,脉搏慢而有力,呼吸深长或不规则,当意识不清进一步加强,两瞳孔不对称,则提示脑疝。如 Glasgow 评分下降,应立即复查头颅 CT,及时予以手术治疗。

为防止颅内压,患儿应保持安静、绝对卧床,翻身时应动作轻柔,避免头部扭曲压迫颈静脉,导致脑静脉回流减少而致颅内压进一步增高。伴有尿潴留者,应避免挤压膀胱使腹内压增高,及时予留置导尿。吸痰动作轻柔,吸痰管应使用粗管径导管,压力不可过高,婴儿控制在 0.01 mPa 以内,幼儿为 0.01～0.02 mPa。每天保持进出量平衡,静脉输液应在 24 h 内平均输入,不可在单位时间内集中输入过多致水潴留,以免加重脑水肿。

对有胸部损伤的患儿应对患儿的肺部情况及呼吸进行观察,监测 SpO_2、呼吸频率、节律的变化,观察有无呼吸困难,反常呼吸及胸壁塌陷,并听诊双肺呼吸音,及时摄胸片做辅助诊断,如考虑有血气胸,应及时行胸腔闭式引流,注意管道连接紧密,保持引流管的通畅,定时挤压引流管,并妥善固定,观察引流液的颜色、性状、量的变化及水柱波动情况,并及时作好记录。

如需使用机械通气需严格监测血气分析的变化,及时调整各呼吸机的参数并记录,保持呼吸道通畅,定时胸部理疗(CPT),予气道湿化,予生理盐水 3 ml,每小时 1 次,气管导管内注入,痰液量多而黏稠者,加强气道湿化,并予体位引流,及时吸痰清除呼吸道分泌物。注意口腔、皮肤护理,予口泰行口腔护理每日 3 次,并保持床单清洁干燥。保持患儿安静,避免不必要的刺激,及时去除引发人-机拮抗的因素,必要时使用镇静剂。当患儿血气分析正常,自主呼吸正常,即可撤机,防止因机械通气过长引起的并发症。

对怀疑有腹部外伤的患儿,应加强对腹部体征的观察,检查有无腹痛、腹胀、压痛、反跳痛、腹肌紧张,必要时复查腹部 B 超。同时持续监测心率、动脉血压,对各种原因引起的休克监测都有重要价值。实验室检查有助于诊断,失血性休克时,患者血乳酸升高,BE 降低,血色素进行性下降;肝脏损伤时,ALT 升高;胰腺损伤时,血淀粉酶会升高。

心理治疗对患儿也极为重要。由于高处坠落伤系突然发生,致小儿过度惊吓,加之对医院陌生环境的害怕,而且患儿多处器官损伤所致疼痛,应多予关心、赞扬和鼓励相结合的方法,进行心理疏导,提高患儿战胜疾病的信心,并及时向家长说明病情,以取得家长的良好协助,良好的心理护理,有利于创伤的整体治疗过程,使患儿能早日恢复健康。

五、思考题

(1) 坠落伤的常见损伤部位有哪些?

(2) 创伤性失血的治疗方案是什么?

(杜奇容　潘曙明)

儿童消化道异物

一、病史资料

1. 现病史

患儿,女性,5月余。因"拒绝进食、呕吐2日"急诊就诊。足月顺产,母乳喂养至4月,目前添加辅食中。平素活泼好动,近2日内出现拒绝进食,进奶并出现反复呕吐、呛咳唾液,为进一步诊治遂至急诊就诊。患者本次发病以来无发热、腹泻、进行性呼吸困难等。

2. 既往史

患者既往体健,按时预防接种,否认基础疾病史,否认手术外伤史,否认家族遗传性疾病史,否认食物、药物过敏史。

3. 体格检查

T 36.5 ℃,P 120 次/min,R 14 次/min,BP 90 mmHg/60 mmHg。神清,吵闹,呼吸平稳,全身皮肤黏膜无湿冷,HR 120 次/min,律齐,各瓣膜听诊区未及明显病理性杂音,双肺呼吸音清,未闻及湿性啰音,腹平软,无瘢痕,无压痛及反跳痛,肠鸣音正常,双下肢无水肿。

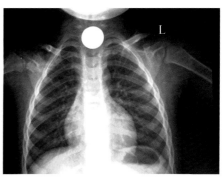

图 58 - 1　胸部 X 线片

4. 实验室检查

血常规检查:WBC 10.1×10^9/L,N 72%,Hb 80 g/L,PLT 160×10^9/L。

胸部 X 线片检查:食管上段见圆形高密度影,异物可能,如图 58 - 1 所示。

二、诊治经过

1. 初步诊断

呕吐待查(食道异物可能)。

2. 诊治经过

该患儿5月余,因"拒绝进食、呕吐2日"于急诊就诊。该患儿平素活泼好动,本次无明显原因下突发出现拒绝进食伴呕吐就诊。生命体征平稳,也无发热、腹泻等不适。急诊胸部 X 线片显示食管上段见圆形高密度影,异物可能。入院后完善各项检查,包括凝血常规,血电解质后,行胸部 CT 检查显示食管入口处高密度影,未见明显穿孔表现。急诊行静脉麻醉下胃镜检查,发现食管入口处一异物,予以胃镜直视下异物钳取出,为1元硬币。复查胃镜见食管入口处有少许损伤,未见明显活动性出血。内镜下异物取出,患儿苏醒后,立即可正常进食、进奶。

三、病例分析

1. 病史特点

(1) 患儿,5月余,年幼。因"拒绝进食、呕吐2日"急诊就诊。

(2) 患儿年幼不能言语,平素活泼好动、身体健康。

(3) 体格检查:T 36.5℃, P 120次/min, R 14次/min, BP 90 mmHg/60 mmHg。患儿神清,吵闹,无明显呼吸困难,HR 120次/min,律齐,各瓣膜听诊区未及明显病理性杂音,双肺呼吸音清,未闻及湿性啰音,腹平软,无瘢痕,无压痛及反跳痛,肠鸣音正常,双下肢无水肿。

(4) 胸部X线片检查:食道上段见圆形高密度影,异物可能。

2. 诊断和诊断依据

(1) 诊断:呕吐待查(食道异物可能)。

(2) 诊断依据:患者为年幼婴儿,既往体健,活泼好动。本次因"拒绝进食、呕吐2日"就诊,患儿胸部X线片检查示食管上段见圆形高密度影,考虑为食管异物可能。

3. 处理方案及理由

小儿消化道黏膜稚嫩,坚硬异物的长时间压迫会增加黏膜损伤及穿孔的风险。此外,异物嵌顿于食管3个生理狭窄之一的食管上段,短时间内不会自行解除梗阻。因此,在胸部CT扫描排除穿孔等内镜禁忌证后,麻醉下行胃镜检查,发现异物后行胃镜直视下异物取出术。

四、要点与讨论

小儿异物是行小儿内镜下治疗最常见的急诊疾病之一。以鱼刺、硬币、电池、磁铁和玩具居多,6月龄至6岁为高发年龄段。对于能够言语表达的儿童,一般有比较明显的误服异物史。婴幼儿或言语无法表达的儿童,如起病突发并会出现拒食、流涎、易激惹、咳嗽或气促等症状,应考虑有食管异物嵌顿可能。结合影像学检查,不透光异物的诊断一般较为明确和简便。对于透光的异物,如骨刺、塑料等,嵌顿于食管的可行食管棉絮吞钡检查,予以诊断。对于可能滞留于胃腔的透光异物,需结合病史后观察让患儿自行排出或胃镜行诊断性检查。

尽管儿童消化道异物自然排出率可高达60%～80%,但众多学者认为大多数消化道异物可经内镜安全取出,主张在没有穿孔的情况下(相对禁忌证)应作内镜检查并积极试取。尤其是一些较大、锐利、不规则硬性异物或有毒异物,儿童不易自行排出,而且久留易引起消化道损伤和中毒等风险。与传统外科手术相比,内镜处理具有创伤小、并发症少、恢复快、费用低等优点。

小儿异物的分类可根据原因、形状、滞留部位分。原因分类:①误服(儿童最多见);②有意吞服或喂服(多见于较大儿童给婴幼儿喂服);③手术遗留。形状分类:①球形、圆形异物,如硬币、纽扣电池、纽扣等(见图58-2);②长形钝性异物,如牙刷、手机手写棒、笔(见图58-3);③长形锐利异物:别针、缝针、鱼刺等(见图58-4);④其他异物,如手术吻合订、缝线、胃石、寄生虫如蛔虫等。滞留部位分类:①食管(包括咽喉部);②胃腔;③十二指肠。

什么是小儿消化道异物内镜下取出术的适应证与禁忌证? 适应证较为广泛,凡有排出困难可能,尤其是较大而锐利的异物、不规则硬性异物,都可以试取,对于有毒异物更应积极操作。由于大多数儿童

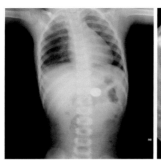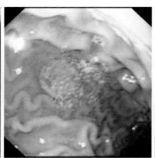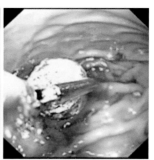

图 58-2 球形、圆形异物

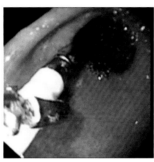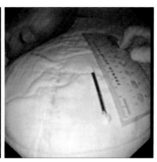

图 58-3 长形钝纯性异物

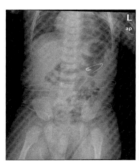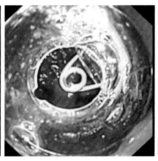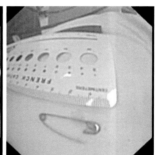

图 58-4 长形锐利异物

需要在麻醉下操作,因此麻醉禁忌以及消化道穿孔是内镜下异物取出术最多见的相对禁忌证。对于可能已经造成穿孔的异物病例,长时间的异物滞留可能会造成进一步的损伤及严重并发症。因此,在家属知情同意的情况下,可在手术室充分准备的条件下尝试行内镜下异物取出后保守治疗。

异物取出的术前准备分为患者准备及器械准备。患儿术前应摄颈部及胸部 X 线片、腹部平片,确定异物的位置、性质、形状、大小及排除穿孔。嵌顿食管的尖锐边缘异物,需行颈部 CT 检查排除穿孔。嵌顿食管的透光异物,如鱼刺、骨刺等,行食管棉絮吞钡检查确认嵌顿位置。内镜操作前,患儿需要禁食、水 6~8 h 以上,这样可使患儿胃排空,也可防止麻醉下的误吸。值得一提的是,电池(包括纽扣电池)应在发现误吞后创造条件尽快取出,因为一旦电池外壳破裂,碱性电池溶液泄漏会造成消化道严重灼伤甚至穿孔。在器械准备方面,内镜使用常规成人胃镜即可,成人内镜的活检孔道可以通过大部分的钳取器械,同时在异物取出的过程中,相对较粗的镜管可以对食管起支撑作用,防止异物损伤食管黏膜。钳取器械的选择主要取决于异物的性质和形状。在儿童内镜下异物取出术的临床应用中,常用的钳取器械和附件包括:透明帽(见图 58-5)、异物钳(见图 58-6)、圈套器、短鳄鱼钳、长鳄鱼钳(见图 58-7)、鼠齿钳(见图 58-8)、螺旋取石器(见图 58-9)以及异物取出袋。由于患儿的耐受能力有限,如果有条件,在正式操作前,先在体外进行实验性异物取出操作,可以在正确选择钳取器械的情况下,大大减少异物取出的操作时间,减少相应的医疗风险。

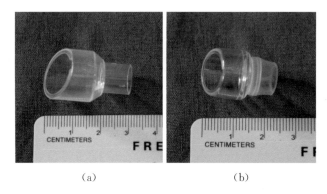

（a）　　　　　　　　　　　　　　（b）

图 58 - 5　透明帽

a. 直径 1.8 cm；b. 直径 1.5 cm

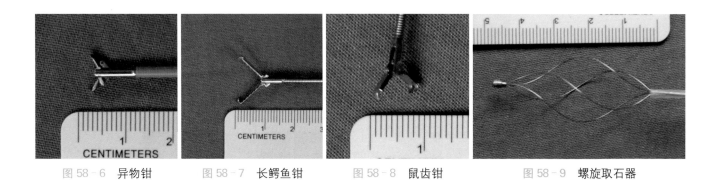

图 58 - 6　异物钳　　　　图 58 - 7　长鳄鱼钳　　　　图 58 - 8　鼠齿钳　　　　图 58 - 9　螺旋取石器

五、思考题

（1）食物或易碎异物的食道嵌顿治疗方案是什么?

（2）有麻醉禁忌证的患儿如何行异物取出术?

（张　毅　徐雷鸣）

案例 59

安眠药中毒

一、病历资料

1. 现病史

患者,女性,28岁,因"发现神志不清0.5 h"入院。患者午后同其家人争吵后,独自回卧室午休,下午3:00,家属发现患者一直午休未出卧室,遂准备唤醒患者,但发现其神志模糊,床头见3盒地西泮(安定)片(约72片)空盒,家属急呼"120"急救送入我院急诊。患者入院后仍神志模糊,生命体征尚稳定,予以洗胃,纳洛酮促醒,奥美拉唑(奥克)抑酸护胃,并拟诊"安定类药物中毒"留院观察。

患者发病时无恶心、呕吐,无四肢抽搐,无二便失禁,予以洗胃,纳洛酮等药物使用后患者神志逐渐转清。

2. 既往史

否认高血压、糖尿病病史,否认肝炎、结核等传染疾病史,否认长期酗酒史,否认家族遗传疾病史,父母兄弟子女均体健。

3. 体格检查

T 36.2 ℃,P 65 次/min,R 12 次/min,BP 95 mmHg/60 mmHg。神志模糊,呼吸浅弱,平车推入病房,查体欠合作。形体适中,发育正常,全身皮肤无散在瘀点、瘀斑,皮肤巩膜未见黄染,表浅淋巴结未及肿大,双瞳孔等大等圆,直径2 mm,对光反射弱,两肺呼吸音粗,未及明显干湿啰音。HR 65 次/min,律齐,各瓣膜听诊区未及明显病理性杂音。腹平软,无压痛、反跳痛,肝脾肋下未及,肝区无叩痛,双肾区无叩痛,脊柱四肢无畸形,四肢肌力肌张力检查不合作。生理反射存在,病理反射未引出。

4. 实验室及影像学检查

血常规检查:Hb 124 g/L,WBC 10.2×10^9/L,N 70.6%;PLT2 14×10^9/L。

电解质分析:K^+ 4.1 mmol/L,Na^+ 145 mmol/L,Cl^- 101 mmol/L。

随机血糖检测:9.2 mmol/L。

BUN 4.1 mmol/L,Cr 62 μmol/L,UA 326 μmol/L。

心肌酶谱检查:CK 527 IU/L,CK - MB 173 IU/L,LDH 217 IU/L,肌钙蛋白 0.12 IU/L,Mb 599.1 IU/L。

血气分析:pH 7.35,$PaCO_2$ 45 mmHg,PaO_2 92 mmHg,BE -2.6 mmol/L。

心电图检查:窦性心律(心电图属正常范围)。

二、诊治经过

初步诊断：地西泮（安定）中毒。

诊治经过：急诊予以洗胃，入院后予头孢西丁 1.0 g bid ivgtt 抗感染；奥美拉唑，40 mg bid iv 抑酸护胃；纳洛酮 2 mg qd ivgtt 促醒；增加补液支持，复方氨基酸（18AA）（乐凡命）等营养支持；半流质饮食；3 天后患者病情稳定，无不适主诉，给予出院。

留院观察结束后，嘱患者去心理科行心理疏导。

三、病例分析

1. 病史特点

（1）女性，28 岁，发现神志不清半小时。

（2）体格检查：T 36.2℃，P 65 次/min，R 12 次/min，BP 95 mmHg/60 mmHg。神志模糊，呼吸浅弱，平车推入病房，查体欠合作。双瞳孔等大等圆，直径 2 mm，对光反射弱，两肺呼吸音粗，未及明显干湿啰音。HR 65 次/min，律齐，各瓣膜听诊区未及明显病理性杂音。四肢肌力肌张力检查不合作。生理反射存在，病理反射未引出。

（3）实验室及影像学检查：①血常规：Hb 124 g/L，WBC 10.2×10^9/L，N 70.6%；PLT 214×10^9/L。②血电解质、肾功能、血气分析基本正常范围。③随机血糖：9.2 mmol/L。④心肌酶谱：CK 527 IU/L，CK - MB 173 IU/L，LDH 217 IU/L；肌钙蛋白 0.12 IU/L，Mb 599.1 IU/L。⑤心电图检查：窦性心律（心电图属正常范围）。

2. 诊断与诊断依据

（1）诊断：地西泮（安定）中毒。

（2）诊断依据：患者有服用安定 72 片病史，服用后出现神志不清等症状及体征，故诊断较明确。

3. 鉴别诊断

其他意识障碍病因：脑血管相关疾病，高血压，糖尿病，肝性脑病，尿毒症等疾病，以及其他毒物中毒等均能引起意识障碍，故需检查相关体征、必要的化验室检查及辅助检查，经过综合分析可以做出鉴别诊断。

4. 处理方案及理由

（1）生命体征监测：尤其是呼吸系统和血压，如出现血压下降，可考虑给予适量多巴胺和适当扩容，如呼吸微弱可行短暂人工机械通气予以支持。

（2）清除毒物：洗胃，大量补液，碱化尿液利尿等。

（3）特效解毒疗法：氟马西尼是苯二氮䓬类拮抗剂。

（4）其他对症治疗：

① 抗感染：患者平卧、神志模糊，易发生卧床后肺部感染，可酌情适当给予抗感染治疗。

② 抑酸护胃：洗胃后适当护胃抑酸。

③ 促醒：纳洛酮有对抗地西泮中毒的呼吸和循环抑制作用，轻度中毒患者 0.4～0.8 mg/h，中度 0.8～1.2 mg/h，重度 1.2～1.4 mg/h。

④ 营养支持：患者有神志模糊，洗胃后，可暂予静脉营养支持。

四、要点与讨论

（一）镇静催眠药物的分类

1. 苯二氮䓬类

（1）长效类（半衰期＞30 h）：氯氮䓬（chlordiazepoxide）、地西泮（diazepam）、氟西泮（flurzrepam）。

（2）中效类（半衰期 6～30 h）：阿普唑仑、奥沙西泮（oxazepam）、替马西泮。

（3）短效类（半衰期＜6 h）：三唑仑（triazolam）。

2. 巴比妥类（1950 年前常用的镇静催眠药）

（1）长效类（作用时间 6～8 h）：巴比妥和苯巴比妥（鲁米那）。

（2）中效类（作用时间 3～6 h）：戊巴比妥、异戊巴比妥、布他比妥。

（3）短效类（作用时间 2～3 h）：司可巴比妥、硫喷妥钠。

3. 非巴比妥非苯二氮䓬类（中效～短效）

水合氯醛、格鲁米特（glutethimide，导眠能）、甲喹酮（methaqualone，安眠酮）、甲丙氨酯（meprobamate，眠尔通）。

4. 吩噻嗪类（抗精神病药）

抗精神病药（antipsychotics）是指能治疗各类精神病及各种精神症状的药物，又称强安定剂或神经阻滞剂。按药物侧链结构不同可分为 3 类：

（1）脂肪族：例如，氯丙嗪（chlorpromazine）。

（2）哌啶类：如，硫利达嗪（甲硫哒嗪）。

（3）哌嗪类：如，奋乃静、氟奋乃静和三氟拉嗪。

（二）镇静催眠药中毒的临床表现

1. 急性中毒

1）巴比妥类药物中毒

一次服大剂量巴比妥类，引起中枢神经系统抑制，症状严重程度与剂量有关。

（1）轻度中毒：嗜睡、情绪不稳定、注意力不集中、记忆力减退、共济失调、发音含糊不清、步态不稳和眼球震颤。

（2）重度中毒：进行性中枢神经系统抑制，由嗜睡到深昏迷。呼吸抑制由呼吸浅而慢到呼吸停止。可出现低血压或休克、肌张力下降、腱反射小时、大疱样皮损等表现。长期昏迷患者可并发肺炎、肺水肿、脑水肿和肾衰竭。

2）苯二氮䓬类药物中毒

中枢神经系统抑制较轻，主要症状是嗜睡、头晕、言语汉语不清、意识模糊和共济失调。很少出现严重的症状如长时间深度昏迷和呼吸抑制等。如果出现，应考虑同时服用了其他镇静催眠药或酒等因素。

3）非巴比妥非苯二氮䓬类中毒

其症状虽与巴比妥类中毒相似，但有其自身特点。

（1）水合氯醛中毒：可有心律失常和肝、肾功能损害。

（2）格鲁米特中毒：意识障碍有周期性波动。有抗胆碱能神经症状，如瞳孔散大等。

（3）甲喹酮中毒：可有明显的呼吸抑制，出现锥体束征（如肌张力增强、腱反射亢进和抽搐等）。

（4）甲丙氨酯中毒：常有血压下降。

4）吩噻嗪类中毒

最常见的为椎体外系反应,临床表现有以下三类:

(1) 震颤麻痹综合征。

(2) 静坐不能(akathisia)。

(3) 急性肌张力障碍反应。例如,斜颈、吞咽困难和牙关紧闭等。

对氯丙嗪类药物有过敏的患者,即使治疗剂量也有引起剥脱性皮炎、粒细胞缺乏症及胆汁淤积性肝炎而死亡者。一般认为当一次剂量达 2~4 g 时,可有急性中毒反应。由于这类药物有明显抗胆碱能作用,患者常有心动过速、高温及肠蠕动减少;对 α-肾上腺素能阻滞作者用导致血管扩张及血压降低。由于药物具有奎尼丁样膜稳定及心肌抑制作用,中毒患者有心律失常、心电图 PR 机 QT 间期延长、ST 段和 T 波变化。一次过量也可有椎体外系症状,中毒后有昏迷和呼吸抑制;全身抽搐少见。

2. 慢性中毒

长期滥用大量催眠药的患者可发生慢性中毒,除有轻度中毒症状外,常伴有精神症状,主要有:意识障碍和轻躁狂状态,智能障碍,人格变化。

3. 戒断综合征

长期服用大剂量镇静催眠药患者,突然停药或迅速减少药量时,可发生戒断综合征。主要表现为自主神经兴奋性增高和轻中度神经和精神异常。

滥用巴比妥类者停药后发病加多、较早,且症状较重,出现癫痫样发作及轻躁狂状态者较多。滥用苯二氮䓬类者停药后发病较晚,原因可能与中间代谢产物排出较慢有关,症状较轻,以焦虑和失眠为主。

(三) 镇静催眠药急性中毒的治疗要点

1. 维持昏迷患者重要器官功能

(1) 心电监护。

(2) 保持呼吸道通畅:深昏迷患者应考虑气管插管保护气道。

(3) 维持血压:急性中毒多见低血压多由于血管扩张所致,应输液补充血容量,必要时适量多巴胺使用。

(4) 促进意识恢复:葡萄糖,维生素 B_1,纳洛酮和醒脑静等(其中纳洛酮药物机制:由地西泮、艾司唑仑等镇静催眠药所致中毒时,机体处于应激状态,脑内 β-内啡肽释放骤然增加,加重中枢神经系统抑制。纳洛酮可迅速通过血脑屏障有效阻断 β-内啡肽的中枢抑制效应,使中毒者呼吸加快加深,血压升高,心率增快,中毒表现迅速改善,缩短急性镇静催眠药中毒催眠时间)。

2. 清除毒物

洗胃,活性炭,碱化尿液与利尿(只对长效巴比妥类中毒有效)等。

3. 特效解毒疗法

巴比妥类和吩噻嗪类药物中毒无特效解毒药。氟马西尼是苯二氮䓬类拮抗剂,能通过竞争抑制苯二氮䓬类受体而阻断苯二氮䓬类药物的中枢神经系统作用。此药禁用于已合用可致癫痫发作的药物;不用于对苯二氮䓬类已有躯体依赖和为控制癫痫而用苯二氮䓬类药物的患者,也不用于颅内压升高者。

4. 对症治疗

五、思考题

(1) 镇静催眠药中毒应与哪些疾病相鉴别?

(2) 镇静催眠药中毒的治疗要点有哪些?

(钱风华)

案例 60

有机磷中毒

一、病历资料

1. 现病史

患者,女性,35岁,因"服敌敌畏2h"入院。患者晚饭后(约7:00)因家庭不睦争执后服敌敌畏300 ml,家人急送至我院急诊。患者入院前已有呕吐,送至急诊后,患者烦躁,情绪激动,时有恶心、呕吐,呕吐混杂食物,口中可闻及大蒜味,大汗,二便失禁,呼吸浅快,急查血胆碱酯酶(ChE)活力55%,急诊予洗胃,阿托品、解磷定对症解毒后患者症状略有缓解,为进一步诊治,急诊拟"有机磷中毒"收入EICU。

2. 既往史

否认高血压、糖尿病病史,否认肝炎、结核等传染疾病史,否认长期酗酒及农间劳作史,否认家族遗传疾病史,父母均体健。

3. 体格检查

T 36.7 ℃, P 108 次/min, R 32 次/min, BP 90 mmHg/55 mmHg。神志模糊,烦躁不安,全身大汗,查体不合作。全身皮肤黏膜未见黄染及出血点,全身浅表淋巴结未及肿大,口中可闻及大蒜味。巩膜无明显黄染,睑结膜无苍白稍出血,双瞳孔等大等圆,瞳孔缩小,对光反射存在,耳鼻分泌物明显。颈软,气管居中,颈静脉无怒张。胸廓对称,两肺呼吸音粗清,可闻及明显干湿啰音,心界无扩大,HR 108 次/min,律齐,各瓣膜区未闻及病理性杂音。全腹平软,无明显压痛、反跳痛、无肌卫,肝脾肋下未及,肠鸣音6~7次/min,双下肢无水肿,四肢检查不合作。生理反射存在,病理反射未引出。

4. 实验室及影像学检查

血常规检查:WBC 14.4×10⁹/L, N 65.3%; RBC 4.47×10¹²/L, Hb 127 g/L, PLT 303.0×10⁹/L。

电解质分析:K⁺ 4.3 mmol/L, Na⁺ 142 mmol/L, Cl⁻ 102 mmol/L。

随机血糖:7.3 mmol/L。

BUN 3.5 mmol/L, Cr 54 μmol/L, UA 312 μmol/L。

心肌酶谱检查:CK 270 IU/L, CK-MB 39 IU/L, LDH 225 IU/L,肌钙蛋白0.12 IU/L, Mb 99.1 IU/L。

肝功能:AST 87 IU/L, ALT 78 IU/L, TB 10.2 μmol/L, DB 3.9 μmol/L, IB 6.3μ mol/L, ALB 35 g/L, GLB 30 g/L。

血气分析:pH 7.35, PaCO₂ 32 mmHg, PaO₂ 90 mmHg, BE −4.5 mmol/L。

血ChE活力:55%。

心电图检查：窦性心动过速。

胸片检查：两肺纹理增粗。

二、诊治经过

1. 初步诊断

有机磷中毒。

2. 诊治经过

急诊予以洗胃，氯解磷定 0.5 g iv prn 及阿托品 2 mg iv prn 解毒；入院后予头孢西丁 1.0 g bid ivgtt 抗感染；奥美拉唑 40 mg bid iv 抑酸护胃；阿拓莫兰 1.8 g qd ivgtt 保肝降酶；增加补液支持，复方氨基酸（18AA）（乐凡命）等营养支持；半流质饮食；5 天后患者症状明显缓解，无不适主诉，给予出院。

3. 出院后用药

奥美拉唑 20 mg qd po，嘱精神卫生中心心理疏导。

三、病例分析

1. 病史特点

（1）女性，35 岁，服敌敌畏 2 h。

（2）体格检查：T 36.7 ℃，P 108 次/min，R 32 次/min，BP 90 mmHg/55 mmHg。神志模糊，烦躁不安，全身大汗，查体不合作，口中可闻及大蒜味。双瞳孔缩小，对光反射存在，耳鼻分泌物明显。两肺呼吸音粗清，可闻及明显干湿啰音，HR 108 次/min，律齐，全腹平软，无明显压痛，肠鸣音 6～7 次/min，四肢检查不合作。生理反射存在，病理反射未引出。

（3）实验室及影像学检查：①血常规检查：WBC 144×10^9/L，N 65.3%。②血电解质、肾功能正常。③随机血糖：7.3 mmol/L。④心肌酶谱检查：CK 270 IU/L，CK-MB 39 IU/L，LDH 225 IU/L，肌钙蛋白 0.12 IU/L，Mb 99.1 IU/L。⑤肝功能检查：AST 87 IU/L，ALT 78 IU/L。⑥血气分析：pH 7.35，$PaCO_2$ 32 mmHg；PaO_2 90 mmHg，BE −4.5 mmol/L。⑦血 ChE 活力：55%。⑧心电图检查：窦性心动过速。⑨胸片检查：两肺纹理增粗。

2. 诊断与诊断依据

（1）诊断：有机磷中毒。

（2）诊断依据：患者有服用敌敌畏毒物史，全身大汗，口鼻气道分泌物增多，口中可闻及大蒜味，双瞳孔缩小，二便失禁等症状体征，故诊断较明确。

3. 鉴别诊断

有机磷中毒应与中暑、急性胃肠炎或脑炎等鉴别，尚需与拟除虫菊酯类中毒（皮肤红色丘疹或大疱样损害及血 ChE 活力正常）及甲脒类中毒（发绀、瞳孔扩大及出血性膀胱炎）鉴别。

4. 处理方案及理由

（1）洗胃：清除毒物，用清水、2%碳酸氢钠反复洗胃，直至胃液清亮为止。

（2）解毒：清除毒物过程中应同时给予解毒药。早期、足量、联合和重复应用才能取得较好疗效和减少并发症。使用氯解磷定和阿托品。

（3）抗感染：呼吸道分泌物增多，易肺部感染，短期应用抗生素，预防感染。

（4）抑酸护胃：防止洗胃后对胃黏膜的损害。

（5）保肝降酶：患者有服用毒物史，保肝降酶防止肝功能受损。

（6）营养支持：洗胃后暂禁食，可考虑予以复方氨基酸（18AA）（乐凡命）等补液营养支持。

四、要点与讨论

(一) 急性有机磷杀虫药中毒临床症状

1. 急性中毒

急性中毒发病时间和症状与毒物种类、剂量、侵入途径和机体状态(如空腹或进餐)密切相关。口服中毒在10 min至2 h发病;吸入后约30 min发病;皮肤吸收后约2~6 h发病。中毒后,出现急性胆碱能危象,表现为以下情况:

(1)毒蕈碱样症状又称M样症状:主要是副交感神经末梢过度兴奋,类似毒蕈碱样作用。平滑肌痉挛表现为瞳孔缩小、腹痛、腹泻;括约肌松弛表现为大小便失禁;腺体分泌增加表现为大汗、流泪和流涎;气道分泌物增多表现为咳嗽、气促、呼吸困难、双肺干性或湿性啰音,严重者发生肺水肿。

(2)烟碱样症状又称N样症状:在横纹肌神经肌肉接头处ACh蓄积过多,出现肌纤维颤动、全身肌强直性痉挛,也可出现肌力减退或瘫痪,呼吸机麻痹引起呼吸衰竭或停止。交感神经节节后纤维释放儿茶酚胺,表现为血压增高和心律失常。

(3)中枢神经系统症状:血AChE浓度明显降低而脑AChE浓度>60%时,通常不出现中毒症状和体征,脑AChE浓度<60%时,出现头晕、头痛、烦躁不安、谵妄、抽搐和昏迷,有的发生呼吸、循环衰竭死亡。

(4)局部损害:有些有机磷农药接触皮肤后发生过敏性皮炎、皮肤水泡或剥落性皮炎;污染眼部时,出现结膜出血和瞳孔缩小。

2. 迟发性多发神经病

急性重度和中度有机磷农药(甲胺磷、敌敌畏、乐果和敌百虫等)中毒患者症状消失后2~3周出现迟发性多发神经病,表现为感觉、运动型多发性神经病变,主要累及肢体末端,发生下肢瘫痪、四肢肌肉萎缩等。目前认为这种病变不是ChE受抑制引起的,可能是由于有机磷农药抑制神经靶酯酶(NTE),使其老化所致。全血或红细胞ChE活性正常;神经-肌电图检查提示神经源性损害。

3. 中间型综合征

中间型综合征多发生在重度有机磷农药(甲胺磷、敌敌畏、乐果、久效磷)中毒后24~96 h及复能药用量不足的患者,经治疗胆碱能危象小时、意识清醒或未恢复和迟发性多发神经病发生前,突然出现屈颈肌和四肢近端肌无力和第Ⅲ、Ⅶ、Ⅸ、Ⅹ对脑神经支配的肌肉无力,出现睑下垂、眼外展障碍、面瘫和呼吸肌麻痹,引起通气障碍性呼吸困难或衰竭,可导致死亡。其发病机制与ChE长期受抑制,影响神经肌肉接头处突触后功能有关。全血或红细胞ChE活性在30%以下;高频重复刺激周围神经的肌电图检查,肌诱发电位波幅进行性递减。

(二) 急性有机磷杀虫药急性中毒诊断分级

如表60-1所示。

表60-1 急性有机磷中毒分级

	M样症状	N样症状	ChE活力
轻度中毒	+	-	50%~70%
中度中毒	++	+	30%~50%
重度中毒	+++	+++	30%以下 并伴有肺水肿、抽搐、昏迷、呼吸肌麻痹和脑水肿

（三）急性有机磷杀虫药治疗要点

1. 迅速清除毒物

（1）立即将患者撤离中毒现场。

（2）彻底清除未被机体吸收入血的毒物（包括污染衣服、皮肤、毛发和指甲；眼部污染时，尽快彻底清洗）。

（3）洗胃：口服中毒者，用清水、2%碳酸氢钠溶液（敌百虫中毒者忌用）或1：5 000高锰酸钾溶液（对硫磷中毒者忌用）反复洗胃，即首次洗胃后保留胃管，间隔3~4 h重复洗胃，直至洗出液清亮为止。

（4）导泻：可用硫酸钠20~40 g溶于20 ml水，口服，观察30 min，无导泻作用时，再口服或经鼻胃管注入水500 ml。

2. 紧急复苏治疗

有机磷农药中毒常死于肺水肿、呼吸肌麻痹、呼吸中枢衰竭。

（1）因此紧急复苏措施：清除呼吸道分泌物，保持呼吸道通畅，给氧，据病情应用机械通气。

（2）肺水肿应用阿托品，不能应用氨茶碱和吗啡。

（3）心脏停搏时，行体外心脏按压复苏等。

3. 解毒药

在清除毒物过程中，同时应用ChE复能药和胆碱受体拮抗药治疗。

（1）用药原则：根据病情，要早起、足量、联合和重复应用解毒药，并且选用合理给药途径及择期停药。中毒早起即联合应用抗胆碱能药与ChE复能药才能取得更好疗效。

（2）主要药物：ChE复能药，胆碱受体拮抗剂和复方制剂，如表60-2所示。

表60-2　有机磷农药中毒常用药物

治疗药	轻度中毒	中度中毒	重度中毒
胆碱酯酶复能药			
氯解磷定/g	0.5~0.75	0.75~1.5	1.5~2.0
碘解磷定/g	0.4	0.8~1.2	1.0~1.6
双复定/g	0.125~0.25	0.5	0.5~0.75
胆碱受体拮抗药			
阿托品/mg	2~4	5~10	10~20

4. 对症治疗

包括纠正电解质紊乱和酸碱失衡，抗心律失常，减轻脑水肿等。

5. 中间型综合征治疗

立即给予人工机械通气，同时应用氯磷定每次1.0 g，肌注，酌情选择给药间隔时间，连用2~3天，积极对症治疗。

五、思考题

（1）有机磷中毒后毒蕈碱样和烟碱样症状是什么？

（2）中间综合征的临床表现和治疗有哪些？

（3）什么叫迟发性多神经病？

（赵　雷）

一、病史资料

1. 现病史

患者,女性,23 岁,因"口服克芜踪 20 ml"赴当地医院就诊。患者与家人发生口角后口服克芜踪(20%百草枯溶液)20 ml,后由于害怕,呕吐出少量绿色液体。10 min 后被送至当地医院就诊。予以积极洗胃及补液对症治疗。但患者随后出现口腔黏膜溃烂出血,吞咽疼痛,心率加快,伴气急气促。为求进一步治疗,于服药后 5 h 到转至我院急诊就诊。

2. 既往史

追问病史,患者否认慢性病史,否认手术外伤及输血史。无任何药物服用史。否认吸烟、饮酒等病史。近期无外出旅游史。否认食物药物过敏史。

3. 体格检查

T 37.5 ℃, P 104 次/min, R 24 次/min, BP 120 mmHg/65 mmHg, SpO_2 97%。神清,精神可,口唇及口腔黏膜可见广泛溃烂出血,咽部充血,全身无皮疹。颈软,无抵抗,颈部无皮下气肿,未及肿大淋巴结。律齐,双肺呼吸音清。腹软,中上腹轻压痛,无反跳痛,双下肢无水肿。

4. 实验室检查

血常规检查:WBC $9.2×10^9$/L, N 72.5%, Hb 13 g/L, PLT $140×10^9$/L。

肝肾功能电解质分析:基本正常。

血气分析:pH 7.40, PaO_2 8.4 kPa, $PaCO_2$ 5.2 kPa, BE -3 mmol/L。

胸片检查:两肺纹理增粗,未见明显活动性病变。

心电图检查:窦速。

二、诊治经过

1. 初步诊断

急性百草枯中毒。

2. 诊治经过

患者为年轻女性,有明确口服百草枯农药病史。外院积极洗胃对症处理后转至我院。入院时生命体征尚平稳,查体可见口唇及口腔黏膜广泛溃烂出血,咽部充血,同时伴有轻度胃肠道不适。早期胸片及肝肾功能未见明显异常。入院后给予积极导泻,减少毒物吸收;充分补液利尿,加强毒物排泄。予以抑酸护胃；维生素 C 及谷胱甘肽抗氧化；大剂量激素冲击(甲泼尼龙 15 mg/kg×d)等药物治疗，立即开始血液灌流治疗。2 天后患者出现肝肾功能损害：ALT 256 IU/L，AST 288 IU/L，TB 82 mmol/L，DB 61.2 mmol/L，BUN 15.6 mmol/L，Cr 356 μmol/L，尿蛋白(+ +)，WBC 20.9 $\times 10^9$/L，N 89.2%。随着病程的推移，患者肝肾功能损害进行性加重，并出现心肌酶谱增高。治疗 1 周后出现呼吸困难加重、合并低氧血症。胸部 CT 扫描提示双肺广泛磨玻璃样渗出阴影。于服药后 12 天出现急性呼吸窘迫综合征，气管插管接呼吸机辅助通气，加强抗感染及营养支持治疗。患者氧饱和度仍然较低，60%吸氧浓度下维持在 70%～75%。入院后 15 天患者突然心跳呼吸停止，经积极抢救无效，宣布死亡。尽管患者已早期使用抗自由基和激素冲击治疗，早期进行血液灌流，仍然无法逆转肺部弥漫性进行性纤维化以及多器官功能的衰竭，故预后差。

三、病例分析

1. 病史特点

(1) 患者，女性，23 岁，因口服 20%百草枯溶液 20 ml，经外院洗胃后转至我院就诊。

(2) 既往无慢性病史，无手术过敏史。

(3) 体格检查：初来急诊时 T 37.5 ℃，P 104 次/min，R 24 次/min，BP 120 mmHg/65 mmHg，SpO_2 97%。口唇及口腔黏膜可见广泛溃烂出血，咽部充血，颈部无皮下气肿，双肺呼吸音清，腹软，中上腹轻压痛，无反跳痛。

(4) 实验室检查：①血常规：WBC 9.2×10⁹/L，N 72.5%。②肝肾功能电解质：基本正常。③胸片检查：两肺纹理增粗，未见明显活动性病变。④EKG 检查：窦速。

2. 诊断和诊断依据

(1) 诊断：急性百草枯农药中毒。

(2) 诊断依据：患者为年轻女性，既往体健。有明确的百草枯服用史。经外院洗胃后转至我院。患者心率加快，伴气促。查体可见口唇及口腔黏膜广泛溃烂出血，咽部充血，中上腹轻压痛。故诊断为急性百草枯中毒。

3. 处理方案及理由

1) 完善检查，加强监护

百草枯由于毒性强、无特异性解毒剂，因此中毒患者病情危重、病死率高，临床上需要监护各项生命体征。为评估病情和判断预后、指导治疗，具备条件时，患者就诊时应立即抽血送检查百草枯浓度，以后每 3 天监测一次，如已无百草枯，可停止检测。每日测尿中百草枯浓度(半定量)，晨起尿检，每日 1 次，直到阴性。同时查血尿常规、肝肾功能、心肌标记物、动脉血气分析、胸片(或肺 CT)等检查，应在就诊后 12 h 内完成，必要时随时监测，直到病情好转。

2) 洗胃阻断毒物吸收

服毒后应立即选用清水洗胃，也可用泥浆水或白陶土，以求吸附尚未被吸收的百草枯。洗胃液不少于 5 L，直到无色无味。若合并上消化道出血可用去甲肾上腺素冰盐水洗胃。

3) 促进毒物排出

(1) 补液利尿：百草枯急性中毒者都存在脱水，适当补液联合静脉注射利尿剂有利于维持循环血量与尿量[1～2 ml/(kg·h)]，对于肾功能的维护及百草枯的排泄都有益。需关注患者的心肺功能及尿量情况。

(2) 血液净化：血液灌流(HP)和血液透析(HD)是清除血液循环中毒物的常用方法，用于百草枯中毒，尚存争议。建议 HD 只用于合并肾功能损伤的百草枯中毒患者。至于 HP，推荐口服百草枯中毒后应尽快进行，1～4 h 内开展效果好，根据血液毒物浓度或口服量决定一次使用一个或多个灌流器，再根据血液百草枯浓度决定是否再行 HP 或 HD。

4）药物治疗

（1）糖皮质激素及免疫抑制剂：早期联合应用糖皮质激素及环磷酰胺冲击治疗对中重度急性百草枯中毒患者可能有益,建议对非暴发型中、重度百草枯中毒患者进行早期治疗,可选用甲泼尼龙（15 mg/kg×d）、氢化考的松、环磷酰胺[10～15 mg/(kg·d)]。其他如环孢素、重组人Ⅱ型肿瘤坏死因子受体-抗体融合蛋白、秋水仙碱、长春新碱等也有效,尚需循证医学证据。

（2）抗氧化剂：抗氧化剂可清除氧自由基,减轻肺损伤。超氧化物歧化酶（SOD）、谷胱甘肽、N-乙酰半胱氨酸（NAC）、金属硫蛋白（MT）、维生素 C、维生素 E、褪黑素等治疗急性百草枯中毒,在动物实验有一定疗效,临床研究未获得预期结果。

（3）其他药物：蛋白酶抑制剂乌司他丁、非类固醇消炎药水杨酸钠及血必净、丹参、银杏叶提取物注射液等中药制剂,对急性百草枯中毒的治疗仍在探索阶段。

5）支持对症治疗

（1）氧疗及机械通气：急性百草枯中毒应避免高浓度给氧。基于对百草枯中毒毒理机制的认识,建议将 $PaO_2 < 40$ mmHg（5.3 kPa）或出现急性呼吸窘迫综合征（ARDS）作为氧疗指征。尚无机械通气增加存活率的证据,若有条件行肺移植,机械通气可延长患者存活时间。

（2）抗生素的应用：急性百草枯中毒可导致多器官损伤,使用糖皮质激素及免疫抑制剂,可预防性应用抗生素,推荐使用大环内酯类,该类药物对防治肺纤维化有一定作用。有感染证据者,应立即应用强效抗生素。

（3）营养支持：急性百草枯中毒因消化道损伤严重而禁食者,注意肠外营养支持,必要时给予深静脉高营养。

（4）其他对症处理：对呕吐频繁者,可用 5-羟色胺受体拮抗剂或吩噻嗪类止吐剂控制症状,避免用甲氧氯普胺（胃复安）等多巴胺拮抗剂,因为药物有可能减弱多巴胺对肾功能的恢复作用。对腐蚀、疼痛症状明显者,用镇痛剂如吗啡等,同时使用胃黏膜保护剂、抑酸剂等。

四、要点与讨论

百草枯（paraquat，PQ）商品名一扫光、克芜踪等,是一种高效能的非选择性接触型除草剂,对人畜具有很强毒性,因误服或自服引起急性中毒屡有发生,近年呈上升趋势,尤其是在发展中国家较为突出,已成为农药中毒致死事件的常见病因,在有些医院急诊科已成为继有机磷农药中毒之后第 2 位、死亡绝对数第 1 位的农药中毒类型。由于百草枯对人畜的毒性和中毒后缺乏特效治疗方法,百草枯的广泛使用引起许多国际组织、环境保护部门等的重视,一些欧盟国家目前已禁止在其国家范围内使用百草枯,部分发展中国家也加入到拒绝使用行列。成人致死量为 20% 水溶液 5～15 ml（20～40 mg/kg）。经消化道、皮肤和呼吸道吸收,毒性累及全身多个脏器,严重时可导致多器官功能障碍综合征（MODS）,肺是主要靶器官,可导致"百草枯肺",早期表现为急性肺损伤（ALI）或急性呼吸窘迫综合征（ARDS）,后期出现肺泡内和肺间质纤维化,是百草枯中毒患者致死的主要原因,病死率高达 50%～70%。

临床常见百草枯中毒多为自服或误服,经消化道吸收,注射途径极为少见。完整皮肤能够有效阻止百草枯的吸收,长时间接触、阴囊或会阴部被污染、破损的皮肤大量接触,仍有可能造成全身毒性。

（1）经口中毒者有口腔烧灼感,口腔、食管黏膜糜烂溃疡、恶心、呕吐、腹痛、腹泻,甚至呕血、便血,严重者并发胃穿孔、胰腺炎等;部分患者出现肝大、黄疸和肝功能异常,甚至肝功能衰竭。可有头晕、头痛,少数患者发生幻觉、恐惧、抽搐、昏迷等中枢神经系统症状。肾损伤最常见,表现为血尿、蛋白尿、少尿,血 BUN、Cr 升高,严重者发生急性肾衰竭。肺损伤最为突出也最为严重,表现为咳嗽、胸闷、气短、发绀、呼吸困难,查体可发现呼吸音减低,两肺可闻及干湿啰音。大量口服者,24 h 内出现肺水肿、肺出血,常在数天内因 ARDS 死亡;非大量摄入者呈亚急性经过,多于 1 周左右出现胸闷、憋气,2~3 周呼吸困难达高峰,患者常死于呼吸衰竭。少数患者发生气胸、纵隔气肿、中毒性心肌炎、心包出血等并发症。

(2) 局部接触百草枯中毒临床表现为接触性皮炎和黏膜化学烧伤,如皮肤红斑、水疱、溃疡等,眼结膜、角膜灼伤形成溃疡,甚至穿孔。长时间大量接触可出现全身性损害,甚至危及生命。

(3) 注射途径(血管、肌肉、皮肤等)接触百草枯罕见,但临床表现凶险,预后差。

百草枯中毒的胸部 CT 扫描表现视中毒程度不同而各异,极重度中毒以渗出为主,数天内即可侵犯全肺野;轻度中毒者仅表现为肺纹理增多、散发局灶性肺纤维化、少量胸腔积液等,随时间迁移,病灶可完全吸收;中重度中毒呈渐进性改变,中毒早期(1 周内)表现为肺纹理增粗、叶间裂增宽,渗出性改变或实变以肺底及外带为主,可有胸腔积液,中毒后 1~2 周为快速进展期,呈向心性进展,肺渗出样改变或毛玻璃样改变范围迅速扩大,如不能终止,可侵犯全肺,最终死于严重缺氧。存活者往往在中毒 10 天左右肺部病灶进展自动终止,以后肺部病变逐渐吸收,数月后可吸收。动脉血气分析可表现为低氧血症、代谢性酸中毒、呼吸性碱中毒等。心电图检查往往呈现心动过速或过缓、心律失常、Q-T 间期延长、ST 段下移等。其他实验室检查可存在白细胞计数升高,也可出现贫血、血小板计数减少等。血浆百草枯的定量分析可评估病情的严重程度和预后,但目前国内尚无统一的检测标准。

根据有百草枯服用或接触史、临床表现特点和实验室检查等,可作出急性百草枯中毒的临床诊断。血液、尿液百草枯浓度测定可明确诊断并帮助判断预后,但随着时间推移,血、尿百草枯浓度逐渐减低甚至难以测出。

根据服毒量早期可做如下分型(见表 61-1):

表 61-1　百草枯中毒分型

	摄入量/mg/kg	临床表现	预　后
轻型	<20	有轻度消化道和呼吸系统症状,一般无其他器官损害	经积极治疗后多能康复
中~重型	20~40	服后立即呕吐,数小时内出现腹泻、腹痛以及口和咽喉部溃疡;1~4 天内出现肾衰竭、肝损伤改变、低血压和心动过速;1~2 周内出现咳嗽、咳血、胸腔积液、随着肺功能恶化、肺纤维化出现	部分患者可存活,但多数患者在 2~3 周内死于肺衰竭
暴发型	>40	服后立即呕吐,数小时到数天内出现腹泻,腹痛,肝、肾衰竭,口腔、咽喉部溃疡,胰腺炎,中毒性心肌炎,昏迷、抽搐等。	1~4 天内死于多器官衰竭

临床尚无急性百草枯中毒的特效解毒药物,对其救治仍处于探索中。尽早采取措施清除进入体内的毒物是成功救治急性百草枯中毒的基础。现行的治疗药物及方法包括洗胃、导泻、血液透析、血液灌流、抗自由基药物、免疫抑制剂等。

由于百草枯的肺损伤特点,存活者应进行至少半年的随访,注意复查肺、肝、肾功能。鉴于糖皮质激素和免疫抑制剂可出现感染、骨坏死等不良反应,用前应向家属告知。服毒量是急性百草枯中毒预后最重要的影响因素。毒物清除时间包括催吐、洗胃等急救措施也可影响其预后。患者空腹服毒,血白细胞计数增高明显,肝、肾功能障碍及代谢性酸中毒、肺损伤出现较早,特别是服毒 24 h 内出现者预后不良。

中国医师协会急诊医师分会呼吁有关部门加强百草枯产品监测,降低浓度;保证加入恶臭剂和致吐剂合格,减少误服后吸收,降低危害程度。未用完的百草枯溶液,要及时回收;家庭百草枯溶液应加强保管,避免儿童、幼儿误服和高危人群接触。加强培训,使基层医务人员熟悉急性百草枯中毒的早期诊治,以期挽救更多患者生命。

五、思考题

（1）简述百草枯中毒的临床表现。

（2）百草枯中毒的治疗原则有哪些？

（史　雯　陆一鸣）

案例 62

一氧化碳中毒

一、病历资料

1. 现病史

患者,女性,48 岁,因"发现神志不清半小时"入院。患者因天气寒冷,在家中浴室沐浴。半小时前家属回家发现家中似有"煤气味道",并在浴室中发现患者已倒地在浴室中,呼之不应,随呼"120"急救送入我院急诊。患者急救来院后体检呼之不应,皮肤、黏膜呈樱桃红色,呼吸急促,查血 HbCO 55%。头颅 CT 扫描:未见明显异常。急诊予以吸氧、脱水、脑保护等治疗,并拟"一氧化碳中毒"收入 EICU。

患者发病时未见呕吐、四肢抽搐,有二便失禁。

2. 既往史

否认高血压、糖尿病、脑血管等内科疾病史,否认肝炎、结核等传染疾病史,否认吸烟饮酒史,否认家族遗传疾病史,父母兄弟子女均体健。

3. 体格检查

T 36.6 ℃, P 55 次/min, R 32 次/min, BP 85 mmHg/55 mmHg。神志不清,不能对答,平车推入病房。全身皮肤黏膜无黄染,无瘀斑,无出血点,呈樱桃红色,全身浅表淋巴结未及肿大。巩膜无黄染,双瞳等大等圆直径约 3.5 mm,对光反射迟钝,呼吸浅快,鼻腔无异常分泌物,外耳道无异常分泌物,口唇呈樱桃红色,咽部黏膜无充血及红肿。颈软,气管居中,双甲状腺无明显肿大,颈静脉无怒张,肝颈静脉回流阴性,颈部血管未及杂音。两肺呼吸音粗,可闻及细湿啰音。心前区无隆起,心尖搏动无弥散,未及抬举性搏动。心界无扩大。HR 55 次/min,律尚齐,各瓣膜听诊区未及明显病理性杂音。腹平软,无压痛、反跳痛,肝脾肋下未及,移动性浊音(一),肝区无叩痛,双肾区无叩痛,脊柱四肢无畸形,四肢软瘫。生理反射存在,病理反射未引出。

4. 实验室及影像学检查

血常规检查:Hb 119 g/L, WBC 13.7×10⁹/L, N 75.6%, PLT 351×10⁹/L。

电解质分析:K⁺ 4.9 mmol/L, Na⁺ 148 mmol/L, Cl⁻ 107 mmol/L。

随机血糖:6.1 mmol/L。

BUN 3.6 mmol/L, Cr 67 μmol/L, UA 356 μmol/L。

心肌酶谱检查:CK 1 217 IU/L, CK - MB 53 IU/L, LDH 317 IU/L,肌钙蛋白 0.12 IU/L, Mb 521 IU/L。

血气分析:pH 7.25, PaCO₂ 29 mmHg, PaO₂ 72 mmHg, BE-7.6 mmol/L。

心电图:窦性心动过缓,ST 段轻度压低。

案例 63

酒精中毒

一、病历资料

1. 现病史

患者,男性,29 岁,因"饮酒后意识不清 1 h"送来急诊。患者晚餐时因同学聚会饮酒量多(约白酒半斤),酒后即出现意识不清、呕吐不止,遂由同事送至我院急诊,来院后患者依然意识不清,血常规、血淀粉酶、血糖、电解质均在正常范围,遂予洗胃,补液后拟"急性乙醇中毒"予以留院观察。

患者留院观察期间仍时有呕吐,呕吐物为胃内容物,无腹痛、呕血、黑便,无发热等。

2. 既往史

否认高血压、糖尿病病史,否认肝炎、结核等传染疾病史,否认吸烟酗酒史,否认家族遗传疾病史,父母体健。

3. 体格检查

T 36.3 ℃, P 113 次/min, R 27 次/min, BP 110 mmHg/65 mmHg。嗜睡,呼之能应,压眶反射存在,营养正常,发育正常,查体不能合作。全身皮肤黏膜无黄染、皮疹、瘀点瘀斑,全身及局部表浅淋巴结均未及肿大。全身未见皮肤破损。头颅大小正常,无畸形,眼睑无水肿,巩膜无黄染,双瞳孔等大等圆,瞳孔直径 2 mm,对光反射存在,口唇无绀,伸舌不能配合,可闻及乙醇味。颈软,气管居中,胸廓双侧对称,呼吸运动双侧对称,肺部叩诊音呈清音,两肺呼吸音清,未闻及干湿啰音。心浊音界正常,HR 113 次/min,律齐,各瓣膜听诊区未及病理性杂音,腹平,未见肠型和胃肠蠕动波,腹软,全腹未及腹痛反跳痛,未及包块,肝、脾肋下未及,肠鸣音 4~5 次/min。双下肢无水肿,四肢肌力肌张力检查不合作,生理反射存在,病理反射未引出。

4. 实验室及影像学检查

血常规检查:Hb 145 g/L, WBC 9.2×10^9/L, N 75.6%, PLT 190×10^9/L。

电解质分析:K^+ 3.6 mmol/L, Na^+ 146 mmol/L, Cl^- 101 mmol/L。

随机血糖:5.2 mmol/L。

BUN 4.1 mmol/L, Cr 62 μmol/L, UA 318 μmol/L。

心肌酶谱:CK 427 IU/L, CK - MB 13 IU/L, LDH 217 IU/L,肌钙蛋白 0.12 IU/L, MB 599.1 IU/L。

血气分析:pH 7.46, $PaCO_2$ 31 mmHg, PaO_2 115 mmHg, BE -4.6 mmol/L。

心电图检查:窦性心动过速。

呕吐物隐血(一)。

头颅 CT 检查提示平扫未见明显异常。EKG 检查：正常。

二、诊治经过

1. 初步诊断

急性乙醇中毒。

2. 诊治经过

急诊予以洗胃后嘱患者侧卧位，防止误吸，保持气道通畅；纳洛酮 2 mg qd ivgtt 促醒；奥美拉唑 40 mg bid iv 抑酸护胃；葡萄糖补液、维生素 B_6、维生素 B_1 等补液营养支持；留院观察 12 h 后患者神志转清，活动自如，能进食，无恶心呕吐，建议回家休息。

留院观察结束后：奥美拉唑 20 mg qd po，嘱软食，忌辛辣刺激食物，戒烟酒。

三、病例分析

1. 病史特点

（1）男性，29 岁，饮酒后意识不清 1 h。

（2）体格检查：T 36.3 ℃，P 113 次/min，R 27 次/min，BP 110 mmHg/65 mmHg。嗜睡，呼之能应，查体不能合作。双瞳孔等大等圆，瞳孔直径 2 mm，对光反射存在，伸舌不能配合，可闻及乙醇味。两肺呼吸音清，未闻及干湿啰音。HR 113 次/min，律齐，腹平，全腹未及压痛反跳痛，四肢肌力肌张力检查不合作，生理反射存在，病理反射未引出。

（3）实验室及影像学检查：①血常规检查：WBC 9.2×10^9/L；N 75.6%。②血气分析：pH 7.46，$PaCO_2$ 31 mmHg，PaO_2 115 mmHg，BE −4.6 mmol/L。③呕吐物隐血（−）。④心电图检查：窦性心动过速。⑤头颅 CT 检查提示未见明显异常。

2. 诊断与诊断依据

（1）诊断：急性乙醇中毒。

（2）诊断依据：患者发病前有饮酒史，口中可闻及乙醇味，体格检查提示嗜睡，但呼之能应，结合病史可考虑急性乙醇中毒。

3. 鉴别诊断

本病需同引起意识障碍的其他疾病相鉴别，如镇静催眠药中毒、一氧化碳中毒、脑血管意外、糖尿病昏迷、颅脑外伤等。

4. 处理方案及理由

（1）清除毒物：催吐或洗胃。

（2）解毒促醒：纳洛酮为阿片受体拮抗剂，特异性拮抗内源性吗啡样物质 β-内啡肽作用，能降低中毒患者血乙醇浓度、促醒和减少病死率。急性酒精中毒由于酒精中毒时机体处于应激状态，乙醇刺激垂体和下丘脑释放大量 β-内啡肽，β-内啡肽与阿片受体结合使中枢神经系统出现先兴奋后抑制作用，导致运动与神经、精神失常，严重者发生呼吸、循环衰竭而致死。应用纳洛酮治疗急性乙醇中毒时，可阻断内啡肽受体，从而解除乙醇中毒时增高的内啡肽对中枢神经系统的抑制作用，改善和逆转乙醇中毒的临床表现，有效解除呼吸抑制和中枢抑制状态，缩短昏迷时间，提高抢救成功率。

（3）抑酸护胃：血小板聚集及血浆凝血功能所诱导的止血作用需在 pH＞6.0 时才能有效发挥。因此，抑制胃酸分泌，提高胃内 pH 值具有止血作用。

（4）营养支持：葡萄糖补液，监测血糖水平，防止低血糖；维生素 B_6、维生素 B_1 能加速体内乙醇氧化。

四、要点与讨论

（一）急性乙醇中毒临床表现

1. 急性中毒

一次大量饮酒中毒可引起中枢神经系统抑制,症状与饮酒量和血乙醇浓度以及个人耐受性有关,临床上分为 3 期,如表 63-1 所示。

表 63-1　急性乙醇中毒分期

临床分期	血乙醇浓度/(mg/dl)	症　状
兴奋期	50	头痛、欣快、兴奋
	>75	健谈、饶舌、情绪不稳定、自负、易激怒,可有粗鲁行为或攻击行动,也可能沉默、孤僻。
	100	驾车易发生车祸
共济失调期	150	肌肉运动不协调,行动笨拙,言语含糊不清,眼球震颤,视力模糊JI,复视,步态不稳,出现明显共济失调
	200	恶心、呕吐、困倦
昏迷期	250	入昏迷期,表现昏睡、瞳孔散大、体温降低
	>400	患者陷入深昏迷,心率快、血压下降,呼吸慢而有鼾音,可出现呼吸、循环麻痹而危及生命

此外,重症患者可并发意外损伤,酸碱平衡失衡,水、电解质紊乱,低血糖症,肺炎,急性肌病,甚至出现急性肾衰竭。

2. 戒断综合征

长期酗酒者在突然停止饮酒或减少酒量后,可发生下列 4 种类型戒断反应:

（1）单纯性戒断反应:在减少饮酒后 6～24 h 发病。出现震颤、焦虑不安,兴奋、失眠、心动过速、血压升高、大量出汗、恶心、呕吐。多在 2～5 天内缓解自愈。

（2）酒精性幻觉反应:患者意识清晰,定向力完整。以幻听为主,也可见幻视、错觉及视物变形。多为被害妄想,一般可持续 3～4 周后缓解。

（3）戒断性惊厥反应:往往与单纯性戒断反应同时发生,也可在其后发生癫痫大发作。多数只发作 1～2 次,每次数分钟。也可数日内多次发作。

（4）震颤谵妄反应:在停止饮酒 24～72 h 后,也可在 7～10 h 后发生。患者精神错乱,全身肌肉出现粗大震颤。谵妄是在意识模糊的情况下出现生动、恐惧的幻视,可有大量出汗、心动过速、血压升高等交感神经兴奋的表现。

3. 嗜酒者与非嗜酒者的不同醉酒表现

嗜酒者与非嗜酒者的不同醉酒表现如表 63-2 所示。

表 63-2　嗜酒者与非嗜酒者醉酒表现

血乙醇浓度(mg/dl)	临床表现	
	非嗜酒者	嗜酒者
20～50	精细运动失调	

（续表）

血乙醇浓度(mg/dl)	临床表现	
	非嗜酒者	嗜酒者
50～100	欣快感、共济失调、情绪不定	无或轻度症状
100～200	言语不清、共济失调、嗜睡、恶心	清醒、欣快感、共济失调
200～300	昏睡、恍惚、语无伦次	情绪不稳和运动障碍
300～400	昏迷	嗜睡
≥500	呼吸、循环衰竭死亡	昏睡或昏迷

（二）急性乙醇中毒治疗要点

（1）轻症患者无须治疗，躁动的患者需要加以限制，以免伤及他人或自残。

（2）共济失调的患者，应卧床休息，避免活动以免发生意外。

（3）昏迷患者应注意是否服用其他药物，重点是维持生命脏器的功能：①维持气道通畅，供氧充足，必要时人工呼吸、气管插管；②维持循环功能，注意血压、脉搏、静脉输入 5% 葡萄糖盐水溶液；③心电监护心律失常和心肌损害；④保暖，维持正常体温；⑤维持水、电解质、酸碱平衡，血镁低时补镁。

（4）低血糖时急性乙醇中毒最严重并发症之一，应密切监测血糖水平。

（5）重度昏迷者，先用纳洛酮 0.4～0.8 mg 加入 5% 葡萄糖 20 ml 静脉推注，然后再用纳洛酮 1.2 mg ＋ 5% 葡萄糖 250 ml 静脉点滴。

（6）呼吸抑制者，用大剂量维生素 B_1 和维生素 B_6 各 100 mg，加入 50% 的葡萄糖 100 ml 内静脉注射，可以加速酒精在体内的代谢。

（7）对于躁动不安或过度兴奋者，可小剂量地西泮，避免用吗啡、氯丙嗪、苯巴比妥类镇静药物。

（8）强迫利尿对急性乙醇中毒无效。

（9）特重患者可尝试行血液透析治疗，血透指征：血乙醇按量＞500 mg/dl，伴酸中毒或同时服用甲醇或其他可疑药物时。

五、思考题

（1）急性乙醇中毒的临床表现有哪些？

（2）急性乙醇中毒治疗要点有哪些？

（钱义明）

案例 64

阿片中毒

一、病史资料

1. 现病史

一个 23 岁的男性患者在家里因被发现昏迷,呼吸微弱(6 次/min),轻度发绀,瞳孔缩小(2 mm),由急救 120 送至急诊室,途中救护人员给予了面罩吸氧。患者到急诊抢救室时仍神志模糊,生命体征尚稳定,予以洗胃,奥美拉唑抑酸护胃,并拟诊"昏迷待查"留抢救室治疗观察。

2. 既往史

不详。

3. 体格检查

T 37.3℃, R 8 次/min, P 80 次/min, BP 120 mmHg/60 mmHg,体温 37.3℃,SpO$_2$(吸氧 6 L/min)98%。神志模糊,呼吸浅弱,平车推入病房,查体欠合作。形体适中,发育正常,全身皮肤无散在瘀点、瘀斑,皮肤巩膜未见黄染,表浅淋巴结未及肿大,两上肢见可疑针眼。双瞳孔等大等圆,直径 8 mm,对光反射弱,两肺呼吸音粗,未及明显干湿啰音。HR 80 次/min,律齐,各瓣膜听诊区未及明显病理性杂音。腹平软,无压痛、反跳痛,肝脾肋下未及,肝区无叩痛,双肾区无叩痛,脊柱四肢无畸形。四肢较冷,腱反射不活跃,肌力正常,动脉搏动对称对等,检查不合作。生理反射存在,病理反射未引出。

4. 实验室及辅助检查

(1) 血常规检查:Hb 124 g/L, WBC 10.2×10^9/L, N 70.6%, PLT 214×10^9/L。

(2) 电解质分析:K$^+$ 4.1 mmol/L, Na$^+$ 145 mmol/L, Cl$^-$ 101 mmol/L。

(3) 随机血糖:9.2 mmol/L。

(4) BUN 4.1 mmol/L Cr 62 μmol/L, UA326 μmol/L。

(5) 心肌酶谱检查:CK 527 IU/L, CK - MB 173 IU/L, LDH 217 IU/L,肌钙蛋白 0.12 IU/L, Mb 599.1 IU/L。

(6) 5 min 后血气分析(40% 氧浓度):pH 7.38, PaCO$_2$ 28 mmHg, PaO$_2$ 140 mmHg, BE -2.6 mmol/L。

(7) 床边 X 光摄片检查:肺门处和双肺散在絮状阴影,心影无增大。

(8) 心电图检查:窦速 120 次/min,ST - T 无异常。

二、诊治经过

在急诊抢救室医生对他施行了口咽气管插管,一开始 100％氧浓度皮球通气,5 min 后降为 40％。护士开放了静脉,并做了血糖、血常规、血电解质和尿素氮、肌酐。随后静脉推注 2 mg 纳洛酮,50 ml 50％葡萄糖和 100 mg 维生素 B_1。予以洗胃,奥美拉唑 40 mg bid iv 抑酸护胃;纳洛酮 4 mg 放入 500 ml 生理盐水维持,并同时大量补液。随着氧交换改善患者神志逐渐转清,纳洛酮仍以 1.2 mg/h 静脉维持中。1.5 h 后患者已能正确回答问题,随后乘医护忙于抢救别的患者而不注意他时,下床离开抢救室逃离了医院。

三、病例分析

1. 病史特点

(1) 男性,23 岁,在家里被发现神志不清,具体时间不详。

(2) 体格检查:T 37.3 ℃, R 8 次/min, P 80 次/min, BP 120/60 mmHg, SpO_2(吸氧 6 L/min) 98％。神志模糊,呼吸浅弱,平车推入病房,查体欠合作。形体适中,发育正常,全身皮肤无散在瘀点、瘀斑,皮肤巩膜未见黄染,表浅淋巴结未及肿大,两上肢见可疑针眼。双瞳孔等大等圆,直径 8 mm,对光反射弱,两肺呼吸音粗,未及明显干湿啰音。HR 80 次/min,律齐,各瓣膜听诊区未及明显病理性杂音。腹平软,无压痛、反跳痛,肝脾肋下未及,肝区、双肾区无叩痛,脊柱四肢无畸形。四肢较冷,健反射不活跃,肌力正常,动脉搏动对称对等。生理反射存在,病理反射未引出。

(3) 实验室及影像学检查:①5 min 后血气分析(40％氧浓度):pH 7.38, $PaCO_2$ 28 mmHg, PaO_2 140 mmHg, BE －2.6 mmol/L。②床边 X 线摄片检查:肺门处和双肺散在絮状阴影,心影无增大。③心电图检查:窦速 120 次/min, ST－T 无异常。④生化检查包括血常规、电解质、血糖、尿素氮、肌酐,心肌酶谱等在正常范围。

2. 诊断与诊断依据

(1) 初步诊断:阿片类海洛因中毒。

(2) 诊断依据:患者 23 岁,被发现一个人在家里处于昏迷状态,体检两上肢见可疑针眼。急性海洛因中毒典型者呈现三合一症状,即昏迷、呼吸抑制、针尖样瞳孔,继之瞳孔随缺氧程度加重而相应扩大。随着解毒剂纳洛酮的治疗患者很快神志好转。床边 X 光摄片检查显示的肺门处和双肺散在絮状阴影疑为轻度急性肺水肿表现。

3. 鉴别诊断

须与其他原因引起的急性昏迷进行鉴别。

四、要点与讨论

毒品是指被滥用的有依赖性或成瘾性的物质或药物。这种使用与医疗目的无关,其结果使滥用者对该毒品产生依赖状态,迫使他们无止境地追求用药,由此造成损害健康,并带来严重的社会、经济甚至政治问题。

国际禁毒公约将具有依赖性的药物分为麻醉药品和精神药物两大类,它们有时统称为精神活性物质。毒品分为 3 类:

(1) 麻醉药品:①阿片类:包括天然来源的阿片及其中所含的有效成分。如吗啡、可待因、人工合成或半合成化合物如海洛因、哌替啶（度冷丁）、美沙酮、芬太尼、埃托啡等；②可卡因：古柯叶、古柯糊（coca paste）；③大麻。

（2）精神药物：①镇静催眠药、抗焦虑药、巴比妥类、苯二氮䓬类等；②中枢兴奋剂如苯丙胺、咖啡因（caffeine）等；③致幻剂：麦角二乙胺（LSD）等。

（3）其他：①烟草；②酒精；③挥发性有机溶剂。

阿片系罂粟科植物罂粟未成熟蒴果乳状浆汁晾晒干燥而成，其中生物碱为阿片重量的25%，含有20多种生物碱，在化学结构上又分为啡类生物碱类，如吗啡、可待因；苄基异喹啉类如罂粟碱。吗啡或海洛因易从胃肠、鼻黏膜、肺吸收，皮下、肌肉注射吸收迅速。主要在肝脏代谢，血浆半衰期平均3 h，大部分在24 h内经肾排出，20%以原形经肠、肺等组织排出。能透过胎盘进入胎儿体内。作为阿片受体纯激动剂，通过激动μ和κ受体，产生不同的药理作用：

（1）中枢神经系统：既有兴奋又有抑制。表现兴奋的有：兴奋动眼神经使瞳孔缩小；兴奋边缘系统情感区出现欣快感；兴奋第四脑室延脑背侧的催吐化学感受区，产生恶心、呕吐；兴奋脊髓引起抽搐。表现抑制的有：镇痛、抑制脑干的呼吸中枢，抑制网状结构而镇静、安眠，抑制咳嗽中枢。

（2）心血管系统：可出现降低血压。

（3）减慢胃肠蠕动，延长胃排空时间，增加肠道平滑肌静止时张力，使直肠括约肌紧张度提高，导致便秘。

阿片中毒量成人为0.06 g，致死量为0.25 g。长期应用可以成瘾，以吗啡类最易发生。

一般吗啡或海洛因中毒症状为头痛、头晕、恶心、呕吐、出汗，血压下降、心动过缓、肌张力增强而后松弛，或有便秘，或尿潴留。偶因胆总管出口括约肌痉挛，引起胆汁反流性胰腺炎。过敏体质可出现喷嚏、皮肤瘙痒和皮疹。常出现肌肉抽搐、惊厥、牙关紧闭和角弓反张。

慢性中毒（即阿片或吗啡成瘾）：食欲缺乏、便秘、消瘦、贫血、阳痿。如停用8 h以上，既有戒断现象如精神萎靡、打呵欠等，也有病态反应如涕泪交流、出冷汗、呕吐、腹泻等。

急性中毒典型者呈现三合一症状，即昏迷、呼吸抑制、针尖样瞳孔。继之瞳孔随缺氧程度加重而相应扩大。急性中毒6～12 h多死于呼吸麻痹，超过12 h常并发呼吸道感染。

急性阿片类海洛因中毒救治首先维持气道通畅，积极供氧，必要时予气管插管，人工通气。然后是清除毒物：口服吸毒者，立即以活性炭混悬液或高锰酸钾洗胃，再以硫酸钠或甘露醇导泻。最关键的是特效解毒剂的治疗。

纳洛酮是阿片受体拮抗剂，能逆转阿片类药物所致昏迷、呼吸抑制、缩瞳等毒性作用。静注后1～3 min起效，半衰期60～90 min，维持时间30～40 min，肌注10 min出现最大效应，维持2.5～3 h。首剂0.4～0.8 mg，静脉、皮下或肌肉注射。单次注射维持时间短，患者自主呼吸恢复后，可再次出现呼吸抑制和昏迷状态。临床根据病情，一次静注后，可每10～30 min重复，成人每次0.4 mg，或持续静脉点滴（每小时3.6 μg/kg），直至呼吸恢复，总量达10 mg。

另外要注重对症、支持治疗，维持水、电解质及酸碱平衡和循环功能的稳定。

五、思考题

（1）什么是急性阿片类中毒的"三和一"症状？其病理生理基础是什么？

（2）如何治疗阿片类药物或毒物中毒？

（陆一鸣）

案例 65

红 眼 病

一、病历资料

1. 现病史

患者,男性,24 岁,因"双眼眼红伴畏光流泪 1 天"到急诊就诊。患者诉 1 天前出现双眼结膜充血,伴沙砾样异物感、烧灼感、畏光、流泪、分泌物增多,分泌物为浆液性。病程中无发热,无胃纳改变。无眼部外伤及接触特殊物品史。追问病史,患者办公室同事多人出现类似症状。

2. 既往史

患者既往身体健康,否认食物药物过敏史,否认特殊疾病和手术史,无任何药物服用史。否认吸烟、饮酒等病史。

3. 体格检查

T 37.3℃, P 72 次/min, R 14 次/min, BP 100 mmHg/65 mmHg, SaO₂99%。一般情况可,眼睑水肿,双侧眼球结膜高度充血,球结膜可见片状结膜下出血,未见滤泡和伪膜,未见眼球突出及局部肿胀;耳前淋巴结肿大,压痛(+),HR 72 次/min,心肺无其他阳性体征,腹软,无压痛及反跳痛,双下肢无水肿。

二、诊治经过

1. 初步诊断

急性出血性结膜炎(红眼病)。

2. 诊治经过

该名 24 岁的男性因为双眼眼红伴畏光流泪 1 天就诊,否认眼部外伤和接触特殊物品史。根据患者临床主要表现为眼红伴畏光流泪,双侧眼球结膜高度充血,球结膜可见片状结膜下出血,未见眼球突出及局部肿胀;耳前淋巴结肿大,压痛(+),眼部分泌物呈浆液性,结合发病季节(夏天),办公室多人发病,诊断首先考虑急性出血性结膜炎。由于本病具有自限性,目前尚无特殊有效的治疗方法,该病传染性强,嘱患者休息,使用抗生素滴眼剂预防细菌感染,患者 1 周后康复。

三、病例分析

1. 病史特点

(1) 男性,24 岁,夏季因双眼眼红伴畏光流泪 1 天就诊。眼部分泌物为浆液性。

(2) 患者工作场所多人有相似发病史,患者否认有眼部外伤及接触特殊物品史,否认食物、药物过敏史。

(3) 体格检查:一般情况可,眼睑水肿,双侧眼球结膜高度充血,球结膜可见片状结膜下出血,未见滤泡和伪膜,未见眼球突出及局部肿胀;耳前淋巴结肿大,压痛(+),HR 72 次/min,心肺无其他阳性体征,腹软,无压痛及反跳痛,双下肢无水肿。

2. 诊断和诊断依据

(1) 诊断:急性出血性结膜炎。

(2) 诊断依据:患者为男性,既往身体健康。本次因双眼眼红伴畏光流泪 1 天就诊,否认眼部外伤和接触特殊物品史,办公室多人发病。查体双侧眼球结膜高度充血,球结膜可见片状结膜下出血,未见眼球突出及局部肿胀;耳前淋巴结肿大,压痛(+),眼部分泌物呈浆液性。

3. 处理方案及基本原则

(1) 休息隔离:急性出血性结膜炎高度传染性及人群普遍易感是其暴发流行的主要原因。因此对怀疑本病者需休息隔离,防止家庭成员间、群体间接触传播,隔离期至少 7～10 天。

(2) 局部应用滴眼液:本病病原为肠道病毒,对于肠道病毒目前尚无有效药物,有报道称更昔洛韦滴眼液可能有效。抗生素和磺胺药对于本病基本无效,使用抗生素滴眼液主要是预防细菌性感染。

四、要点与讨论

眼球的结膜、巩膜和视网膜上均有复杂的血管层。眼红反映的是血管舒张,可发生于眼睛或眼周组织的炎症过程。在眼红的诊断流程中,快速和准确地分诊至关重要。眼红的诊断常分为外伤性和非外伤性。外伤性眼红常由于腐蚀性液体及固体物质所致,非外伤性眼红的病因诊断则需要更加详细地询问病史及眼部检查。病史包括伴发症状,是否使用隐形眼镜,是否多人同时或先后发病,以及是否有全身性疾病。伴发症状包括有否瘙痒、灼热感、钝痛、锐痛、异物感、眼分泌物增加和结痂。瘙痒灼热感通常是由眼睑炎、结膜炎或干燥综合征所致。钝痛可能是眼压增高的表现,锐痛通常由眼前部异常所致,如角膜炎、葡萄膜炎及急性闭角性青光眼。异物感是角膜受刺激或角膜炎症的典型表现。分泌物增加和结痂常与结膜炎有关,包括病毒性、细菌性或过敏性。尽管很多以眼红来就诊的患者可能只需要进行有限的眼部检查,但完整的眼部检查通常包括视力、视野、外部检查、眼外肌运动、瞳孔评估、眼压测定、裂隙灯检查和眼底镜检查。

急性眼红的患者的诊断流程如图 65 - 1 所示。

急性出血性结膜炎(acute hemorrhagic conjunctivitis,AHC)又称流行性出血性结膜炎(俗称"红眼病")是近 30 年来世界暴发流行的一种新型急性病毒性眼病。本病特点为潜伏期很短,起病急骤、眼刺激症状重,结膜高度充血,常见结膜下出血及角膜上皮点状剥脱。

本病病原为微小核糖核酸病毒科中的新型肠道病毒 70 型(enterovirus 70,EV70)或柯萨奇病毒A24 型变种(Coxsakie virus A24,CA24v)。

本病每于夏秋季节流行,传染性极强,人群普遍易感,发病率高,传播很快,发病集中。通常的人患上红眼病,如不及时隔离、治疗和预防,在一两天内全家受感染,有时甚至一两周造成全班、全单位、全村

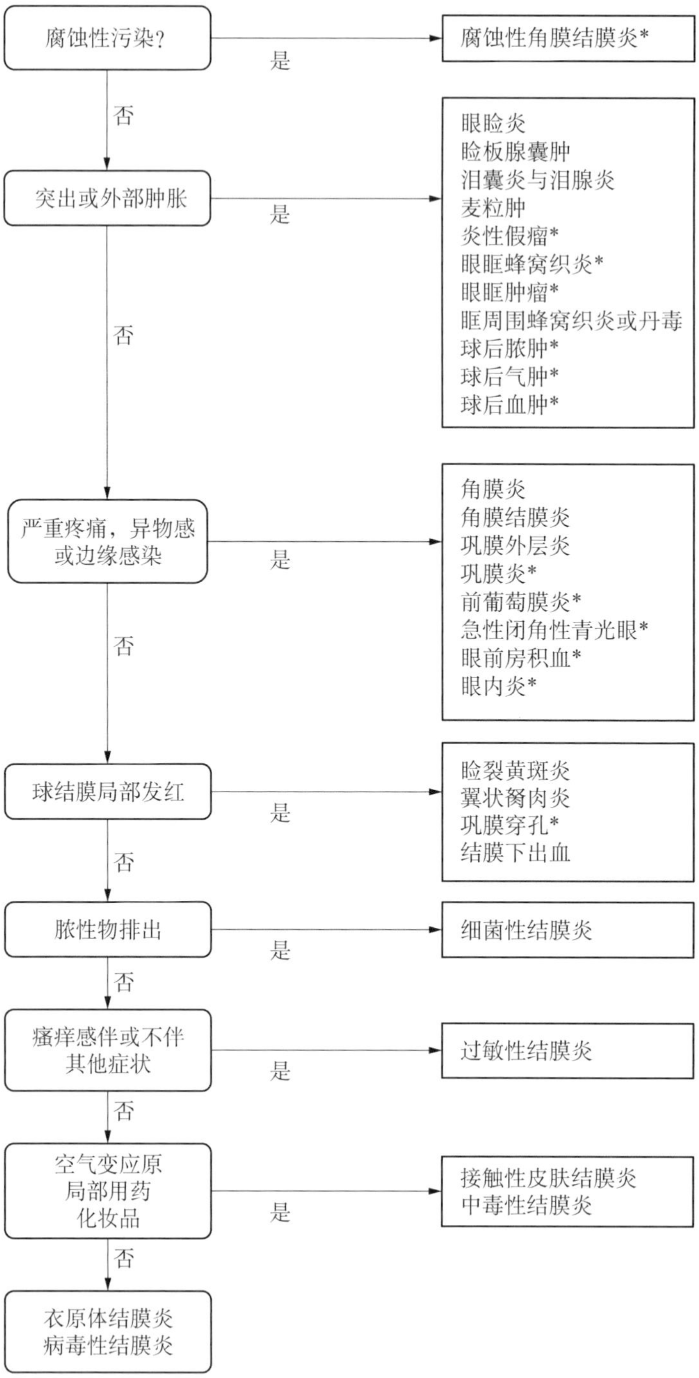

图 65-1 眼红的诊断流程

* 代表疑诊严重疾病,但急诊初次评估未明确诊断

流行。传播方式是接触传染,如接触患者或接触患者使用过的生活用品或者接触患者摸过的东西。

AHC 潜伏期很短,接触传染源后数小时至 48 h 内双眼可同时或先后发病。自觉眼部不适感,1~2 h 即开始眼红,自觉症状很快加重。患者具有明显的眼刺激症状,表现为刺痛、沙砾样异物感、烧灼感、畏光、流泪。眼分泌物初为水样、浆液性,重者带淡红血色,继而为黏液性。少数患者可发生前葡萄膜炎,一般无后遗症。部分患者可出现上呼吸道感染症状。极个别患者可出现神经系统症状,如下肢弛缓性麻痹、面神经麻痹等。

体征表现为眼睑红肿,睑、球结膜中高度充血。本病屡见结膜下点片状出血,出血最早多位于颞上近穹窿部球结膜,易融合成片但吸收快。角膜上皮多发性点状剥脱是本病早期另一特征,荧光素染色后裂隙灯检查可见角膜弥漫散在细小点状着染,少见上皮下浸润。睑结膜、穹窿部结膜有时见滤泡增生,偶有伪膜形成。耳前淋巴结肿大,有压痛。

病原菌实验室检查:

(1) 结膜细胞学检查见单核细胞反应为主。

(2) 结膜拭子涂擦或结膜刮取物培养分离出病毒,并应用微量中和实验鉴定为 EV70 或 CA24v。

(3) 结膜细胞涂片或细胞培养物涂片间接免疫荧光技术检测,查出病毒抗原。

(4) 双相血清学检查,患者恢复期血清抗 EV70 或抗 CA24v 抗体比急性期血清抗体滴度升高 4 倍或 4 倍以上。

诊断标准:夏秋季节一个地区、单位集中出现众多潜伏期极短、急剧发病、接触传播很快的急性结膜炎患者,须高度警惕急性出血性结膜炎的流行。依据流行病学史结合临床症状、体征,结合结膜细胞学检查作出 AHC 临床诊断。临床诊断加以上实验室病原检查任何一项阳性者为确诊病例。

治疗原则:病期休息有利于隔离与康复。急性出血性结膜炎患者眼结膜泪液、眼分泌物含有大量病毒,是其主要传染来源。早期发现患者,对患者采取隔离对防止家庭成员间、群体间接触传播是极其重要的。隔离期至少 7~10 天。患者洗脸用具严格隔离使用,每日煮沸消毒或开水浇烫。患者接触使用的物品,用 75% 乙醇擦拭消毒。污染物煮沸消毒。目前尚无特殊有效针对 EV70 或抗 CA24v 的疗法,有报道称更昔洛韦滴眼液可能有效。抗生素滴眼剂仅用于预防细菌感染。本病为自限性,自然病程 1~2 周,视力无损害,角膜无基质浸润,一般无后遗症。

五、思考题

(1) 传染性出血性结膜炎诊断标准是什么?

(2) 眼红患者的诊断思路是什么?

（朱　莹）

案例 66

脓 毒 症

一、病历资料

1. 现病史

患者,女性,63岁,因"持续高热不退2天"来院,患者2天前无明显诱因突发畏寒、寒战,随即体温升高达40.2℃,伴有全身酸痛,乏力,活动时气促。不伴有咳嗽、腹痛、腹泻、皮疹等症状。在家自行口服安乃近和头孢呋辛后体温短暂下降后又反复升高,持续维持在39.5℃以上。1天前曾到外院就诊,行血常规检查:RBC $4.51×10^{12}$/L,PLT $184×10^9$/L,WBC $22.3×10^9$/L,N 91.6%。予以左氧氟沙星注射液0.4 qd静滴后回家。今晨患者出现恶寒、寒战后神志不清,来我院就诊。

2. 既往史

有糖尿病史,口服二甲双胍控制血糖,平素血糖控制良好。否认高血压、冠心病史。否认长期大量吸烟史,否认家族性遗传病史。兄弟子女均体健。

3. 体格检查

T 40.3℃,P 112次/min,R 32次/min,BP 85 mmHg/50 mmHg。浅昏迷,面色潮红,发育可,呼吸急促,皮肤巩膜无黄染,口唇无发绀,颈静脉无怒张,甲状腺未及肿大,两肺呼吸音粗,两肺未闻及湿啰音。心尖搏动有力,心界正常,HR 112次/min,律齐,心尖部可闻及Ⅰ级吹风样收缩期杂音,无传导。腹部平软,肝肋下1指,脾肋下未触及,肝区无明显扣痛,肝颈反流征(一),移动性浊音(一),左肾区叩击痛(十),双下肢无明显水肿。

4. 实验室及影像学检查

血常规检查:RBC $4.47×10^{12}$/L,PLT $114×10^9$/L,WBC $21.8×10^9$/L,N 90.3%。

血生化分析:Glu 19.5 mmol/L,CK 128 IU/L,CK-MB 40 IU/L,cTnT 0.04 ng/ml。

血脂检查:TC 3.67 mmol/L,TG 1.06 mmol/L,HDL-C 0.72 mmol/L,LDL-C 3.05 mmol/L。

肝功能检查:TB 33.2 μmol/L,CB 17.9 μmol/L,ALB 32 g/L,GLB 55 g/L,ALT 43 IU/L,AST 60 IU/L。

电解质分析:Na^+ 140 mmol/L,K^+ 3.5 mmol/L,Cl^- 111 mmol/L。

肾功能检查:BUN 10.2 mmol/L,Cr 256 μmol/L,UA 89 μmol/L。

INR 1.56。

PCT 22.4 ng/ml,BNP 113 pg/ml。

尿常规检查:Glu(一),白细胞 22 574个/ml,红细胞 3 531个/ml。

X线胸片检查:两肺纹理增多,主动脉硬化。

头颅 CT 扫描:两侧基底节区腔隙性脑梗。

心电图检查:窦性心动过速,HR 113 次/min。

腹部 B 超检查:肝、胆、胰、脾、肾、输尿管未见明显异常。

二、诊治经过

1. 初步诊断

脓毒症,急性肾盂肾炎;2 型糖尿病。

2. 诊治经过

入院后立即予以积极补液扩容,并予以小剂量多巴胺静脉滴注,维持收缩压在 90 mmHg 以上,监测并控制血糖。在患者出现畏寒寒战症状时予以行血培养,同时留取中段尿行微生物培养。入院当天起予以头孢他啶 2.0 g bid 静滴,联用左氧氟沙星 0.4 g qd 静滴抗感染,体温较发病初有所下降,神智逐渐转清,治疗 5 天仍有反复畏寒、发热,体温达 38.6℃。血培养初步结果见大肠埃希菌,超广谱 β 内酰胺酶(ESBL)阳性,对头孢他啶、左氧氟沙星耐药,对美罗培南、阿米卡星敏感,因此换用美罗培南 0.5 q8 h 静滴。体温于次日开始逐渐恢复正常。治疗第 7 天复查 RBC 4.68×10^{12}/L,PLT 175×10^9/L,WBC 11.4×10^9/L,N 81.6%。Glu 7.1 mmol/L,PCT 2.0 pg/ml。尿常规:Glu(—),白细胞 56 个/ml,红细胞 3 个/ml。继续治疗 2 天后患者病情平稳予以出院。

三、病例分析

1. 病史特点

(1) 女性,63 岁,因持续高热不退 2 天。

(2) 既往有糖尿病史,口服二甲双胍控制血糖,平素血糖控制良好。否认高血压、冠心病史。

(3) 体格检查:浅昏迷,T 40.3℃,BP 85 mmHg/50 mmHg。面色潮红,发育可,呼吸急促,皮肤巩膜无黄染,口唇无发绀,颈静脉无怒张,甲状腺未及肿大,两肺呼吸音粗,两肺未闻及湿啰音。心尖搏动有力,心界正常,HR 112 次/min,律齐,心尖部可闻及 I 级吹风样收缩期杂音,无传导。腹部平软,肝肋下 1 指,脾肋下未触及,肝区无叩痛,肝颈反流征(—),移动性浊音(—),左肾区叩击痛(+)双下肢无明显水肿。

(4) 实验室检查:①血常规检查:RBC 4.47×10^{12}/L,PLT 114 ×10^9/L,WBC 21.8 ×10^9/L,N 90.3%。Glu 19.5 mmol/L,TB 33.2 μmol/L,CB 17.9 μmol/L,A 32g/L,G 55 g/L,ALT 43 IU/L,AST 60 IU/L,Na^+ 140 mmol/L,K^+ 3.5 mmol/L,Cl^- 111 mmol/L,BUN 10.2 mmol/L,Cr 256 μmol/L,UA 89 μmol/L,CK 128 IU/L,CK-MB 40 IU/L,TC 3.67 mmol/L,TG 1.06 mmol/L,HDL-C 0.72 mmol/L,LDL-C 3.05 mmol/L。INR 1.56。cTnT 0.04 ng/ml,BNP 113 pg/ml。PCT 22.4 ng/ml。②尿常规检查:Glu(—),白细胞 22 574 个/ml,红细胞 3 531 个/ml。

2. 诊断与诊断依据

1) 诊断

(1) 脓毒症,急性肾盂肾炎。

(2) 2 型糖尿病。

2) 诊断依据

(1) 脓毒症,急性肾盂肾炎诊断依据:①症状体征:患者突然发生寒战、高热,体温上升至 40℃以上,伴有头痛、全身痛以及恶心、呕吐等。热型似脓毒症,大汗淋漓后体温下降,以后又可上升,持续 1 周左右。同时出现单侧腰痛,有明显的肾区叩痛,部分病例伴有膀胱刺激症状。②尿液检查有白细胞、红细胞、蛋白、管型和细菌,③血白细胞计数升高,中性粒细胞增多明显。血培养出大肠埃希菌。④胸片、腹部B超等检查排除其他部位感染。

(2)2型糖尿病:患者有长期2型糖尿病史,口服药物控制血糖,本次发病过程中出现血糖明显升高,病情缓解后血糖逐步恢复正常,故诊断明确。

3. 处理方案及理由

(1)病因治疗:及早处理原发感染灶及迁徙病灶是治疗成败的关键。①积极寻找感染源:血、中段尿等微生物培养。在条件许可的情况下,对伤口分泌物、呼吸道分泌物、脑脊液或其他可能是感染病灶的标本,及时送检培养。早期影像学或超声检查:以期确定潜在的感染病灶所在。②感染灶明确后,对于需要及时采取措施控制感染源的情况如。感染源的控制应尽可能少地破坏正常组织,如脓肿穿刺引流优于外科手术,内镜胆汁引流优于外科手术等。③免疫功能的维持:严重脓毒症以及感染性休克患者机体抗感染能力差,可给予冷沉淀、干扰素、白细胞介素及胸腺肽等,并可少量多次输入新鲜血浆、丙种球蛋白。

(2)抗菌药物治疗,诊断确立后尽早经静脉输入抗菌药物治疗。初始经验性抗感染治疗应使用一种或多种广谱高效抗感染药物。严重脓毒症和感染性休克常需联合抗菌药物治疗。经验性联合治疗不超过3～5天,一旦找到敏感的病原应立即选择适当的治疗药物。脓毒症治疗疗程一般为7～10天,但对于临床治疗反应慢、感染病灶无法通畅引流、免疫缺陷如中性粒细胞减少症等患者,可适当延长疗程。

(3)液体复苏:对于严重脓毒症的患者,保持循环稳定最好的治疗是早期液体复苏,避免患者发展成为感染性休克。

(4)控制血糖:脓毒症属于严重应激状态,糖尿病与脓毒症会互相产生恶性循环,应加强血糖的监测和控制。

(5)抗炎治疗:脓毒症的本质是全身炎症反应综合征(SIRS),积极抗炎治疗可以减轻全身炎症反应对机体的损伤。

(6)其他同时需要注意的治疗:如抗凝及预防深静脉血栓形成,肾上腺皮质激素替代治疗,应激性溃疡(SUP)的防治,维持水电酸碱平衡,营养支持治疗,并发急性肺损伤/急性呼吸窘迫综合征(ALI/ARDS)机械通气的治疗。

四、要点与讨论

脓毒症可以由任何部位的感染引起,临床上常见于肺炎、腹膜炎、胆管炎、泌尿系统感染、蜂窝织炎、脑膜炎、脓肿等。其病原微生物包括细菌、真菌、病毒及寄生虫等,但并非所有的脓毒症患者都有引起感染的病原微生物的阳性血培养结果,仅约45%的脓毒性休克患者可获得阳性血培养结果。脓毒症常常发生在有严重疾病的患者中,如严重烧伤、多发伤、外科手术后等患者。脓毒症也常见于有慢性疾病的患者如糖尿病、慢性阻塞性支气管、白血病、再生障碍型贫血和尿路结石。脓毒症病情凶险,病死率高,大约有9%的脓毒症患者会发生脓毒性休克和多器官功能不全。研究表明,出现脏器器官衰竭、休克、多重感染、严重的潜在疾病的患者预后较差。

1. 早期液体复苏

在脓毒症中由于血管收缩舒张功能异常和通透性增加,机体在早期就出现了血容量降低,组织器官出现低灌注状态,因此及时进行有效液体复苏成为脓毒症治疗的关键措施。

2. 控制感染

(1)获取生物学证据。尽可能在使用抗生素之前留取生物学标本,进行细菌/真菌培养,标本包括血液、痰液、尿液、伤口分泌物等,但并非脓毒症所有的生物学标本培养都会有阳性结果。

(2) 使用抗生素。早期应尽快给予经验性抗生素治疗,所谓经验性抗生素治疗。一旦获得细菌培养结果,应根据药敏结果结合临床情况尽快改为靶向治疗,使用有效的窄谱抗生素。

(3) 祛除感染源。在脓毒症治疗的同时,即应该积极寻找引起感染的原因,如涉及外科感染(如化脓性胆管炎、脓肿形成、肠梗阻、化脓性阑尾炎等),应及时手术干预,清除病灶或进行引流;如为医源性材料感染(如静脉导管、导尿管或植入人工器材等)应及时取出材料并作微生物培养。

3. 血管活性药物

血管活性药物的应用最好在便于进行血流动力学监测的 ICU 内进行。

(1) 如果液体复苏后仍不能使患者的血压和脏器低灌注状态得到改善,则应给与血管活性药物升压治疗,而如果患者面临威胁生命的休克时,即使其低容量未被纠正,此时也应该给予升压治疗。

(2) 对于出现脓毒性休克的患者,去甲肾上腺素和多巴胺是首选药物。此外,也可选择多巴酚丁胺、血管加压素等。

(3) 对于出现心脏低心输出量时,多巴酚丁胺是首选的心肌收缩药物。需要注意的是,如果患者处于严重代谢性酸中毒情况下(pH<7.15),使用血管活性药物效果往往欠佳,需积极纠正酸中毒。

4. 糖皮质激素

严重脓毒症和脓毒症患者往往存在肾上腺皮质功能不全,因此对于经液体复苏后仍需给予升压药物维持血压的患者,可以考虑给予小剂量的糖皮质激素治疗,通常选择氢化可的松,每日剂量在 200~300 mg。

5. 机械通气辅助通气

对严重脓毒症患者在出现急性肺损伤/急性呼吸窘迫综合征(ALI/ARDS)时,应及时进行机械通气治疗以缓解组织缺氧状态。

6. 血糖控制

脓毒症患者存在胰岛素抵抗情况,而循证医学证实脓毒症患者的血糖过高是其不良预后的危险因素。因此,应把脓毒症患者的血糖应控制在合理的水平(<8.3 mmol/L),但同时应注意防止患者发生低血糖,因此应加强血糖监测。既往强调脓毒症患者进行强化血糖控制,但近年来的研究证实强化血糖控制并未显著降低患者的整体病死率,反而容易导致严重的低血糖发生。

此外,可给予重组人体活化蛋白 C(rhAPC),适当镇静,加强肾脏、肝脏等脏器支持,防止出现应激性溃疡、深静脉血栓、DIC 等并发症等治疗。

早期目标指导性治疗和集束化治疗:为了更好地落实脓毒症《治疗指南》,规范严重脓毒症和脓毒性休克的治疗,目前推荐将上述脓毒症治疗指南的重要措施进行组合,形成一套措施,即早期目标指导性治疗和集束化治疗。

脓毒症的并发症实质是脓毒症病理生理各阶段过程中的临床表现,常见的并发症包括休克、急性肺损伤/急性呼吸窘迫综合征、深静脉血栓形成、应激性溃疡、代谢性酸中毒、弥散性血管内凝血(DIC)直至多器官功能不全。

五、思考题

(1) 引起脓毒症的常见病因有哪些?

(2) 患者出现哪些症状及生化指标改变时应警惕脓毒性休克?

(3) 脓毒症的主要治疗原则是什么?

(杨晓峰 刘 宁 胡佳文 吴先正)

案例 67

过敏性休克

一、病史资料

1. 现病史

患者,男性,67 岁,因"突发全身皮肤发红发痒伴面部麻木 40 min"来院急诊。患者于今日下午口腔科取齿,来院前 40 min 口服头孢克洛,10 min 后出现面部麻木,全身皮肤发红发痒,伴有胸闷,咽喉部不适,无胸痛,无晕厥,无头晕、头痛,无呕吐、腹泻,遂来我院就诊。

2. 既往史

既往有糖尿病病史,否认冠心病、高血压病史,患者自诉既往有阿卡波糖、比格列酮、二甲双胍、克林霉素等药物过敏。

3. 体格检查

T 37℃, P 79 次/min, R 16 次/min, BP 152 mmHg/89 mmHg。神志清,精神尚可,呼吸平稳,全身皮肤潮红。口唇无发绀,双肺呼吸音粗,未及明显干湿啰音。HR 79 次/min,律齐,未及杂音。腹部平软,无压痛、反跳痛。双下肢不肿。

4. 实验室检查

血常规检查:Hb 163 g/L, WBC 9.6×10^9/L, N 69.5%。

血生化分析:BL 3.3 mmol/L, MB 38.2 ng/ml, CK - MB 2.1 ng/ml,肌钙蛋白 0.31 ng/ml,PCT 0.12 ng/ml,Glu 6.12 mmol/L。

肝功能检查:TB 15.2 μmol/L, ALT 35 IU/L。

肾功能检查:BUN 4.9 mmol/L, Cr 79 μmol/L。

电解质分析:K^+ 3.51 mmol/L, Na^+ 147.4 mmol/L, Cl^- 104.1 mmol/L。

心电图检查:窦性心律,T 波地平(V_5、V_6 低平)。

二、诊治经过

1. 初步诊断

(1) 药物病态反应。

(2) 2 型糖尿病。

(3) 高血压病。

2. 诊治经过

患者于 17:11 到急诊室,予以吸氧,心电血压及指末氧监护,同时予以地塞米松 5 mg＋葡萄糖酸钙 1 g 静注,NS500 ml＋维生素 C 3 g 静滴。17:41 患者症状无明显改善,仍诉有皮肤瘙痒,面部麻木,并出现血压下降至 70 mmHg/40 mmHg,心率减慢至 40 次/min,考虑过敏性休克,随即予以肾上腺素 0.5 mg 静注,甲泼尼龙 40 mg 静注,同时开通第 2 路静脉快速补液扩容(NS 1 000 ml);18:00 患者皮肤潮红好转,血压 129 mmHg/87 mmHg,HR 70 次/min;18:50 患者感双膝至小腿皮肤发痒,全身皮肤再次潮红,予以异丙嗪 25 mg 肌注,地塞米松 5 mg 静注,同时予以奥美拉唑 40 mg 静注保护胃黏膜,此后患者皮肤潮红及瘙痒消退,生命体征稳定。

三、病例分析

1. 病史特点

(1) 患者,男性,67 岁,突发全身皮肤发红发痒伴面部麻木 40 min。

(2) 患者自诉既往有阿卡波糖、比格列酮、二甲双胍、克林霉素等药物过敏。

(3) 体格检查:BP 152 mmHg/89 mmHg。神志清,精神尚可,呼吸平稳,全身皮肤潮红。口唇无发绀,双肺呼吸音粗,未及明显干湿啰音。HR 79 次/min,律齐,未及杂音。腹部平软,无压痛、反跳痛。双下肢不肿。

(4) 实验室检查:LA 3.3 mmol/L, MB 38.2 ng/ml, CK - MB 2.1 ng/ml,肌钙蛋白 0.31 ng/ml, PCT 0.12 ng/mL, Glu 6.12 mmol/L, TB 15.2 μmol/L, ALT 35 IU/L, BUN 4.9 mmol/L, Cr 79 μmol/L, K^+ 3.51 mmol/L, Na^+ 147.4 mmol/L, Cl^- 104.1 mmol/L。血常规:Hb 163 g/L,WBC 9.6×10^9/L,N 69.5%。心电图:窦性心律,T 波地平(V_5、V_6 低平)。

2. 诊断及诊断依据

1) 诊断

(1) 药物变态反应 过敏性休克。

(2) 2 型糖尿病。

2) 诊断依据

(1) 药物病态反应,过敏性休克:①病史:患者,男性,67 岁,既往有多种药物过敏史;②症状体征:口服头孢克洛后突发全身皮肤发红发痒伴面部麻木,且查体全身皮肤潮红;③治疗经过:治疗过程中患者反复出现皮肤潮红伴瘙痒,且出现血压下降至 70 mmHg/40 mmHg。

(2) 2 型糖尿病:患者既往病史明确。

四、处理方案及理由

(1) 糖皮质激素的应用:主要的作用机制是通过缓解细胞的通透性,起到抗过敏的功效。

(2) 抗组胺药物:是最常用的抗过敏药物,因其与组织胺有相似的化学结构,故能与之竞争致敏细胞的 H_1 受体,拮抗组胺的致过敏作用。

(3) 葡萄糖酸钙的使用:主要是通过补充钙,可以降低毛细血管的通透性,缓解过敏症状。

(4) 肾上腺素:可使皮肤、黏膜血管及内脏小血管收缩,起到抗过敏作用,同时具有兴奋心肌、升高血压、松弛支气管平滑肌等作用,故可缓解过敏性休克的心跳微弱、血压下降、呼吸困难等症状。

(5) 补液扩容及抗休克治疗:由于外周血管扩张,血容量不足,故应加速补液,有利于改善全身积极局部循环,促进过敏物质的排泄。

（6）吸氧：对于纠正低氧血症，改善呼吸衰竭有良好的效果。如发生喉头水肿、呼吸困难时应行气管插管或气管切开。

五、要点和讨论

过敏是有机体对某些药物或外界刺激的感受性不正常地增高的现象，简单地说就是对某种物质过度敏感。当你吃下、摸到或吸入某种物质的时候，身体会产生过度的反应；导致这种反应的物质就是所谓的"过敏原"。在正常的情况下，身体会制造抗体用来保护身体不受疾病的侵害；但过敏者的身体却会将正常无害的物质误认为是有害的东西，产生抗体，这种物质就成为一种"过敏原"。

过敏性休克是由于已致敏的机体对抗原物质（如某些药物、异种蛋白等）发生的强烈全身性变态反应综合征，抗体与抗原结合使机体释放一些生物活性物质如组胺、缓激肽、5-羟色胺和血小板激活因子等，导致全身毛细血管扩张和通透性增加，心输血量急剧减少，血压下降达休克水平；过敏性休克的诊断不依赖于实验室检查和特殊检查，根据过敏原接触史、患者特征性临床表现即可诊断。

一旦发现过敏甚至过敏性休克的发生，立即脱离过敏原，平卧，监护、吸氧、建立大内径的静脉通道输入等渗晶体液，根据患者病情早期使用：①糖皮质激素，主要的作用机制是通过缓解细胞的通透性，起到抗过敏的功效；②抗组胺药物，因其与组织胺有相似的化学结构，故能与之竞争致敏细胞的 H_1 受体，拮抗组胺的致过敏作用；③葡萄糖酸钙，主要是通过补充钙，可以降低毛细血管的通透性，缓解过敏症状；④如出现过敏性休克，使用肾上腺素，具有兴奋心肌、升高血压、松弛支气管平滑肌等作用，故可缓解过敏性休克的心跳微弱、血压下降、呼吸困难等症状。

六、思考题

（1）过敏的常见病因及临床表现有哪些？
（2）过敏的治疗原则和常用药物有哪些？
（3）过敏性休克的抢救原则有哪些？

（董　磊　荣爱红　吴先正）

案例 68
输血及其并发症

一、病例资料

1. 现病史

患者,女性,57 岁,因"胸痛 10 天"入院。胸部增强 CT 扫描示:主动脉夹层动脉瘤,在全麻下行降主动脉象鼻支架＋半弓置换术,血型 B 型 Rh 阳性,不规则抗体筛查阴性,术中术后输注 6 IU 红悬液、新鲜冷冻血浆 900 ml、血小板 2 IU 和低温沉淀物 6 IU,术后第 10 天,再次输注 2 IU 红悬液,输血前肌注异丙嗪 12.5 mg,输注红细胞悬液 100 ml 时患者突然出现寒战,体温达 39℃,肉眼血尿,无胸闷、胸痛,无腰痛,无皮疹。

2. 既往史

有高血压病史 10 年,否认糖尿病、脑血管疾病史,否认输血史。无吸烟、饮酒史。生育史 G_1P_1。

3. 体格检查

T 39.5 ℃, P 114 次/min, BP 154 mmHg/74 mmHg,指末氧 98％,神志清,精神萎靡,面色苍白,皮肤巩膜无黄染,口唇无发绀,双肺无干湿啰音,HR 114 次/min,律齐,腹软,无压痛,双肾区无叩痛,下肢无水肿。

4. 实验室检查

输血前血常规检查:Hb 75 g/L, PLT $108×10^9$, WBC $4.4×10^9$, N 73％。

输血后血常规检查:Hb 57 g/L, PLT $26×10^9$, WBC $3.6×10^9$, N 49.8％。

尿常规检查:OB(＋＋＋), pro(＋＋＋),显微镜检查:红细胞 0,白细胞 2 个/HP,管型 2。

血生化分析:TB 13.7 mmol/L, CB 2.7 mmol/L, BUN 6.7 mmol/L, Cr 39 μmol/L。

直接抗人球蛋白试验(－)。

二、诊治经过

1. 初步诊断

急性溶血性输血反应。

2. 诊治经过

(1) 立即停止输血,更换输注器械,以生理盐水保持静脉通路通畅。

(2) 保持呼吸道通畅,并给予吸氧。

(3) 通知患者的主治医师和血库。

（4）地塞米松 5 mg 静脉注射，碳酸氢钠 125 ml 静滴，加强补液。

（5）将输血器械及剩余血液、新鲜的尿样及从另一只手臂采集的血样（一份抗凝，一份不抗凝）送血库和检验部门分析。

核查交叉配血及献血员、患者血型无异，监测肾功能及血常规、血凝常规变化，检查直接抗人球蛋白试验、尿潜血、血红蛋白尿及胆红素水平；0.5 h 后患者体温下降，未再出现肉眼血尿。输血不良反应传报。

三、病例分析

1. 病史特点

（1）女性，57 岁，因主动脉夹层动脉瘤在全麻下行降主动脉象鼻支架＋半弓置换术，血型 B 型 Rh 阳性，术中术后输注 6 IU 红悬液、新鲜冷冻血浆 900 ml、血小板 2 IU 和低温沉淀物 6 IU，术后第 10 天，再次输注红细胞悬液 100 ml 时患者突然出现寒战，体温达 39 ℃，肉眼血尿。

（2）既往有高血压病史 10 年，否认输血史。生育史 G_1P_1。

（3）体格检查：T 39.5 ℃，P 114 次/min，BP 154 mmHg/74 mmHg，指末氧 98%，神志清，精神萎靡，面色苍白，皮肤巩膜无黄染，口唇无发绀，双肺无干湿啰音，HR 114 次/min，律齐，腹软，无压痛，双肾区无叩痛，下肢无水肿。

（4）实验室检查：①输血前血常规检查：Hb 75 g/L，PLT $108×10^9$，WBC $4.4×10^9$，N 73%。②输血后血常规检查：Hb 57 g/L，PLT $26×10^9$，WBC $3.6×10^9$，N 49.8%。③尿常规：隐血（＋＋＋），蛋白（＋＋＋）。④显微镜检查：红细胞 0，白细胞 2 个/HP，管型 2。⑤生化分析：TB 13.7 mmol/L，CB 2.7 mmol/L，BUN 6.7 mmol/L，Cr 39 μmol/L。复查患者及献血员血型均为 B 型 Rh 阳性，直接抗人球蛋白试验阴性。

2. 诊断与诊断依据

1）诊断

（1）急性溶血性输血反应。

（2）主动脉夹层动脉瘤术后。

2）诊断依据

（1）症状体征：患者有多次输血史，再次输注红细胞悬液 100 ml 时患者突然出现寒战，体温达 39 ℃，肉眼血尿。

（2）实验室检查：①输血前血常规检查：Hb 75 g/L，PLT $108×10^9$，WBC $4.4×10^9$，N 73%。②输血后血常规检查：Hb 57 g/L，PLT $26×10^9$，WBC $3.6×10^9$，N 49.8%。③尿常规：OB（＋＋＋），pro（＋＋＋）。④显微镜检查：红细胞 0，白细胞 2 个/HP，管型 2。⑤血生化分析：TB 13.7 mmol/L，CB 2.7 mmol/L。

3. 处理方案与理由

（1）立即停止输血，更换输注器械，以生理盐水保持静脉通路通畅：尽量减少出现不良反应的异体血，保持静脉通路便于抢救用药。

（2）应用糖皮质激素抑制免疫反应发生。

（3）碳酸氢钠碱化尿液，避免血红蛋白尿堵塞肾小管，预防肾衰竭。

（4）将输血器械及剩余血液、新鲜的尿样及从另一只手臂采集的血样（一份抗凝，一份不抗凝）送血库和检验部门分析，寻找发生输血不良反应的原因。

（5）加强补液，循环支持，保持血容量、收缩压。

（6）监测凝血状态，预防纠正 DIC。

四、要点与讨论

1818年,英国布伦德尔为了抢救产科大出血患者的生命,开始大胆进行了人与人之间输血的尝试,开启了人类历史上第一次人与人输血成功的历史。经历了数百年的变革,输血这个挽救生命的重要治疗手段也在不断改进。尽管如艾滋病病毒、丙型肝炎病毒、乙型肝炎病毒这些已知的传染病病毒在输血传播的概率已经控制在比较低的水平,但是血液制品仍然容易受到新兴病原体的污染。在全球多数国家,输血相关的循环过载、输血相关急性肺损伤(TRALI)、错误配型的成分输血、输血反应和输注受细菌污染的血液仍然是导致输血相关死亡的主要原因。输血反应发生率为2%~10%,应予充分重视。对照《临床输血学检验(第3版)(卫生部"十二五"规划教材)关于输血不良反应的分类,急诊常见的如表68-1所示。

表68-1 输血不良反应分类

分 类	急 性 反 应	迟 发 性 反 应
免疫反应	发热反应	迟发性溶血反应
	病态反应	输血相关性移植物抗宿主病
	急性溶血反应	输血后紫癜
	输血相关急性肺损伤	输血致免疫抑制
	白细胞输注无效	
	血小板输注无效	
非免疫反应	细菌污染	含铁血黄素沉着症或血色病
	循环负荷过重	血栓性静脉炎
	空气栓塞	输血相关感染性疾病
	低体温	(如各种肝炎病毒、HIV、巨细胞病毒等
	出血倾向	病毒;细菌、梅毒、多种寄生虫等)
	枸橼酸中毒	
	电解质紊乱	
	非免疫性溶血	
	肺微血管栓塞	

1. 急性肺损伤(TRALI)

其临床表现为:急性呼吸窘迫和非心源性肺水肿的综合征。需满足4条诊断标准:①急性发病;②肺小动脉楔压≤18 mmHg或无左房压升高的临床证据;③胸部X线正位片可见双肺浸润;④存在低氧血症,即使采用呼气末正压通气(PEEP)时,仍存在氧合指数≤300 mmHg。国外相关的研究报道TRALI在每单位血液制品的发生率是0.02%~0.03%,而血浆的发生率是红细胞的6.9倍,血小板是红细胞的8.2倍。TRALI尚无特效治疗方法,目前对其认识仍停留在对症治疗的阶段。该病一旦确诊应立即停止输血,给予充分监测,保证最低血氧饱和度>90%。在保证该前提的情况下尽量低浓度给氧,避免高浓度氧气加重肺损伤。必要时可尽早给予呼吸支持,加用PEEP减轻肺水肿,促使肺泡复张,加强护理和营养保证其他脏器的功能。尽管有使用糖皮质激素的报道,但目前还无随机对照试验证明其明确的有效性。

2. 急性输血反应

急性输血反应是指发生于输血过程中或输血后 24 h 内的输血不良反应。根据发病机制可分为免疫性和非免疫性的输血反应：①免疫性输血反应：是指由于供受者血型抗原-抗体不合引起的输血反应。包括：ABO 血型不合、Rh 血型不合等导致的急性溶血反应；因白细胞抗体产生的发热性非溶血反应；免疫球蛋白 A(IgA)抗体介导的过敏性休克反应；输入抗受者白细胞或血小板抗体的血液导致的输血相关性肺损伤；荨麻疹等。②非免疫性输血反应：是由于某些非血型抗原-抗体反应引起的。急性输血反应包括：因血制品污染导致的高热，甚至感染性休克；循环超负荷导致的急性充血性心力衰竭；血细胞因理化因素破坏发生的溶血反应；空气栓塞及输入大量库存血导致的枸橼酸钠中毒等。根据其临床表现及严重程度，将急性输血反应分为 3 种类型：轻度、中重度和威胁生命的反应。

（1）轻度反应：由于输入的血浆中含有某种蛋白所引起的轻度超敏反应，组胺在局部皮肤过多释放。临床表现为患者在输血数分钟内出现局部皮肤反应，最常见的是皮疹和荨麻疹，常伴有皮肤瘙痒。处理：①减慢输血速度；②给予抗组胺药物（如氯苯那敏 0.1 mg/kg 肌肉注射）。如经以上处理，30 min 内症状缓解，可继续以正常速度输注；如 30 min 内无临床改善或有恶化，则按照中重度反应处理。

（2）中重度反应：是由于库存的血液成分释放出细胞因子和（或）所输血中的白细胞与患者血清中的抗体发生反应导致热原释放引起的，又被称为非溶血性发热反应。在需要定期输血的患者中，发生率为 1%～2%。患者一般在输注血制品 30～60 min 内出现发热、寒战、面色潮红、荨麻疹、皮肤剧烈瘙痒、烦躁、心跳加快，可以出现轻微呼吸困难及头痛。处理：①立即停止输血，更换输注器械，以生理盐水保持静脉通路通畅；②通知患者的主治医师和血库；③将输血器械及剩余血液、新鲜的尿样及从另一只手臂采集的血样（一份抗凝，一份不抗凝）送血库和检验部门分析；④肌肉注射抗组胺药物（如氯苯那敏 0.1 mg/kg 或与之相当的其他药物），口服（对乙酰氨基酚 10 mg/kg）或肛塞退热药物（如吲哚美辛栓 50～100 mg）；⑤若出现病态反应症状，如支气管痉挛和哮喘等，静脉注射皮质类固醇药物甚至肾上腺素；⑥一般经以上处理 15 min 后症状改善，可换一袋血液重新缓慢输注，密切观察，如 15 min 内无临床改善或有恶化趋势则按照有生命危险的反应处理。

（3）危及生命的输血反应：包括急性血管内溶血、细菌污染及败血症休克、液体超负荷、过敏性休克和 TRALI。其中尤为关注的是急性血管内溶血，通过医务人员的操作可显著减少其发生率，而其一旦发生却又易致严重后果。急性血管内溶血是由于输注血型不合红细胞导致。患者血浆中抗体与输注的异型血红细胞发生溶血反应。主要见于 ABO 血型不合，其他的血型不合也有发生，如 Rh 血型等。即使少量异型血（5～10 ml）输注也可以引起严重的溶血。其临床上主要表现为发热、寒战、心率增快、低血压休克、呼吸急促或呼吸窘迫、头痛、烦躁焦虑、腰背疼痛、少尿、血红蛋白尿，甚至可以出现弥散性血管内凝血（DIC）。如果患者意识清楚，急性血管内溶血的症状可以在输血开始后几分钟内出现。而对于意识不清或处于麻醉状态的患者而言，因 DIC 引起的低血压和出血不止可能是急性溶血的唯一表现，这种严重的情况应立即采取治疗措施包括：①立即停止输血，更换输注器械，以生理盐水保持静脉通路通畅。②保持呼吸道通畅，并给予高浓度面罩吸氧。③循环支持：输注生理盐水 20～30 mg/kg，保持血容量和收缩压，如果需要可用强心剂及升压药支持血循环，如肾上腺素、多巴胺及多巴酚丁胺。④预防肾衰竭，在保持血容量及血压稳定前提下用利尿剂，如呋塞米 1～2 mg/kg。⑤监测凝血状态，预防及纠正 DIC。⑥核查血液标签及送检样本：将输血器械及剩余血液、新鲜的尿样及从另一只手臂采集的血样（一份抗凝，一份不抗凝）送血库和检验部门。核查交叉配血及血型，监测肾功能及血常规变化，检查直接抗人球蛋白试验、血气分析、尿潜血、血红蛋白尿及胆红素水平。⑦如出现病态反应症状如支气管痉挛和哮喘等，静脉注射皮质类固醇药物。怎样去预防该并发症对医务人员非常重要，按照正确的流程输血能显著降低该发生率。输血流程包括：①正确填写输血申请单；②交叉配血；③标签管理系统，正确标示血样和血制品；④输血开始前严格进行"三查七对"；⑤对于曾经有不明原因输血后血管内溶血的患者，应筛查少见血型抗原的抗体，如 Kidd、Kell 及 Duffy 系统抗原。

　　输血已经成为医疗治疗过程中重要的组成部分,在认识它不可或缺的治疗作用的同时,人们在逐渐使用它的过程中产生了疑问。如何降低输血的并发症,如何进行输血管理正成为全球关注的焦点。临床合理用血,提倡成分输血,按需给血既降低了输血成本节约了血液资源,也降低了输血相关并发症的发生率,降低了危险因素的暴露风险。

五、思考题

　　(1) 急性溶血性输血反应如何处理?
　　(2) 急性肺损伤(TRALI)的临床表现有哪些?

(吴先正　赵　洁　费爱华)

案例 69

中暑

一、病历资料

1. 现病史

患者,男性,39 岁,因"户外作业 4 h,高热 0.5 h"入院。患者系环卫工人,午后在户外(环境温度 40 ℃)持续工作 4 h 后出现高热 29.8 ℃,伴多汗、乏力、头晕、心悸,由同事护送来院急诊。来院途中已予盐汽水服用 500 ml,急诊就诊时发现患者大汗淋漓,神志模糊,测体温 40.1 ℃,监测血压提示 97 mmHg/52 mmHg,紧急检查提示肌酸激酶明显升高,即予转入 EICU 进一步诊治。

患者本次发病期间,饮食欠佳,饮水少,近日无发热、流涕、咽痛表现;否认与其他发热患者接触史。

2. 既往史

否认慢性支气管炎、高血压、糖尿病、风湿系统疾病史,否认肝炎、结核等传染疾病史,否认长期大量吸烟饮酒史,否认家族遗传疾病史,父母兄弟子女均体健,否认外出史。

3. 体格检查

T 40.1 ℃,P 162 次/min,R 32 次/min,BP 97 mmHg/52 mmHg。神志模糊,意识欠清,脱水貌,查体不合作,大汗淋漓,未闻及异常声音及气味。全身皮肤无散在瘀点、瘀斑,表浅淋巴结未及肿大。头颅无畸形,眼睑无下垂、无水肿,结膜苍白,巩膜无黄染,瞳孔双侧等大等圆,瞳孔对光反射灵敏,外耳道无溢液,鼻前庭无异常分泌物,口唇稍白,牙龈无出血,扁桃腺无红肿、增大,咽部黏膜无明显充血及红肿。颈软,甲状腺无肿大,气管居中,颈静脉无明显充盈。呼吸运动双侧对称,两肺呼吸音粗,未闻及干湿啰音。心浊音界正常,HR 162 次/min,律齐,各瓣膜听诊区未及病理性杂音。腹软,无压痛、反跳痛及肌卫,未触及腹部包块。肝脾肋下未及,肝浊音界正常,肝、脾区无叩击痛,双肾区无叩击痛,移动性浊音(一)。肠鸣音正常。双下肢无水肿,四肢检查不合作。生理反射存在,病理反射未引出。

4. 实验室及影像学检查

血常规检查:WBC 19.7×10⁹/L, N 90.3%, RBC 4.32×10¹²/L, Hb 145 g/L, PLT 89.0×10⁹/L, Hct 0.56。

电解质分析:K⁺ 4.9 mmol/L, Na⁺ 148 mmol/L, Cl⁻ 106 mmol/L。

随机血糖:12.6 mmol/L。

BUN 4.1 mmol/L, Cr 143 μmol/L UA 426 μmol/L。

心肌酶谱检查:CK 2 170 IU/L, CK - MB 43 IU/L, LDH 350 IU/L,肌钙蛋白 0.12 IU/L, MB 599.1 IU/L。

肝功能检查:AST 73 IU/L, ALT 62 IU/L, TB 12.2 μmol/L, DB 3.9 μmol/L, IB 8.3 μmol/L,

ALB 36 g/L，GLB 32 g/L。

尿常规检查：白细胞 0～1 个/HP；红细胞 3～5 个/L；尿比重 1.035。

凝血功能检查：PT 11.3 s；INR 0.97；APTT 22.2 s；Fib 2.46 g/L，TT 14 s。

心电图检查：窦性心动过速。

头颅 CT 扫描：未见异常。

二、诊治经过

1. 初步诊断

中暑。

2. 诊治经过

入院后予物理降温、酒精擦浴；MG3、氯化钾注射液、维生素 C 注射液、维生素 B_6 注射液、复方氨基酸（HAA）（乐凡命）、水溶性维生素补液扩容稳定内环境；达肝素钠（法安明）5 000 IU 抗凝；头孢替安 1.5 bid ivggt；抗感染治疗，奥美拉唑 40 mg qd iv 预防应激性溃疡出血；血压低时适当使用多巴胺；适当碱化尿液，利尿；严密观察患者生命体征；补液 24 h 后心电监护提示心率降至 97 次/min；72 h 后复查各项指标基本恢复正常；5 天后出院。

出院后嘱患者积极防暑降温。

三、病例分析

1. 病史特点

(1) 患者男性，39 岁，户外作业 4 h，高热半小时。

(2) 体格检查：T 40.1 ℃，P 162 次/min，R 32 次/min，BP 97/52 mmHg。神志模糊，意识欠清，查体不合作，大汗淋漓，两肺呼吸音粗，未闻及干、湿啰音。心浊音界正常，HR：162 次/min，律齐，双下肢无水肿，四肢检查不合作。生理反射存在，病理反射未引出。

(3) 实验室及影像学检查：①血常规检查：WBC $19.7×10^9$/L，N 90.3%，RBC $4.32×10^{12}$/L，Hb 145 g/L，PLT $89.0×10^9$/L，Hct 0.56；K^+ 4.9 mmol/L，Na^+ 148 mmol/L，Cl^- 106 mmol/L；随机血糖 12.6 mmol/L，BUN 4.1 mmol/L，Cr 143 μmol/L，UA 426 μmol/L。②心肌酶谱检查：MB 2 170 IU/L，CK-MB 43 IU/L，LDH 350 IU/L，肌钙蛋白 0.12 IU/L，MB 599.1 IU/L。③肝功能检查：AST 73 IU/L，ALT 62 IU/L。④尿常规检查：白细胞 0～1 个/HP，红细胞 3～5 个/L，尿比重 1.035。⑤凝血功能检查：PT 11.3 s；INR 0.97；APTT 22.2 s，Fib 2.46 g/L，TT 14 s。⑥心电图检查：窦性心动过速。

2. 诊断与诊断依据

(1) 诊断：中暑。

(2) 诊断依据：正值大暑，天气炎热，患者未行防暑降温，出现高热、昏迷、寒战、二便失禁、呕吐等症状。体格检查提示脱水貌，心动过速、呼吸增快、体温升高、低血压。故中暑诊断明确。

3. 鉴别诊断

(1) 乙型脑炎：发病季节项次，均有昏迷、高热；但乙脑有蚊虫叮咬史，起病较慢，往往 2～3 天才出现高热，昏迷，且有脑膜刺激征，病理反射阳性，脑脊液异常等，而与环境温度无关，有助于区别。

(2) 大叶性肺炎：是由肺炎双球菌等细菌感染引起的呈大叶性分布的肺部急性炎症。常见诱因有受凉、劳累或淋雨等。是由肺炎双球菌引起的急性肺实质炎症。好发于青壮年男性和冬、春季节。临床症状有突然寒战、高热、咳嗽、胸痛、咳铁锈色痰。血白细胞计数增高；典型的 X 线表现为肺段、叶实变。

其发热予环境温度无关,有助于区别。

4. 处理方案及理由

(1) 降温治疗:降温速度决定患者预后,应在 1 h 内使直肠温度降至 37.8～38.9 ℃。

(2) 扩容升压:静脉输注生理盐水及电解质恢复血容量和血压。

(3) 适当抗感染:患者救治时白细胞计数明显上升,可考虑根据患者病情,适当抗生素抗感染治疗。

(4) 抗凝:尽早抗凝可避免或减轻 DIC 发生率。

(5) 防止重要脏器功能障碍(消化系统;泌尿系统等)。

四、要点与讨论

1. 中暑

在高温高湿度的环境下,机体由于产热散热失衡,体温调节功能障碍或丧失,体内热量过度积蓄,或体液过度丧失,导致高热、皮肤干燥无汗、电解质紊乱及中枢神经系统症状为特征的一组临床综合征。

根据我国《职业性中暑诊断标准》可将中暑分为:

(1) 先兆中暑。

(2) 轻度中暑。

(3) 重度中暑:①热射病:热射病是一种致命性急症,以高温和意识障碍为特征。起病前往往有头痛、眩晕和乏力。早期受影响的器官依次为脑、肝、肾和心脏。根据发病时患者所处的状态和发病机制,临床上分为两种类型:劳力性和非劳力性(或典型性)热射病。劳力性主要是指在高温环境下内源性产热过多;非劳力性主要是指在高温环境下体温调节功能障碍引起散热减少。②热痉挛:在高温环境进行重体力劳动,汗出过多后,口渴大量饮水而盐分补充不足以致血中钠离子浓度明显下降,引起肌肉痉挛伴有收缩痛。③热衰竭:在高气温或强热辐射环境下,由于热引起外周血管扩张和大量失水造成循环血量减少,引起颅内暂时性供血不足而发生昏厥的疾病,也称热晕厥或热虚脱。一般起病迅速,先有头晕、头痛、多汗、恶心、呕吐,继之出现口渴,冷汗淋漓、疲乏、焦虑、胸闷、面色苍白、轻度脱水、脉搏细弱或缓慢、血压下降、心律不齐,可有晕厥,手足抽搐。严重患者出现循环衰竭。

2. 重度中暑的救治方法

采用"四早一支持"的治疗原则:早期快速降体温,早期快速扩容,早期抗凝,早期改善微循环,积极支持脏器功能。热射病患者应积极处理,给氧、吸痰,保证呼吸道通畅。补液不宜过速,以免发生心力衰竭;纠正酸中毒和电解质紊乱;低血压可用升压药。

1) 一般治疗

热衰竭和热痉挛患者应转移到通风阴凉处休息,热痉挛患者口服冰盐水和含盐饮料或静脉注射生理盐水,可迅速好转。

2) 早期降温

通常要求在 1 h 内使直肠温度降至 38.5 ℃ 以内,常用方法如下:

(1) 物理降温:

体外降温:①脱去患者衣服,吹送凉风或喷以凉水等;②冰敷;③酒精擦浴。

体内降温:体外降温无效者,可选用:①用冰盐水进行胃或直肠灌洗;②用 20 ℃ 或 9 ℃ 无菌生理盐水进行血液透析或腹膜透析;③将自体血液体外冷却后回输体内降温。

(2) 药物降温:氯丙嗪(冬眠灵),地塞米松,纳洛酮等。

3) 早期扩容

重症中暑的失水比慢性消耗性疾病的失水对器官的损害更加危急,应高度重视早期体液复苏的重要性与必要性。在排除心功能不全的情况下,应予早期快速扩容,开放多路静脉通道或中心静脉置管。输液以晶体液为主,并结合血浆、蛋白,尽快补足血容量,纠正低钾、低钠等电解质紊乱。

4) 早期抗凝

尽早预防性应用抗凝剂,可有效避免和减轻 DIC,减少重症中暑病死率:①使用低分子肝素钠 5 000 IU;②肝素;③低分子右旋糖酐或羟乙基淀粉。

5) 早期改善微循环

静脉滴注小剂量多巴胺提高内脏灌注量,静脉滴注山莨菪碱改善微循环。

6) 积极支持脏器功能

(1) 防治肝衰竭:中暑患者补充大剂量维生素 C,能起到避免脂质过氧化损伤、保护肝脏的作用;ALT 水平升高明显者(>300 IU/L),加用甘草酸二铵注射液静脉滴注;伴黄疸者,静脉滴注清开灵注射液。

(2) 防治脑功能障碍:重症中暑患者易发生脑损伤而遗留后遗症。注意脱水降颅压、镇静防抽搐及保护脑细胞。

(3) 防治横纹肌溶解症及肾衰竭:Cr、BUN 水平轻度增高时以及应用多巴胺、盐酸山莨菪碱等改善肾脏微循环。有肌红蛋白尿表现者,碱化尿液,防止发生肾功能不全。急性肾衰竭者可进行血液透析。

(4) 保护心脏及外周循环:常规应用能量合剂保护心肌细胞。有心动过缓或外周循环不良表现者,早期应用盐酸山莨菪碱提高心室率、改善微循环,从而避免严重心律失常的发生。心力衰竭时用毛花苷 C。

(5) 保护胰腺:有腹痛及血淀粉酶水平升高这,给予禁食、胃肠减压、抑酸,静脉滴注生长抑素治疗。

(6) 应激性溃疡的防治:常规应用 H_2 受体拮抗剂或质子泵抑制剂等,对发生胃肠道出血者,禁食,给予胃肠外营养。

五、思考题

(1) 热射病的临床表现及治疗有哪些?

(2) 怎样防暑降温?

(钱义明)

案例 70
淹　溺

一、病史资料

1. 现病史

患者,男性,14 岁,因"淹溺 1 h"被路人送至急诊。患者 1 h 前与同学在河边玩耍时不慎掉入河中。同学立即呼救,并拨打"110"和"120"电话。"120"到达时患者已被救至岸边。"120"急救人员发现患者意识丧失,呼吸停止,未触及颈动脉搏动,立即实施现场心肺复苏。心肺复苏约 15 min 患者恢复自主循环(return of spontaneous circulation,ROSC)后将患者送至急诊。

2. 既往史

不详。

3. 体格检查

T 35.5 ℃, P 132 次/min, R 6 次/min, BP 70 mmHg/30 mmHg, SaO₂ 90%。神志不清,GCS 评分 5 分,自主呼吸微弱,颈动脉搏动微弱,双侧瞳孔 4 mm,双侧对光反射(−),HR 132 次/min,两肺可闻及湿啰音,腹膨隆,头面部、胸腹部及四肢未见明显外伤痕迹,双下肢无水肿。

4. 实验室检查

血常规检查:WBC 10 500×10⁹/L, N 78%, Hb 125 g/L, PLT 140×10⁹/L。

血气分析:pH 7.01, PaO₂ 7.02 kPa, PaCO₂ 9.32 kPa, SaO₂ 89%, BE −10 mmol/L。

电解质:Na⁺ 128 mmol/L, K⁺ 2.98 mmol/L, Cl⁻ 102 mmol/L, Ca²⁺ 1.98 mmol/L, P³⁺ 0.67 mmol/L,血糖 10.8 mmol/L。

二、诊治经过

1. 初步诊断

淹溺,呼吸心跳骤停,心肺复苏后,呼吸衰竭,休克,低体温,电解质紊乱,酸中毒。

2. 诊治经过

该名 14 岁的青少年因为淹溺导致心跳呼吸骤停,经现场心肺复苏后恢复自主循环。患者目前自主呼吸微弱,面罩加压吸氧情况下(10 L/min)氧饱和度 90%,立即予以气管插管,呼吸机辅助通气,后氧饱和度逐步上升至 98%。予以心电监护,12 导心电图检查,心电监护提示窦性心动过速,HR 132 次/min,血压 70 mmHg/30 mmHg,考虑存在循环不稳定,立即予以 0.9% NS 500 ml 快速滴注,血压上升至 80 mmHg/45 mmHg,予以使用多巴胺,起始剂量 5 μg/(kg·min),根据血压情况调整剂量,使收缩压大于 90 mmHg。患者昏迷,使用亚低温治疗,使患者体温维持在 32~34 ℃ 24 h,24 h 后缓慢复温。根据患者血气分析和生化检查,维持水、电解质及酸碱平衡。等病情相对平稳,送 EICU 继续治疗。

三、病例分析

1. 病史特点
(1) 男性,14 岁,因淹溺 1 h,心跳呼吸骤停心肺复苏恢复自主循环入院。
(2) 有明确淹溺史,既往史不详。
(3) 体格检查:T 35.5 ℃, P 132 次/min, R 6 次/min, BP 70 mmHg/30 mmHg, SaO$_2$ 90%。
(4) 神志不清,GCS 评分 5 分,自主呼吸微弱,颈动脉搏动微弱,双侧瞳孔 4 mm,对光反射(一),HR 132 次/min,两肺可闻及湿啰音,腹膨隆,头面部、胸腹部及四肢未见明显外伤痕迹,双下肢无水肿。
(5) 实验室检查:白细胞计数升高,中性粒细胞升高;血气分析提示低氧血症合并高碳酸血症,呼吸性酸中毒合并代谢性酸中毒;低钾。

2. 诊断和诊断依据
(1) 诊断:淹溺,呼吸心跳骤停,心肺复苏后,呼吸衰竭,休克,低体温,电解质紊乱,酸中毒。
(2) 诊断依据:根据病史及体格检查和实验室检查。

3. 处理方案及基本原则
(1) 现场抢救:淹溺者被救上岸后立即进行基础生命支持(basic life support, BLS)和高级心脏生命支持(advanced cardiac life support, ACLS)。
(2) 急诊科治疗:根据现场复苏情况,急救处置,对急救的反应,结合查体、实验室检查和影像学检查结果进行综合处置。该患者心跳呼吸骤停,经抢救恢复自主循环,依照 ACLS 中自发循环恢复(ROSC)流程处理。

四、要点与讨论

淹溺是指因为淹没/浸入液体导致的原发性呼吸功能损伤。2005 年,世界卫生组织为更好地统计全球范围内的淹溺事件,规范了淹溺的定义,并建议不再应用“干性淹溺、湿性淹溺、近乎淹溺”等术语。

人体溺水后数秒钟内,本能地屏气,随后由于液体进入口咽部和喉部,引起喉痉挛。在屏气和喉痉挛期间,氧气的耗竭和二氧化碳无法排出导致缺氧、高碳酸血症和酸中毒。继而淹溺者开始吞入液体,虽然淹溺者呼吸运动加强,但由于存在喉痉挛,无法产生气体交换。当淹溺者缺氧进一步加重,喉痉挛缓解,淹溺者开始主动吸入液体。吸入的液体阻滞气体交换,引起全身进一步缺氧和二氧化碳潴留,呼吸道内的水可以经肺泡吸收到血液循环,引起水、电解质和酸碱平衡紊乱。决定淹溺预后的主要因素包括淹溺持续的时间及低氧的严重程度,与淹溺的液体(海水、淡水)无关。如淹溺持续时间超过 25 min,死亡或严重神经功能损伤的发生率几乎为 100%。除此之外,与淹溺病死率为 100% 有关的其他因素包括复苏持续时间超过 25 min;到达急诊室的初始心律为无脉的心脏停搏;患者在现场昏迷,到达医院时仍然没有恢复意识等。

淹溺者的症状和体征随淹溺程度不同变化范围很广,也是评估预后的重要线索。淹溺者可表现为剧烈咳嗽、呕吐、发绀、明显的呼吸窘迫或呼吸骤停。淹溺时误吸的微粒及呕吐物可能会堵塞小支气管和细支气管,引起细菌和真菌感染。继发于缺氧的中枢神经系统损伤可表现从轻度昏睡到伴有双侧瞳孔散大固定的昏迷等症状。心律失常可能是淹溺的原因或为淹溺损伤的结果。低氧血症、酸中毒和低体温可能是发生心律失常的主要原因,淹溺虽然会导致电解质紊乱,但紊乱的程度很少会引起心律失常。乳酸酸中毒和长时间的低灌注及横纹肌溶解可使部分淹溺者出现急性肾损伤。

淹溺者被救上岸后应迅速进行是否行 BLS/ACLS 的评估,如果需要,立即进行 BLS/ACLS 干预。与其他原因导致心跳呼吸骤停实施 C－A－B 顺序不同,对淹溺者进行心肺复苏应按照传统的 A－B－C 顺序,对淹溺者首要及最重要的处理是通气。通过大声呼唤及拍打患者肩部的方法确认其有无意识丧失,如患者无反应,立即开放气道,判断有无呼吸,如无自主呼吸或是喘息样呼吸,此时应该就地尽快实施口对口或口对面罩人工呼吸两次。通气后检查颈动脉搏动,如颈动脉无搏动,则患者发生了心脏停搏,此时应立即展开胸外按压,按压通气比例为 30∶2。如患者存在颈动脉搏动,仅需要对患者进行人工通气,通气频率为每 5~6 s 1 次或 10~12 次/min。只是呼吸停止的淹溺者往往几次人工通气后即对治疗有反应。如果救援现场有自动体表除颤仪(AED)或除颤仪,人工或自动判断是否存在可电击心律(室颤/无脉室速),如果存在可电击心律,立即实施电击除颤。如现场条件许可,可实施 ACLS,包括气管插管,建立静脉通路及药物的使用。

在实施心肺复苏前无须排出吸入的液体。因为大多数淹溺者吸入的液体有限,而且吸入呼吸道内的液体迅速经肺泡吸收到血液循环,所以在气道内不会起到阻塞的作用。另外有些淹溺者由于喉痉挛和屏气,气道内几乎没有液体进入。绝大多数排出的液体来自胃部而非肺部。如怀疑有异物(如泥沙及杂草)阻塞气道或造成窒息,不推荐使用腹部按压或 Hei mlich 手法解除气道梗阻,上述操作可能造成损伤、呕吐、液体吸入呼吸道及延迟实施心肺复苏。

实施胸外按压或人工通气时淹溺者可能会出现呕吐,这将使保持气道通畅变得复杂。如果发生呕吐,将淹溺者的嘴转向一侧,使用手指、毛巾或吸引将呕吐物清除。如怀疑淹溺者同时存在脊柱损伤,进行上述操作时注意颈椎保护。

尽管大多数心跳骤停的淹溺者初始心律为心搏停止,但仍有部分淹溺者可表现为室颤/无脉室速。因此仍有必要使用 AED 或除颤仪对这部分患者实施电击除颤。只有将淹溺者脱离水面才能使用 AED,另外,使用 AED 贴片前需擦干患者胸部。

淹溺事件可能同时存在创伤,如果高度怀疑存在头部、颈部或脊柱损伤,需注意固定头颈部,使用下颌推举法打开气道。对没有迹象表明存在脊柱损伤的淹溺者不推荐常规使用颈椎保护法。颈椎保护法包括救护者双手固定患者的颈部处于中立位(不要过屈或过伸);使用下颌推举法而非仰头抬颏法开放气道;人工通气时保持头部中立位;转动患者时保持头、颈、胸部及躯干于一直线。

淹溺者往往合并低体温,使患者的呼吸和脉搏可以非常缓慢而且难以察觉。如果淹溺者对初始 BLS 没有反应,应尽快评估其核心体温以排除低体温。如果淹溺者的核心体温低于 30 ℃ 且没有自主呼吸和脉搏,救援者应考虑延长心肺复苏的时间。为治疗合并的低体温,应尽快脱去患者的湿衣服,擦干身体表面的水分以减少体表水分蒸发带走热量。在不干扰心肺复苏 CPR 的前提下,根据患者体温,同时采取主动或被动保暖复温措施。如存在明显的低体温,宣布淹溺者死亡前要确保已采取有效的复温措施。

早期建立高级气道对淹溺者的抢救具有下列特殊作用:改善氧和及通气;可以直接从气道去除异物;应用持续气道正压通气(continuous positive airway pressure,CPAP)或呼气末正压通气(positive end-expiratory pressure,PEEP)机械通气方式。

进入医院后的处理包括进一步生命支持,处理各种并发症,如急性呼吸窘迫综合征、继发于缺氧的脑病、肺部感染、电解质紊乱、心律失常等(见表 70－1)。

表 70 – 1　溺水心跳呼吸骤停后多系统处理

呼吸系统及人工通气	血流动力学	心血管系统	神经系统	代谢系统
二氧化碳监测仪	血压监测	持续心电监护	系列神经系统检查	系列乳酸测定
● 确定高级气道正确位置,滴定通气参数	● 保持器官灌注,防止反复低血压发作	● 监测有无反复发作心律失常	● 明确昏迷程度,有无脑外伤及神经系统恢复可能	● 确保足够组织灌注
● 昏迷患者可考虑气管插管以保护气道	● 平均动脉压 ≥ 65 mmHg 或收缩压≥90mmHg	● 不需要预防性使用抗心律失常药物	● 对语言指令或物理刺激有无反应	
● $P_{ET}CO_2$ 35～40 mmHg		● 需要时使用抗心律失常药物	● 瞳孔对光反射,角膜反射,自发眼球运动	
● $PaCO_2$ 40～45 mmHg		● 去除可逆性病因	● 咽反射,咳嗽反射,自主呼吸	
胸片	治疗低血压	12 导心电图/心肌蛋白	如果昏迷,脑电图检查	血钾测定
● 确定高级气道正确位置,鉴别心跳呼吸骤停原因及存在并发症:肺炎、肺水肿	● 保持灌注	● 鉴别有无急性冠脉综合征/ST 段抬高心肌梗死;评估 QT 间期	● 排除癫痫	● 避免低钾导致的心律失常
	● 快速液体输注(如能耐受)		● 如果抽搐,使用抗惊厥药	● 补钾使血钾＞3.5 mEq/L
	● 多巴胺 5～10 mg/(kg·min)			
	● 去甲肾上腺素 0.1～0.5 mg/(kg·min)			
	● 肾上腺素 0.1～0.5mg/(kg·min)			
指末氧饱和度监测/血气		如果急性急性冠脉综合征	如果昏迷,测量核心体温	监测尿量,血肌酐
● 保持充分氧和,减少吸氧浓度		● 阿司匹林/肝素	● 使脑损伤最小化,改善预后	● 鉴别有无急性肾损伤
● SpO_2≥94%		● 转运患者至急性冠脉治疗中心	● 避免高热＞37.7℃	● 保持等量体液
● PaO_2 100 mmHg		● 考虑急诊 PCI 或溶栓治疗	● 如果没有禁忌,亚低温治疗	● 如有需要肾脏替代治疗
● 保证上述指标前提下减少吸氧浓度			● 如果没有禁忌,静脉输注冷液体30 ml/kg	

（续表）

呼吸系统及人工通气	血流动力学	心血管系统	神经系统	代谢系统
● 计算 PaO_2/FiO_2 判断有无急性肺损伤			● 体表或血管内降温 32～34 ℃×24 h	
			● 24 h 后缓慢复温 0.25 ℃/h	
机械通气	心超检查	CT 平扫检查		血糖监测
● 减少急性肺损伤可能,避免潜在氧中毒	● 明确有无心肌顿抑、室壁运动异常、结构异常或心肌病	● 排除原发性脑血管意外		● 鉴别有无低血糖或高血糖
● 潮气量:6～8 ml/kg				● 使用葡萄糖治疗低血糖(<80 mg/dl)
● 调整分钟通气量使 $PETCO_2$ 35～40 mmHg $PaCO_2$ 40～45 mmHg				治疗高血糖使血糖维持在 144～180 mg/dl
● 保证 SpO_2 或 $SaO_2 \geqslant 94\%$ 前提下减少吸氧浓度				● 胰岛素合理应用
	如果心肌顿抑	镇静/肌松		避免输注低渗液体
	● 注意液体量使血容量最优化(需要临床判断)	● 控制肌肉颤抖,激惹,避免机械通气时人机对抗		● 可能增加水肿,包括脑水肿
	● 多巴酚丁胺 5～10 mg/(kg·min)			
	● 机械辅助装置(球囊反搏)			

对父母进行关于儿童溺水危险性教育在溺水的预防中能起到重要作用,同时加强公众心肺复苏教育对于减低溺水的病死率也有帮助。

五、思考题

（1）淹溺患者进行 BLS 操作时与其他原因导致心跳呼吸骤停进行 BLS 有何不同?

（2）溺水心跳呼吸骤停患者恢复自主循环后如何对多系统进行处理?

（朱　莹）

参考文献

［1］Dellinger RP，Levy MM，Rhodes A，et al. Surviving sepsis campaign：international guidelines for management of severe sepsis and septic shock［J］. Intensive Care Med，2013，39(2)：165－228.

［2］陈灏珠，林果为. 实用内科学［M］. 14版，北京：人民卫生出版社，2013：234－256.

［3］于学忠，陆一鸣，王仲，等. 急性循环衰竭中国急诊临床实践专家共识［J］. 中华急诊医学杂志，2016，25(2)：143－149.

［4］于学忠，陆一鸣，王仲，等. 急性循环衰竭中国急诊临床实践专家共识［J］. 中国急救医学，2016，36(1)：1－8.

［5］Marx Hockberger Walls. 罗森急诊医学［M］. 7版. 北京：北京大学医学出版社，2013.

［6］蒋健，于金德. 现代急诊内科学［M］. 2版. 北京：科学出版社，2005.

［7］头痛分类和诊断专家共识组. 头痛分类和诊断专家共识［J］. 中华神经科杂志，2007，40(7)：493－495.

［8］李颖，季伟华，华驾略，等. 头痛：青少年及成人的诊断及处理［J］. 神经病学与神经康复学杂志，2012，9(3)：138－143.

［9］Eugene Toy，Donald Briscoe，Bruce Britton. Case Files Family Medicine［M］. 3版. Mcgraw-Hill，2011.

［10］李春盛. 急诊医学高级教程［M］. 北京：人民军医出版社，2010.

［11］Nayer J，Aggarwal P，Galwankar S. Utility of point-of-care testing of natriuretic peptides (brain natriuretic peptide and n-terminal pro-brain natriuretic peptide) in the emergency department［J］. Int J Crit Illn Inj Sci，2014，4(3)：209－215.

［12］陈灏珠，林果为，王吉耀. 实用内科学［M］. 14版. 北京：人民卫生出版社，2013.

［13］中华心血管病杂志编辑委员会与胸痛规范化评估与诊断共识专家组. 胸痛规范化评估与诊断中国专家共识［J］. 中华心血管病杂志，2014，42(8)：627－632.

［14］Montalescot G，Sechtem U，Achenbach S，et al. 2013 ESC guidelines on the management of stable coronary artery disease：The Task Force on the management of stable coronary artery disease of the European Society of Cardiology［J］. European Heart Journal，2013，34(38)：2949－3003.

［15］罗学宏. 急诊医学［M］. 北京：高等教育出版社，2008.

［16］李春盛. 急诊医学［M］. 北京：高等教育出版社，2011.

［17］王吉耀. 内科学［M］. 北京：人民卫生出版社，2002.

［18］刘文玲. 心血管急症救治——晕厥诊断与鉴别诊断新概念［J］. 中国循环杂志，2014，29(6)：406－409.

［19］陈孝平，汪建平. 外科学［M］，8版. 北京：人民卫生出版社，2014.

［20］中华人民共和国国家卫生和计划生育委员会. 胃癌规范化诊疗指南(试行)［J］. 中国医学前沿杂志(电子版)，2013，5(8)：56－63.

［21］中华医学会外科学分会胰腺外科学组. Pancreatic Surgery Group of Surgery Branch of Chin 急性胰腺炎诊治指南 (2014)［J］. 中华外科杂志,2015,53(1):50-53.

［22］中国医师协会急诊医师分会. 2013 中国急诊急性胰腺炎临床实践指南［J］. 中国急救医学,2013,33(12): 1057-1071.

［23］中国中西医结合学会消化系统疾病专业委员会. 溃疡性结肠炎中西医结合诊疗指南(草案)［J］. 中国中西医结合消化杂志,2011,19(1):61-66.

［24］欧阳钦. 溃疡性结肠炎临床诊断指南［J］. 临床消化病杂志,2007,19(1):4-6.

［25］Garcia-Tsao G,Sanyal AJ,Grace ND,et al. Prevention and management of gastro-esophageal varices and variceal hemorrhage in cirrhosis. Am J Gastroenterol,2007,102(9):2086-2102.

［26］中华医学会外科学分会胰腺外科学组. 胰腺癌诊治指南(2014)［J］. 临床肝胆病杂志,2014,13(11):1011-1017.

［27］波特. 默克诊疗手册［M］. 19 版. 北京:人民卫生出版社,2014.

［28］谢幸,苟文丽. 妇产科学［M］. 8 版. 北京:人民卫生出版社,2013.

［29］李春盛. 急诊医学高级教程［M］. 北京:人民军医出版社,2010.

［30］俞森洋. 现代呼吸治疗学［M］. 北京:科学技术文献出版社,2006.

［31］张文武. 急诊内科学［M］. 3 版. 北京:人民卫生出版社,2012.

［32］Attina D,Niro F,Garzillo G,et al. Thoracic Manifestation of Eisenmenger's Syndrome in Adult Patients:A MDCT Review［J］. Lung,2015,193(2):173-181.

［33］International ERS/ATS guidelines on definition,evaluation and treatment of severe asthma ［J］. Europe Respiratory. 2014,43(2):343-373.

［34］中华医学会呼吸病学分会,中华医学会全科医学分会. 中国支气管哮喘防治指南(基层版)［J］. 中华结核和呼吸杂志,2013,36(5):331-336.

［35］慢性阻塞性肺疾病急性加重(AECOPD)诊治专家组. 慢性阻塞性肺疾病急性加重(AECOPD)诊治中国专家共识 (2014 年修订版)［J］. 国际呼吸杂志,2014,34(22):1-11.

［36］慢性阻塞性肺疾病急性加重抗菌治疗论坛专家组. "慢性阻塞性肺疾病诊治指南"中急性加重抗菌治疗的地位［J］. 中华结核和呼吸杂志,2013,36(9):712-714.

［37］中华医学会呼吸病学分会. 社区获得性肺炎诊断和治疗指南［J］. 中华结核和呼吸杂志,2006,29(10):651-655.

［38］钟南山,刘又宁. 呼吸病学［M］. 2 版. 北京:人民卫生出版社,2012:805-808.

［39］Mandell LA,Wunderink RG,Anzueto A,et al. Infectious Diseases Society of America/American Thoracic Society consensus guidelines on the management of community-acquired pneumonia in adults ［J］. Clin Infect Dis,2007,44 (Suppl 2):S27-S72.

［40］Lim WS,Baudouin SV,George RC,et al. BTS guidelines for the management of community acquired pneumonia in adults:update 2009 ［J］. Thorax,2009,64 (Suppl 3):iii1-iii55.

［41］慢性阻塞性肺疾病急性加重诊治专家组. 慢性阻塞性肺疾病急性加重(AECOPD)诊治中国专家共识(2014 年修订版)［J］. 国际呼吸杂志,2014,34(1):1-11.

［42］Berg KM,Clardy P,Donnino MW. Noninvasive ventilation for acute respiratory failure:a review of the literature and current guidelines ［J］. Internal and Emergency Medicine,2012,7(6):539-545

［43］中华医学会重症医学分会. 机械通气临床应用指南(2006)［J］. 中国危重病急救医学,2007,19(2):65-72.

［44］中华医学会呼吸病学分会呼吸生理与重症监护学组. 无创正压通气临床应用专家共识［J］. 中华结核和呼吸杂志,2009,32(2):86-97.

［45］Eccles R. Understanding the symptoms of the common cold and influenza ［J］. Lancet Infect Dis,2005,5(11):718-725.

［46］王吉耀,廖二元,黄从新. 内科学［M］. 2 版. 北京:人民卫生出版社,2010.

［47］Fluster V,Rydrn LE,Cannom DS,et al. ACC/AHA/ESC 2006 guidelines for the management of patients with atrial fibrillation:a report of the American College of Cardiology/American Heart Association task force on practice guidelines and the European Society of Cardiology Committee for Practice Guidelines (writing committee to revise the 2001 guidelines for the management of patients with atrial fibrillation) ［J］. Circulation,2006,1(14):

e257 - e354.

[48] Wann LS，Curtis AB，Ellenbogen KA，et al. 2011 ACCF/AHA/HRS focused update on the management of patients with atrial fibrillation (update oll dabigatran)：a report of the American College of Cardiology Foundatimt/Ameriean Heart Association task force oil practice guidelines [J]. J Am Coll Cardiol，2011，57：1330 - 1337.

[49] Calkins H，Kuck KH，Cappato R，et al. 2012 HRS/EHRA/ECAS expert consensus statement on catheter and surgical ablationof atrial fibrillation：recommendations for patient selection，procedural techniques，patient management and follow-up，definitions，endpoints，and research trial design：a report of the Heart Rhythm Society (HRS) Task Force on catheter and surgical ablation of atrial fibrillation [J]. Heart Rhythm，2012，14（4）：528 - 606.

[50] Spittell PC1，Spittell JA Jr，Joyce JW，Tajik AJ，Edwards WD，Schaff HV，Stanson AW. Clinical features and differential diagnosis of aortic dissection：experience with 236 cases (1980 through 1990) [J]. Mayo Clin Proc. 1993，68（7）：642 - 651.

[51] Hartnell GG. Imaging of aortic aneurysms and dissection：CT and MRI [J]. J Thorac Imaging. 2001，16（1）：35 - 46.

[52] 刘晓方，秦小奎. 主动脉夹层的诊断和治疗[J]. 医学综述，2006，12（14）：851 - 853.

[53] 葛均波，徐永健. 内科学[M]. 8 版. 北京：人民卫生出版社，2013.

[54] 中华医学会心血管病学分会肺血管病学组，中国医师协会心血管内科医师分会. 急性肺血栓栓塞症诊断治疗中国专家共识[J]. 中华内科杂志，2010，49（1）：74 - 81.

[55] Agnelli G，Becattini C. Anticoagulant treatment for acute pulmonary embolism：a pathophysiology-based clinical approach. Eur Respir J [J]. 2015，45（4）：1142 - 1149.

[56] Chalikias G，Konstantinides S. Acute phase treatment of pulmonary embolism [J]. Curr Vasc Pharmacol. 2014，12（3）：393 - 400.

[57] 张文武. 急诊内科学[M]. 3 版. 北京：人民卫生出版社，2007.

[58] Courtney M. Townsend，Jr. 克氏外科学[M]. 19 版. 北京：北京大学医学出版社，2015.

[59] Sandell E，Berg M，Sandblom G，et al. Surgical decision-making in acute appendicitis [J]. BMC Surg，2015，15：69.

[60] Farzal Z，Khan N，Fischer A. The diagnostic dilemma of identifying perforated appendicitis [J]. J Surg Res，2015，199（1）：164 - 168.

[61] Flum DR. Clinical practice. Acute appendicitis-appendectomy or the "antibiotics first" strategy. N Engl J Med. 2015，372（20）：1937 - 1943.

[62] Jaschinski T，Mosch C，Eikermann M，et al. Laparoscopic versus open appendectomy in patients with suspected appendicitis：a systematicreview of meta-analyses of randomised controlled trials. BMC Gastroenterol [J]. 2015，15：15 - 48.

[63] Verma R，Grechushkin V，Carter D，et al. Use and accuracy of computed tomography scan in diagnosing perforated appendicitis [J]. Am Surg. 2015，81（4）：404 - 407.

[64] Drahush NM，Dowden JE，Maxwell RA. Stump appendicitis after remote appendectomy [J]. Am Surg.，2015，81（4）：E148 - 150.

[65] Segev L，Keidar A，Schrier I，et al. Acute appendicitis in the elderly in the twenty-first century [J]. J Gastrointest Surg，2015，19（4）：730 - 735.

[66] Shogilev DJ，Duus N，Odom SR，et al. Diagnosing appendicitis：evidence-based review of the diagnostic approach in 2014 [J]. West J Emerg Med，2014，15（7）：859 - 871.

[67] O'Leary DP，Redmond HP，Andrews EJ. Low-dose abdominal CT for diagnosing appendicitis [J]. N Engl J Med，2012，367（5）：478 - 479.

[68] Karnath BM，Luh JY. Suspected appendicitis [J]. N Engl J Med，2003，349（3）：305 - 6.

[69] 胡品津，谢灿茂. 内科疾病鉴别诊断学[M]. 6 版. 北京：人民卫生出版社，2014.

[70] 梅冰. 内科急症[M]. 北京：科学出版社，2010.

[71] 实用内科学[M].14 版.人民卫生出版社,2013.

[72] 《中华内科杂志》编委会,《中华消化杂志》编委会,《中华消化内镜杂志》编委会.急性非静脉曲张性上消化道出血诊治指南(2009,杭州)[J].中华内科杂志.2009,48(10):891-894.

[73] 中华医学会消化病学分会幽门螺旋杆菌学组.第四次全国幽门螺旋杆菌感染处理共识报告[J].胃肠病学,2012,10(17):618-625.

[74] 吴阶平,裘法祖.黄家驷.外科学[M].7 版.北京:人民卫生出版社,2008.

[75] 张启瑜,钱礼.腹部外科学[M].北京:人民卫生出版社,2006.

[76] Courtney M. Townsend Sabiston Textbook of Surgery Sabiston (19th)[M]. Elsevier Medicine,2012.

[77] John Marx MD. Rosen's Emergency Medicine-Concepts and Clinical Practice [M]. 8 版. ELSEVIER,2013.

[78] Judith Tintinalli, Gabor Kelen, J. Stapczynski, et al. Emergency Medicine: A Comprehensive Study Guide [M]. 7 版. McGraw Hill, 2003.

[79] Jeff A Wieder. Pocket Guide to Urology[M]. 4 版,北京:中国协和医科大学出版社,2014.

[80] Alan J. Wein, Louis R. Kavoussi, Alan W. Partin, et al. Campbell-Walsh UROLOGY [M] 9 版.北京大学医学出版社,2009.

[81] 吴阶平.吴阶平泌尿外科学[M].山东:山东科学技术出版社,2013.

[82] 中华医学会泌尿外科学分会.中国泌尿外科疾病诊断治疗指南 2014 版[M].北京:人民卫生出版社,2014.

[83] 吴在德,吴肇汉.外科学[M].7 版.北京:人民卫生出版社,2008.

[84] 贾建平,陈生弟.神经病学[M].7 版.北京:人民卫生出版社,2013.

[85] Meschia JF, Bushnell C, Boden-Albala B, et al. Guidelines for the Primary Prevention of Stroke: A Statement for Healthcare Professionals From the American Heart Association/American Stroke Association Meschia JF [J]. 2014,45(12):3754-3832.

[86] 饶明俐.中国脑血管病防治指南[M].北京:人民卫生出版社,2007.

[87] 中华医学会神经病学分会,中华医学会神经病学分会脑血管病学组.2010 年中国缺血性脑卒中和短暂性脑缺血发作二级预防指南[J].中华神经科杂志.2015,48(04):258-273

[88] 中华医学会神经病学分会神经重症协作组.惊厥性癫痫持续状态监护与治疗成人中国专家共识[J].中华神经科杂志.2014,47(9):661-666.

[89] 吴江,神经病学[M].2 版.人民卫生出版社,2005.

[90] Hsu CC, Tokarz R, Briese T, et al. Use of Staged Molecular Analysis to Determine Causes of Unexplained Central Nervous System Infections [J]. Chien-Chin Hsu, 2013,19(9):1470-1477.

[91] Nau R, Sörgel F, Eiffert H. Penetration of Drugs through the Blood-Cerebrospinal Fluid/Blood-Brain Barrier for Treatment of Central Nervous System Infections [J]. Roland Nau, 2010,23(4):858-883.

[92] 吕传真,周良辅.实用神经病学[M].4 版.上海:上海科学技术出版社,2014.

[93] 汤晓芙.神经系统临床电生理学(下).[M].北京:人民军医出版社,2002.

[94] Baugh RF, Basura GJ, Ishii LE, et al. Clinical practice guideline: Bell's palsy [J]. Otolaryngol Head Neck Surg. 2013;149(3 Suppl): S1-27.

[95] Reimar W T. Diabetes mellitus and pyogenic liver abscess: risk and prognosis [J]. clin infect dis. 2007,44(9):1194-201.

[96] David E. Diabetic ketoacidosis [J]. American Family Physician. 2005,71(9):1705-1713.

[97] 王琛.甲亢危象[J].陕西医学杂志.1998,27(10):607-609.

[98] 吴艺捷.甲亢危象诊治的新进展[J].现代实用医学.2006,18(6):367.

[99] 张山红,柴枝楠,张国强,等.意识模糊、烦躁不安伴高热多汗(甲亢危象)[J].世界急危重病医学杂志.2005,2(1):542-544.

[100] 宋慧玲.内分泌代谢急症学[M].上海:复旦大学出版社.2001.

[101] 葛均波,徐永健.内科学[M].8 版.北京:人民卫生出版社.2014.

[102] Bosch X, Poch E, Grau JM. Rhabdomyolysis and acute kidney injury [J]. N Engl J Med, 2009,361(1):62-72.

[103] 刘莉莉,王海涛,毛永辉.热损伤致 2 型糖尿病患者横纹肌溶解并肾损伤一例[J].中华肾病研究电子杂志,2014,3

(6):332 - 334.

[104] 谢院生,刘晓峦,陈香美.横纹肌溶解致急性肾损伤的诊治[J].中国血液净化杂志,2009,8(3):120 - 123.

[105] 孟建中,李丹丹.连续性血液滤过剂量的选择对危重型横纹肌溶解症预后的影响[J].中国血液净化,2011,10(10):552 - 555.

[106] 中国医师协会皮肤科分会.皮肤及软组织感染诊断和治疗共识[J].临床皮肤科杂志,2009,38(12):810 - 813.

[107] 魏锐利.重视急性眼眶蜂窝织炎[J].人人健康,2014,(17):28.

[108] World Society of Emergency Surgery. World Society of Emergency Surgery (WSES) guidelines for management of skin and soft tissue infections. World J Emerg Surg, 2014,18(9):1 - 57.

[109] Dellinger RP, Levy MM, Rhodes A Surviving Sepsis Campaign: international guidelines for management of severe sepsis and septic shock [J]. 2012,2013.

[110] 张伟,林兆奋,瞿金龙,等.急诊感染患者凝血障碍与脓毒症严重程度的关系[J].中华急诊医学杂志,2012,21(2):123 - 127.

[111] 杨径,孟新科,申群喜.APACHEⅢ、SAPSⅡ、MPMⅡ与APACHEⅡ在急诊内科危重病人病情评估中的比较[J].中国急救医学,2002,02:78 - 80.

[112] 沈洪,刘中民.急诊医学[M].2版.北京:人民卫生出版社,2013.

[113] 楼滨城.过敏性休克的急救[J].医药导报,2011,30(1):1 - 4.

[114] 中华人民共和国卫生部.临床输血技术规范(卫医发[2000]184号)[S].2000.

[115] 胡丽华.临床输血学检验[M].3版.北京:人民卫生出版社,2012:203 - 228.

[116] Mest Beutler, Lichtman M. A. , Coiier B, et al. Williams Hematology. McGraw Hill, 2001:1935 - 1943.

[117] Nakagawa M, Toy P. Acute and decrease in neutropil count in transfusion-related acute lung injury: cases at one hospital. [J] Transfusion, 2004,44(12):1689 - 1694

[118] 廖镇江,方培耀,史济湘.烧伤治疗学[M].杭州:浙江科学技术出版社,2006.

[119] 许伟石,刘琰,章雄,等.烧伤感染[M].武汉:湖北科学技术出版社,2014.

[120] 吴在德,吴肇汉.外科学[M].6版.北京:人民卫生出版社,2005:195 - 202.

[121] 夏照帆.严重烧伤后延迟复苏[J].继续医学教育.2006,20(14):13 - 16.

[122] 杨巧云,刘文明,俞建峰,马海鹰.重症中暑患者的临床特点及集束化治疗[J].中国急救医学,2011(8):736 - 730.

[123] 熊旭东,胡祖鹏.实用危重病急救与进展[M],中国中医药出版社.

[124] 姜莉,杨双武,杨双文.2013年1月~2015年1月急诊收治25例狗咬伤患者病情分析[J].当代医学,2015,21(19):33 - 34.

[125] 张淑香,王军,史同焕,等.被狗咬伤伤口的处理方法[J].河北职工医学院学报,2002,19(1):45.

[126] 刘红顺,曹卫红.重度狗咬伤30例诊治体会[J].临床急诊杂志,2005,6(6):35 - 36.

[127] 葛均波,徐永健.内科学[M].8版.北京:人民卫生出版社.2014.

[128] 王翠琴.盐酸纳洛酮的临床应用进展[J].医学信息,2013,20:665 - 666.

[129] 急性百草枯中毒诊治专家共识(2013)[J]. Chin J Crit Care Med, 2013,33.

[130] 熊旭东,胡祖鹏.实用危重病急救与进展[M].北京:中国中医药出版社.2014.

[131] 王翠琴.盐酸纳洛酮的临床应用进展[J].医学信息.2013,20:665 - 666.

[132] 王旭东.常见急症疾病的诊治第6讲中毒[J].中国临床医生,2010(8):60 - 62.

[133] 于学忠,黄子通.急诊医学.国家卫计委住院医师规范化培训规划教材[M].人民卫生出版社,2014.

[134] 陆一鸣.急症与急救.卫生部全科医师规划化教材[M].人民卫生出版社,2001.

[135] 黄韶清,周玉淑,刘仁树.现代急性中毒诊断治疗学[M].北京:人民军医出版社,2002.

[136] John E. Campbell.国际创伤生命支持教程[M].7版.北京:人民军医出版社,2014.

[137] Fix, Megan L. Germann, Carl A. ; Falcone, Robert E. ATLS Update [M]. Academic Journal, 2009.

[138] 王亦璁,姜宝国.骨与关节损伤[M].5版.北京:人民卫生出版社,2012.

[139] Garden RS. Stability and union in subcapital frac-tures of the femur [J]. J Bone Joint Surg Br, 1964,46:630 - 647

[140] Gao H, Liu Z, et al. Which is the best alternative for displaced femoral neck fractures in the elderly? A meta-analysis [J]. CLin Orthop Relat Res, 2012,470(6):1782 - 1791.

[141] John Campbell. ITLS for Emergency Care Providers [M]. 8 版. Pearson Education,2015.

[142] 江基尧,朱波,罗其中. 颅脑创伤临床救治指南[M]. 3 版. 第二军医大学出版社,2007.

[143] 陈孝平,汪建平. 外科学[M]. 8 版. 北京:人民卫生出版社,2013.

[144] Dietrich AM,Campell JE,Shaner S,et al. Pediatric Trauma Life Support for Pediatric Care Providers [M]. 3 版. Downers Grove:International Trauma Life Support,2009.

[145] Angelo Mikrogianakis,Rahim Valani,Adam Cheng. The Hospital for Sick Children Manual of Pediatric Trauma [M]. Lippincott Williams & Wilkins,2008.

[146] 王卫平. 儿科学[M]. 8 版. 北京:人民卫生出版社,2013.

[147] Barnhart KT. Clinical practice ectopic pregnancy [J]. N Engl J Med,2009,361(4):379 - 387.

[148] American College of Obstetricians and Gynecologists. ACOG Practice Bullet in NO. 94:Medical management of ectopic pregnancy [J]. ObstetGynecol,2008,111:1479 - 1485.

[149] Ankum WM,Mol BW,Van derVeen F,Bossuyt PM. Risk factors for ectopic pregnancy:a meta-analysis [J]. Fertility & Sterility. 1996,65(6):1093 - 1099.

[150] Lipscomb GH,Stovall TG,Ling FW. Nonsurgical treatment of ectopic pregnancy [J]. N Engl J Med,2000:343 - 1325.

[151] Soriano D,Vicus D,Mashiach R,et al. Laparoscopic treatment of cornual pregnancy:a series of 20 consecutive cases [J]. FertilSteril 2008;90:839.

[152] Yoder SR,Thornburg LL,Bisognano JD. Hypertension in pregnancy and women of childbearing age [J]. Am J Med,2009:122 - 890.

[153] American College of Obstetricians and Gynecologists,Task Force on Hypertension in Pregnancy. Hypertension in pregnancy. Report of the American College of Obstetricians and Gynecologists' Task Force on Hypertension in Pregnancy [J]. Obstet Gynecol,2013:122 - 1122.

[154] Sibai BM. Diagnosis and management of gestational hypertension and preeclampsia [J]. Obstet Gynecol,2003:102 - 181.

[155] American College of Obstetricians and Gynecologists. ACOG committee opinion no. 560:Medically indicated late-preterm and early-term deliveries [J]. Obstet Gynecol,2013:121 - 908.

[156] Koopmans CM,Bijlenga D,Groen H,et al. Induction of labour versus expectant monitoring for gestational hypertension or mild pre-eclampsia after 36 weeks' gestation (HYPITAT):a multicentre,open-label randomised controlled trial [J]. Lancet,2009:374 - 979.

[157] Workowski KA,Bolan GA,Centers for Disease Control and Prevention. Sexually transmitted diseases treatment guidelines,2015 [J]. MMWR Recomm Rep,2015:64 - 71.

[158] Soper DE. Pelvic inflammatory disease[M]. Obstet Gynecol,2010,116:419.

[159] Walker CK,Wiesenfeld HC. Antibiotic therapy for acute pelvic inflammatory disease:the 2006 Centers for Disease Control and Prevention sexually transmitted diseases treatment guidelines [J]. Clin Infect Dis,2007,44(Suppl):3 - S111.

[160] Short VL,Totten PA,Ness RB,et al. Clinical presentation of Mycoplasma genitalium Infection versus Neisseria gonorrhoeae infection among women with pelvic inflammatory disease [J]. Clin Infect Dis,2009:48 - 41.

[161] Centers for Disease Control and Prevention (CDC). Update to CDC's sexually transmitted diseases treatment guidelines,2006:fluoroquinolones no longer recommended for treatment of gonococcal infections [M]. MMWR Morb Mortal Wkly Rep,2007:56 - 332.

[162] 徐雷鸣. 小儿消化内镜学[M]. 上海:上海科学技术文献出版社. 2010.

[163] 李益农,陆星华. 消化内镜学[M]. 2 版. 北京:北京科学出版社. 2004.

[164] 中华医学会消化内镜学分会. 中国上消化道异物内镜处理专家共识意见[R]. 中华消化内镜杂志. 2016,1(33):1.

常用医学缩略语

一、临床常用缩略语

T	体温	Sig	乙状结肠镜检查术
P	脉搏	CG	膀胱造影
HR	心率	CAG	心血管造影,脑血管造影
R	呼吸	IVC	下腔静脉
BP	血压	RP	逆行肾盂造影
BBT	基础体温	RUG	逆行尿路造影
Wt	体重	UG	尿路造影
Ht	身长,身高	PTC	经皮肝穿刺胆管造影
AC	腹围	GA	胃液分析
CVP	中心静脉压	LNP	淋巴结穿刺
VE	阴道内诊	LP	肝穿刺,腰穿刺
ECG	心电图	Ca	癌
EEG	脑电图	LMP	末次月经
EGG	胃电图	PMB	绝经后出血
EMG	肌电图	PPH	产后出血
LS	腹腔镜手术	HSG	子宫输卵管造影术
MRI	磁共振成像	CS	剖宫产术
UCG	超声心动图	AID	异质(人工)授精
UT	超声检测	AIH	配偶间的人工授精
SEG	脑声波图	EPS	前列腺按摩液
BC	血液培养	DC	更换敷料
Bx	活组织检查	ROS	拆线
Cys	膀胱镜检查	KUB	尿路平片
ESO	食管镜检查	BB	乳房活检

二、实验室检查常用缩略语(1)

自动血液分析仪检测项目	WBC	白细胞计数				APTT	部分活化凝血活酶时间	
	RBC	红细胞计数				CRT	血块收缩时间	
	Hb	血红蛋白浓度				TT	凝血酶时间	
	HCT	红细胞比容				3P 试验	血浆鱼精蛋白副凝固试验	
	MCV	红细胞平均体积				ELT	优球蛋白溶解时间	
	MCHC	红细胞平均血红蛋白浓度				FDP	纤维蛋白(原)降解产物	
	MCH	红细胞平均血红蛋白量				HbEP	血红蛋白电泳	
	RDW	红细胞分布宽度				ROFT	红细胞渗透脆性试验	
	PLT	血小板计数			尿液分析仪检查项目	pH	酸碱度	
	MPV	血小板平均体积				SG	比重	
	LY	淋巴细胞百分率				PRO	蛋白质	
	MO	单核细胞百分率				GLU	葡萄糖	
	N	中性粒细胞百分率				KET	酮体	
	LY#	淋巴细胞绝对值				UBG	尿胆原	
	MO#	单核细胞绝对值				BIL	胆红素	
	N#	中性粒细胞绝对值				NIT	亚硝酸盐	
DC	白细胞分类计数	GR	粒细胞	N	中性粒细胞		WBC	白细胞	
				E	嗜酸性粒细胞		RBC/BLD	红细胞/隐血	
				B	嗜碱性粒细胞		Vc, VitC	维生素 C	
		LY	淋巴细胞			尿沉渣显微镜检查	GC	颗粒管型	
		MO	单核细胞				HC	透明管型	
Rt	常规检查	B	血				WC	蜡状管型	
		U	尿				PC	脓细胞管型	
		S	粪				UAMY	尿淀粉酶	
	EOS	嗜酸性粒细胞直接计数				EPG	粪便虫卵计数	
	Ret	网织红细胞计数				OBT	粪便隐血试验	
	ESR	红细胞沉降率				OCT	催产素激惹试验	
	MP	疟原虫				LFT	肝功能检查	
	Mf	微丝蚴				TB	总胆红素	
	LEC	红斑狼疮细胞				DB	结合胆红素,直接胆红素	
	BG	血型				IB	未结合胆红素,间接胆红素	
	BT	出血时间				TBA	总胆汁酸	
	CT	凝血时间				II	黄疸指数	
	PT	凝血酶原时间				CCFT	脑磷脂胆固醇絮状试验	
	PTR	凝血酶原时间比值						

三、实验室检查常用缩略语(2)

RFT	肾功能试验	β-LP	β-脂蛋白
BUN	尿素氮	ALT	丙氨酸氨基转移酶
SCr	血肌酐	AST	天门冬氨酸氨基转移酶
BUA	血尿酸	γ-GT	γ-谷氨酰转肽酶
Ccr	内生肌酐清除率	ALP/AKP	碱性磷酸酶
UCL	尿素清除率	ACP	酸性磷酸酶
NPN	非蛋白氮	ChE	胆碱酯酶
PFT	肺功能试验	LDH	乳酸脱氢酶
TP	总蛋白	AMY，AMS	淀粉酶
ALB	白蛋白	LPS	脂肪酶,脂多糖
GLB	球蛋白	LZM	溶菌酶
A/G	白蛋白球蛋白比值	CK	肌酸激酶
Fib	纤维蛋白原	RF	类风湿因子
SPE	血清蛋白电泳	ANA	抗核抗体
HbAlc	糖化血红蛋白	ASO	抗链球菌溶血素"O"
FBG	空腹血糖	C_3	血清补体 C_3
OGTT	口服葡萄糖耐量试验	C_4	血清补体 C_4
BS	血糖	RPR	梅毒螺旋体筛查试验
HL	乳酸	TPPA	梅毒螺旋体确证试验
PA	丙酮酸	WT	华氏反应
KB	酮体	KT	康氏反应
β-HB	β-羟丁酸	NG	淋球菌
TL	总脂	CT	沙眼衣原体
TC	总胆固醇	CP	肺炎衣原体
TG	甘油三酯	UU	解脲脲原体
FFA	游离脂肪酸	HPV	人乳头状瘤病毒
FC	游离胆固醇	HSV	单纯疱疹病毒
PL，PHL	磷脂	MPn	肺炎支原体
HDL-C	高密度脂蛋白胆固醇	TP	梅毒螺旋体
LDL-C	低密度脂蛋白胆固醇	HIV	人类免疫缺陷病毒
LPE	脂蛋白电泳		

四、实验室检查常用缩略语(3)

Hp	幽门螺杆菌	CEA	癌胚抗原
AFP	甲胎蛋白	PSA	前列腺特异抗原

（续表）

TGF	肿瘤生长因子	HLA	组织相容性抗原
PRL	催乳素	CO_2CP	二氧化碳结合力
LH	促黄体生成素	$PaCO_2$	二氧化碳分压
FSH	促卵泡激素	TCO_2	二氧化碳总量
TSTO，T	睾酮	SB	标准碳酸氢盐
E_2	雌二醇	AB	实际碳酸氢盐
PRGE，P	孕酮	BB	缓冲碱
HPL	胎盘泌乳素	BE	碱剩余
TT_4	总甲状腺素	PaO_2	氧分压
PTH	甲状旁腺激素	SaO_2	氧饱和度
ALD	醛固酮	AG	阴离子间隙
RI	胰岛素	BM－DC	骨髓细胞分类
Apo	载脂蛋白	CSF	脑脊液
EPO	促红细胞生成素	Ig(A，G，M，D，E)	免疫球蛋白
GH	生长激素	PA	前白蛋白

五、处方常用缩略语

ac	饭前	qn	每晚一次
am	上午	qod	隔日一次
aj	空腹时	sos	需要时（限用一次）
bid	1 天二次	st	立即
cm	明晨	tid	1 天三次
dol urg	剧痛时	prn	必要时（可多次）
hn	今晚	pc	饭后
hs	临睡前	aa	各
int. cib	饭间	ad us ext	外用
qm	每晨一次	ad us int	内服
q10 min	每 10 分钟一次	co	复方的
pm	下午	dil	稀释的
qd	每天一次	dos	剂量
qh	每小时一次	D. S.	给予,标记
q4h	每 4 小时一次	g	克
q6h	每 6 小时一次	ivgtt	静脉滴注
q8h	每 8 小时一次	id	皮内注射
q12h	每 12 小时一次	ih	皮下注射

六、部分常用药品名缩写

青霉素	PEN	头孢曲松	CRO，CTR
氨苄青霉素	AMP	头孢他啶	CAZ
阿莫西林	AMO，AMX，AML	头孢哌酮	CFP，CPZ
甲氧西林(新青Ⅰ)	MET	头孢甲肟	CMX
苯唑西林(新青Ⅱ)	OXA	头孢匹胺	CPM
羧苄西林	CAR	头孢克肟	CFM
替卡西林	TIC	头孢泊肟	CPD
哌拉西林	PIP	第四代头孢菌素：	
阿帕西林	APA	头孢匹罗	CPO
阿洛西林	AZL	头孢吡肟	FEP
美洛西林	MEZ	其 他：	
美西林	MEC	头孢西丁	FOX
第一代头孢菌素：		头孢美唑	CMZ
头孢噻吩(先锋Ⅰ)	CEP	头孢替坦	CTT
头孢噻啶(先锋Ⅱ)	CER	头孢拉宗	CE
头孢来星(先锋Ⅲ)	CEG	拉氧头孢	MOX
头孢氨苄(先锋Ⅳ)	CEX	舒巴坦	SUL
头孢唑啉(先锋Ⅴ)	CFZ	克拉维酸	CLAV
头孢拉定(先锋Ⅵ)	RAD	氨曲南	ATM
头孢乙腈(先锋Ⅶ)	CEC，CAC	亚胺培南	IMI，IMP
头孢匹林(先锋Ⅷ)	HAP，CP	他唑巴坦	TAZ
头孢硫脒(先锋18)	CSU		
头孢羟氨苄	CFR，FAD	链霉素	STR
头孢沙定	CXD	卡那霉素	KAN
头孢曲秦	CFT	阿米卡星	AMK
第二代头孢菌素：		庆大霉素	GEN
头孢呋辛	CFX，CXM	妥布霉素	TOB
头孢呋辛酯	CXO	奈替米星	NET
头孢孟多	CFM，FAM	西索米星	SIS
头孢磺啶	CFS	地贝卡星	DBK
头孢替安	CTM	异帕米星	ISP，ISE
头孢克洛	CEC	新霉素	NEO
第三代头孢菌素：		大观霉素	SPE，STP
头孢噻肟	CTX	红霉素	ERY
头孢唑肟	CZX	螺旋霉素	SPI，SPM

（续表）

罗红霉素	ROX	四环素	TET，TCY
阿奇霉素	AZI，AZM	多西环素（强力霉素）	DOX
交沙霉素	JOS	米诺环素（美满霉素）	MIN，MNO
氯霉素	CMP	环丙沙星	CIP，COFX，CPLX
林可霉素	LIN	培氟沙星	PEF，PEFX
克林霉素	CLI	依诺沙星	ENO，ENX，ENOX
甲硝唑	MNZ	芦氟沙星	RUFX
替硝唑	TNZ	氨氟沙星	AMFX
利福平	RFP	妥苏沙星	TFLX
甲哌利福素	RFP	加替沙星	GTFX
利福定	RFD	洛美沙星	LOM，LFLX
异烟肼	INH	新三代喹诺酮类抗菌药：	
乙胺丁醇	EMB	氟罗沙星	FLE
吡嗪酰胺	PZA	左氧氟沙星	LEV，LVX，LVFX
磷霉素	FOS	司帕沙星	SPX，SPFX
褐霉素	FD	司巴沙星	SPA
对氨基水杨酸	PAS	短效磺胺药：	
杆菌肽	BAC	磺胺二甲嘧啶	SMZ
万古霉素	VAN	磺胺异噁唑	SIZ
壁霉素	TEC	磺胺二甲异嘧啶	SIMZ
原始霉素	PTN	中效磺胺药：	
曲古霉素	TSA	磺胺嘧啶	SD，SDI
丰加霉素	TMC	磺胺甲噁唑	SMZ
卷须霉素	CPM	磺胺苯唑	SPP
粘杆菌素	COM	长效磺胺药：	
争光霉素	BLM	磺胺邻二甲氧嘧啶	SDM
第一代喹诺酮类抗菌药：		磺胺对甲氧嘧啶	SMD
萘啶酸	NAL	磺胺间甲氧嘧啶	SMM
恶喹酸	OXO	磺胺甲氧嗪	SMP，SMPZ
西诺沙星	CIN	磺胺二甲氧嗪	SDM
第二代喹诺酮类抗菌药：		甲氧苄胺嘧啶	TMP
吡哌酸	PPA		
第三代喹诺酮类抗菌药：		两性霉素 B	AMB
诺氟沙星	NOR，NFLX	制霉菌素	NYS
氧氟沙星	OFL，OFX，OFLX	咪康唑	MIC

益康唑	ECO	利巴韦林	RBV
酮康唑	KET	干扰素	IFN
氟康唑	FCZ，FLU	胸腺肽	XXT
伊曲康唑	ICZ，ITC	肌酐	HXR
阿昔洛韦	ACV	γ-氨酪酸(γ-氨基丁酸)	GABA
更昔洛韦	GCV	乙烯雌酚	DES
泛昔洛韦	FCV	6-氨基己酸	EACA
伐昔洛韦	VCV	破伤风抗毒素	TAT

（续表）